国医名师

糖尿病诊治绝技

主编 谭海彦 刘百祥 彭伟军 王亚红

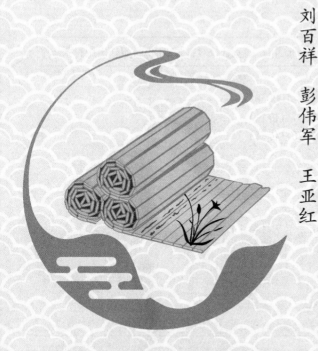

科学技术文献出版社
SCIENTIFIC AND TECHNICAL DOCUMENTATION PRESS
·北京·

图书在版编目（CIP）数据

国医名师糖尿病诊治绝技 / 谭海彦等主编. —北京：科学技术文献出版社，
2022.7
ISBN 978-7-5189-8603-3

Ⅰ.①国… Ⅱ.①谭… Ⅲ.①糖尿病—中医治疗法 Ⅳ.① R259.871

中国版本图书馆 CIP 数据核字（2021）第 230458 号

国医名师糖尿病诊治绝技

策划编辑：薛士滨　责任编辑：薛士滨　张雪峰　责任校对：张永霞　责任出版：张志平

出　版　者　科学技术文献出版社
地　　　址　北京市复兴路15号　邮编 100038
编　务　部　(010) 58882938，58882087（传真）
发　行　部　(010) 58882868，58882870（传真）
邮　购　部　(010) 58882873
官 方 网 址　www.stdp.com.cn
发　行　者　科学技术文献出版社发行　全国各地新华书店经销
印　刷　者　北京时尚印佳彩色印刷有限公司
版　　　次　2022 年 7 月第 1 版　2022 年 7 月第 1 次印刷
开　　　本　710×1000　1/16
字　　　数　285千
印　　　张　17.5　彩插 2 面
书　　　号　ISBN 978-7-5189-8603-3
定　　　价　49.80元

《国医名师糖尿病诊治绝技》编委会

主　编　谭海彦　湖南中医药大学附属醴陵医院（醴陵市中医院）

　　　　刘百祥　湖南省人民医院

　　　　彭伟军　中南大学湘雅二医院

　　　　王亚红　北京中医药大学东直门医院

副主编　陈建勇　湖南中医药大学附属醴陵医院（醴陵市中医院）

　　　　胡剑卓　湖南中医药大学第二附属医院

　　　　李新华　重庆市垫江县中医院

　　　　姚永和　湖南中医药大学附属醴陵医院（醴陵市中医院）

　　　　邹晓玲　湖南中医药大学第一附属医院

主　审　廖立梅　湖南中医药大学附属醴陵医院（醴陵市中医院）

编　委　（按姓氏拼音排序）

　　　　曹　雯　湖南中医药大学附属醴陵医院（醴陵市中医院）

　　　　陈毅君　湖南中医药大学第二附属医院

　　　　狄炳男　北京中医药大学东直门医院

　　　　邓颖辉　湖南中医药大学附属醴陵医院（醴陵市中医院）

　　　　范彬杨　湖南中医药大学

　　　　高　蕊　湖南中医药大学

　　　　洪　思　湖南中医药大学附属醴陵医院（醴陵市中医院）

　　　　胡文孝　湖南中医药大学第一附属医院

　　　　吉杏媛　湖南中医药大学附属醴陵医院（醴陵市中医院）

　　　　李　娟　湖南中医药大学

　　　　李　萍　湖南中医药大学第二附属医院

林湘东　湖南中医药大学第一附属医院

罗宏茂　湖南中医药大学附属醴陵医院（醴陵市中医院）

欧阳意　湖南中医药大学

彭智远　湖南中医药大学附属醴陵医院（醴陵市中医院）

尚婉娟　湖南中医药大学附属醴陵医院（醴陵市中医院）

孙　玲　湖南百杏堂名医馆中医管理有限公司

谭　梅　重庆市垫江县中医院

田依依　深圳市福田区妇幼保健院

王文华　湖南中医药大学附属醴陵医院（醴陵市中医院）

吴秋生　湖南中医药大学第二附属医院

夏思梦　湖南中医药大学

谢洋峰　北京中医药大学东直门医院

杨福玲　益阳市第一中医医院

杨　婷　湖南省人民医院

尧忠柳　湖南中医药大学

易冬花　湖南中医药大学附属醴陵医院（醴陵市中医院）

曾碧文　重庆市垫江县中医院

邹君君　湖南中医药大学第二附属医院

邹译娴　湖南中医药大学第一附属医院

邹　喆　北京市顺义区北小营镇卫生院

邹宗智　湖南中医药大学

主编简介

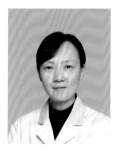

　　刘百祥，主任医师，教授，湖南省名中医。1963年出生于中医世家，其祖父刘天鉴为当时享誉一方的名老中医"刘神仙"（详见《茶陵县人物志》），其父亲刘常春被授予"湖南省农村名中医"的称号。1986年湖南中医药大学本科毕业，承袭衣钵，潜心中医临床、教学、科研工作30余年，历任湖南省人民医院中医科、中西医结合科主任，湖南中医药大学硕士研究生导师，湖南师范大学医学院教授。担任中国医师协会中西医结合专业委员会委员、世界中医药联合会儿科常委、中华中医药学会儿科专业委员会委员、中华中医药学会亚健康专业委员会常务委员、中国民族医学会儿科常委、湖南省中医儿科学会副主任委员。

　　公开发表专业论文60余篇，主持和参与科研课题10余项，获得国家发明专利3项。编著《临床痛证诊疗学》《吃治小儿营养不良》《基层医疗卫生适宜技术推广手册》。参编教材《中西医结合儿科学》与《儿科护理学》，担任卫生部高职高专规划教材《中医儿科学》主编（第一版、第二版）。曾被聘为《中华现代中西医杂志》专家编辑委员会编委、《中华现代儿科学杂志》专家编辑委员会常务编委及《湖南中医药大学学报》特邀编委。曾获得单位先进个人、民进优秀会员、政协优秀委员、优秀教师、株洲市"芙蓉百岗明星"等荣誉。

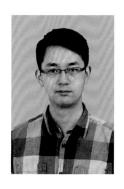

　　彭伟军，男，1987年1月生，河南益阳人，中共党员，副研究员，博士研究生导师，中南大学湘雅二医院中西医结合科党支部书记、中医学教研室副主任。主要研究方向为中西医结合防治认知障碍的临床与基础研究。担任中华中医学会药膳分会青年委员会副主任委员，中国药物滥用防治协会家庭与青少年分会常委委员，湖南省中医药和中西医结合学会脑病专业委员会常委委员、神经科专业委员会青年委员和湖南省健康管理学会阿尔茨海默病健康管理专业委员会委员。

主持国家自然科学基金项目 2 项、湖南省自然科学基金 2 项，一作或通讯 SCI 收录论文 34 篇。受邀担任 *Frontiers in Cellular and Infection Microbiology* 期刊的 Associate Editor，*Evidence-Based Complementary and Alternative Medicine*（ECAM）杂志的 Academic Editor，以及 *Clinical and Translational Medicine*、*Frontiers in Pharmacology*、*Translational Psychiatry*、*Journal of Ethnopharmacology*、*Phytotherapy Research* 等 10 余本 SCI 收录杂志审稿人。获第七届"湖南向上向善好青年"、中南大学湘雅二医院"十佳住院医师"、中南大学及中南大学湘雅二医院青年岗位能手等多项荣誉称号。

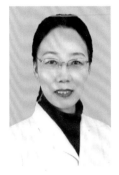

王亚红，医学博士，主任医师，教授，博士研究生导师。现工作于北京中医药大学东直门医院心血管内科，兼任中国中医药研究促进会中西医结合心血管病预防与康复专业委员会常务委员。致力于中西医结合心血管内科临床、教学及科研工作。擅长中西医结合治疗心系疾病，尤其在冠心病、支架植入术后、冠脉搭桥术后、慢性心力衰竭、心肌病、心律失常（心动过缓、期前收缩、心房颤动）、高血压、高脂血症、心血管神经症等诊治方面积累了丰富的经验。跟名师，学经典，做临床，衷中参西，师从国医名师郭维琴教授、刘景源教授、张炳厚教授。全国第四批名老中医药专家学术经验继承人。曾前往中国医学科学院阜外医院心血管内科进修，并在加拿大英属哥伦比亚大学从事心血管病理研究工作。荣获"优秀学术经验继承人""北京市科技新星""北京中医药大学岐黄中医药传承发展基金优秀继承人"奖项。

热爱中医，勤求古训，博采众长。在继承郭维琴教授治疗心血管疾病的临床经验基础上，重视调理脾胃论治心血管疾病。注重个体化治疗，重视体质因素在疾病发展中的作用，提倡预防为先、防重于治。在中西医结合治疗心血管内科疾病的同时，也积累了一些疑难杂病的治疗经验。

《中华人民共和国中医药法》迎来了自 2017 年 7 月 1 日起正式实施的五周年，正值千古以来未有之中医药传承创新发展天时、地利、人和俱备的历史机遇期。在中医药抗疫、临床、教育、科研、生产、科普、改革等各领域和各优势病种中，如何遵循规律、传承精华、守正创新，尤其是如何在基层发挥中医药特色优势以维护人民群众健康，是新时代中医人应有的历史使命和责任担当。国家中医药管理局第四批全国中医临床优秀人才、湖南省醴陵市中医院院长谭海彦主任医师及其学术团队所编著的《国医名师糖尿病诊治绝技》，就是奉命履责的生动实践。

纵观古今，数千年来中医药源远流长、根深叶茂、普救含灵、惠泽群生，古代、近代、当代医家读书临证、溯本求源、上下求索、融会新知、学以致用，留下了宝贵的"理、法、方、药"的诊疗经验。古人云："世无难治之病，有不善治之医；药无难代之品，有不善代之人，"医者基础理论扎实，临床经验丰富，可依古训而不落窠臼，传经验之方以融会贯通，临证中方能见微知著、取之不竭。一名真正的中医医师必须谙熟经典、勤于临证，以中医经典理论为指导临证思辨，熟四诊合参、明病性病位、辨病因病机、定治则治法、知组方用药。

《国医名师糖尿病诊治绝技》，遴选荟萃诸多中医名家关于糖尿病及其兼变病证的临床诊治验案，中西互参。论病证，明辨治；选医案，示实例；列验方，知组方用药。然后，引经据典加按语以明晰诊疗思路。通观全书，贵在从临床实践中总结、提炼而来，折衷诸家、举纲提要、井然有序，致辨治之要蕴于其中矣。所载验方均有详尽的配伍剂量，且参以临证经验。实用、管用、好用，既可供读者学习中医理法方药，亦可从中医名家对糖尿病的辨证论治中学习常见病、难治病的诊疗思路与方法。因此，《国医名师糖尿病诊治绝技》堪称中医药求知者和中医师，特别是基层中医工作者的临床参考书。

有感于吾徒谭海彦及其团队在中医临床一线为基层百姓解除疾病痛苦，励志传承弘扬中医，虚心求真、勤求博采、团结奋进，所为初成，爰为之序。

孙光荣

【序言作者】孙光荣，北京中医药大学教授。第二届国医大师，第五届中央保健专家组成员，首届全国中医药杰出贡献奖获得者，首届中国中医科学院执行学部委员，国家中医药管理局全国中医临床优秀人才中医药经典培训班班主任。

岐黄之术，源远流长，博大精深，虽历经千载，犹枝繁叶茂，含灵籍此而得护庇，苍生登寿域而乐享天年，医道代代相传，经久不坠，无数前贤，焚膏继晷，达造化之机，穷阴阳之变，精究方论，深探病源，毕生心血，倾注杏林，著述立论，佑启后昆。

传承守正，时不我待，同舟共济，实现中医文化复兴。今掇取群才之翠羽，採撷前贤之高论，杂以己见，而为此书，不诬方将，以待后来。

书中层次，砾硌可观，好生之士，开卷而明，举而并之，中西互参，先述其消渴源流，论其总纲，核其指归，引经据典，源远流长。

然生养有米面藜藿之异，心性有愁劳苦乐之殊，地域东西有分，寒温四时更替。一病之中，病因病机不同，其治各异，书中后论消渴病因病机，以助读者晓其论治之理，举辨证论治之纲，陈疾病研究现状，概国医名师治疗消渴之疾主要学术思想及特色于其后，虽不能尽其至善，亦可有助读者一窥国医名师临床辨证之考详。书中于消渴本病治疗之中，各位国医名师精思妙术，随变生机，或从阴虚燥热而论，或以气阴两虚来医，病势百端不可尽详，法随证变而可互参，书中细陈各师于消渴病治疗之学术思想，再出临床验案于其后，显其辨证治法，录其验方秘方，再加按语于其后，引经据典，剖析细难。读者若能深思体悟，临床施治亦可次第奏功。

然临床之病，非止一症，兼症兼病，实有其常。消渴之疾与今之所论糖尿病二者症状相仿，书中体例，中西互参，前记消渴本病临床治验，后载国医名师诊治糖尿病神经病变、糖尿病外周血管病变及其他病症，虽广而论，未离其本，以病为纲，述其未详。读者若能博学之，审问之，慎思之，明辨之，笃行之，参师重道于此有悟，达观之士得意忘言，亦是我等之幸事。

书得以成，全藉众人之力，于此一并谢忱。恐吾辈盖有传承启后之志，却无钩玄提要之能，虽力求其全而疏漏难免，企望同道，读后不吝赐教。

谭海彦书于瓷城醴陵

目录

第一章　消渴病源流及古方

消渴之名首先于《素问·脉要精微论》中提及，其云"心脉搏坚而长，当病舌卷不能言，其耎而散者，当消渴自已"，后《素问·奇病论》中有"帝曰：有病口甘者，病名为何？何以得之？岐伯曰：此五气之溢也，名曰脾瘅。夫五味入口，藏于胃，脾为之行其精气，津液在脾，故令人口甘也；此肥美之所发也，此人必数食甘美而多肥也，肥者令人内热，甘者令人中满，故其气上溢，转为消渴"，经文指出人病脾瘅之疾，由嗜食肥甘厚腻、中热内生、气上逆所致，热为脾瘅发生的重要病因，脾瘅又可转为消渴。

《素问·脉要精微论》云"风成为寒热，瘅成为消中"，王冰注云"瘅谓湿热也"，这与前文所论脾瘅之疾的发生与热关系密切相一致，从《素问·脉要精微论》中不难得知脾瘅与消中可为一类疾病，与中焦有关，而"瘅成为消中"，瘅和消中既可以为类似的两个疾病，又可体现疾病的动态过程，查《灵枢·五变》原文，其中就有消瘅之疾，其云："此人薄皮肤，而目坚固以深者，长衡直扬，其心刚，刚则多怒，怒则气上逆。胸中蓄积，血气逆留，髋皮充肌，血脉不行，转而为热，热则消肌肤，故为消瘅。"在《黄帝内经》（亦称《内经》）时期对消渴之疾的明确分类尚未形成，相关经文概括了诸多不同类型的病名。但是，此时对于疾病病位的描述已经具有初步可推之据，正如上文所论脾瘅和消中之疾均与中焦关系密切。再如，《素问·气厥论》云："心移寒于肺，肺消，肺消者，饮一溲二，死不治。"其后又云："心移热于肺，传为膈消。"由此可见心移寒或移热于肺皆可发为"消"，其病变部位与心肺相关，后世所言之"上消"与此有密切关系。其实，在《史记·扁鹊仓公列传》里亦有类似的记载，"齐章武里曹山跗病，臣意诊其脉曰：肺消瘅也"就是其例。

东汉·张仲景在《伤寒杂病论》中沿用《黄帝内经》时期消渴之名，内经中其他有关消渴的疾病名称未见。《伤寒论》第71条云："太阳病，发汗后，大汗出，胃中干，烦躁不得眠，欲得饮水者，少少与饮之，令胃气和则愈。若脉浮，小便不利，微热消渴者，五苓散主之。"第326条云："厥阴之为病，消渴，气上撞心，心中疼热，饥而不欲食，食则吐蛔，下之利不止。"

《金匮要略·肺痿肺痈咳嗽上气病脉证并治第七》第1条云："肺痿之病，何从得之？师曰：或从汗出，或从呕吐，或从消渴，小便利数……"第5条云："肺痿吐涎沫而不咳者，其人不渴，必遗尿，小便数。所以然者，以上虚不能制下故也。此为肺中冷，必眩、多涎唾，甘草干姜汤以温之。若服汤已渴者，属消渴。"《金匮要略·消渴小便不利淋病脉证并治第十三》第1条云："厥阴之为病，消渴，气上冲心，心中疼热，饥而不欲食，食即吐，下之不肯止。"第2条云："寸口脉浮而迟，浮即为虚，迟即为劳，虚则卫气不足，劳则荣气竭。趺阳脉浮而数，浮即为气，数即消谷而大坚，气盛则溲数，溲数即坚，坚数相搏，即为消渴。"第3条云："男子消渴，小便反多，以饮一斗，小便一斗，肾气丸主之。"第4条云："脉浮，小便不利，微热消渴者，宜利小便、发汗，五苓散主之。"《金匮要略·水气病脉证并治第十四》第11条云："夫水病人，目下有卧蚕，面目鲜泽，脉伏，其人消渴。"

通过以上仲景对消渴的论述，我们不难发现，消渴既可为临床症状，如《伤寒论》第71条胃中失和、饮水不消而津不得布出现渴的症状，又可为疾病名称。然而仲景文中关于消渴的论述与当今学界关于消渴的论述还是有很大差异的。《伤寒论》《金匮要略》中关于消渴的论述，更加倾向于临床症状。渴而饮水不消的症状，可见于临床诸多疾病之中，条文中消渴既可以出现小便不利，如"若脉浮，小便不利，微热消渴者，五苓散主之"，又可以出现小便反多的情况，如"男子消渴，小便反多，以饮一斗，小便一斗，肾气丸主之"，用一"反"字来形容，突出关于消渴之疾的不同之处，仲景关于消渴的论述更加侧重于诸多疾病所引起的渴而饮却不消的临床症状表现上，这与后世论消渴分上、中、下三消，以多饮、多食、多尿为主要临床表现有不相同的地方。

西晋·王叔和《脉经》中保留了仲景《伤寒杂病论》的诸多内容，关于消渴的论述，大部分与仲景一脉相承，还有《黄帝内经》原文关于"消瘅"的引用。西晋·皇甫谧《针灸甲乙经》主要思想源于《黄帝内经》，因此，关于消渴相关疾病的病名，仍然沿用《黄帝内经》，保留了"消渴""消中""消瘅""膈消""肺消"等称谓。

查《医心方》引东晋·陈延之《小品方》云："说曰：少时服五石诸丸

散者，积经年岁，人转虚耗，石热结于肾中，使人下焦虚热，小便数利，则作消利。消利之病，不渴而小便自利也，亦作消渴，消渴之疾，但渴不利也。又作渴利，渴利之病，随饮小便。又作强中病，强中病者，茎长兴，终不痿，溺液自出。亦作痈疽之病。凡如此等，宜服猪肾荠苨汤，制其肾中石势，将饵鸭通丸便瘥也。""夫内消之为病，皆热中所作也，小便多于所饮，令人虚极短气。内消者，食物皆消作小便去而不渴也，治之枸杞汤。"

由上而知，陈延之沿用消渴病名，并且根据不同的临床症状，还提出"消利""渴利""内消"等病名。此处的消渴概念，笔者觉得是较为狭义的，这种关于疾病病名的分类方法被后来的隋·巢元方所沿用。

隋·巢元方《诸病源候论·消渴候》中对消渴的论述较前《小品方》有所不同，其云"夫消渴者，渴不止，小便多是也""渴利者，随饮小便故也""内消病者，不渴而小便多是也"，并且明确指出本病易发痈疽和水肿。

唐·甄权《古今录验》之中论消渴病有三："一渴而饮水多，小便数，无脂似麸片甜者，皆是消渴病也。二吃食多，不甚渴，小便少，似有油而数者，此是消中病也。三渴饮水不能多，但腿肿，脚先瘦小，阴痿弱，数小便者，此是肾消病也。"文中指出消渴病可依其临床症状进行分类：渴而多饮、小便多、尿甜为主要临床表现者称"消渴"；多食、口渴不甚而小便少为主要临床表现者称为"消中"；渴却不能多饮水、小便数，兼肾气亏虚为主要临床表现者称"肾消"。其分类与后世所论三消即上消、中消、下消相似，对后世影响深远。

唐·孙思邈的《备急千金要方》《千金翼方》中有"消渴""渴利""内消""消中"等名称。如关于消渴，书中有"论曰：凡积久饮酒未有不成消渴"；关于渴利，书中有云："有人病渴利，始发于春，经一夏服栝楼、豉汁得其力，渴渐瘥，然小便犹数甚，昼夜二十余行，常至三四升，极瘥不减二升也。转久便止，渐食肥腻，日就羸瘦，喉咽唇口焦燥，吸吸少气，不得多语，心烦热，两脚酸，食乃兼倍于常，故不为气力者，然此病皆由虚热所为耳。治法栝楼汁可长将服以除热，牛乳、杏酪善于补，此法最有益。"关于内消之疾书中云："论曰：寻夫内消之为病，当由热中所作也，小便多于饮，令人虚极短气，夫内消者，食物消作小便也，而又不渴……利时脉沉细微弱，服枸杞汤即效，但不能长愈，服铅丹散亦即减，其间将服除热宣补丸。"书中关于"内消"若出现"利时脉沉细微弱，服枸杞汤即效"，枸杞汤如下：枸杞枝叶一斤，栝楼根、石膏、黄连、甘草各三两，上五味，咬咀，以水一斗，煮取三升，分五服，日三夜二，剧者多合，渴即饮之。服用枸杞汤之后如不能长愈，可服铅丹散，其间又可服用茯神丸，茯神丸方如下：茯神、黄芪、栝楼根、麦门冬、人参、甘草、黄连、知母、干地黄、石膏各六两，菟丝子三合，苁蓉四两。上十二味末之，以牛胆三合，和蜜丸如梧子，以茅根汤服三十丸，日二服。渐加至五十丸。此茯神丸即前文所论宣补丸。其中针对"消渴""内消""消中"之病的治疗都可以处以"铅丹散"，《千金要方》中有云："铅丹散主消渴，止小便数，兼消中方。方用铅丹、胡粉各二分，瓜蒌根、甘草各十分，泽泻、石膏、赤石脂、白石脂各五分。上八味治下筛，水服方寸匕，日三，壮人一匕半。一年病者一日愈，二年病者二日愈，渴甚者夜二服，腹痛者减之。丸服亦佳，一服十丸，伤多令人腹痛。"

宋·王怀隐《太平圣惠方》中有"夫三消者，一名消渴，二名消中，三名消肾""一则饮水多而小便少者，消渴也；二则吃食多而饮水少，小便少而赤黄者，消中也；三则饮水随饮便下，小便味甘而白浊，腰腿消瘦者，消肾也"。这种分类方法还是和前代一样以症状为主。

宋·陈无择的《三因极—病证方论》更加明确了三消之病的病位及脉候，并且在书中对消中之病又细分为三，即寒中、热中、强中，其在书中有云："渴病有三，曰消渴、消中、消肾。消渴属心，故烦心，致心火散蔓，渴而引饮。经云：脉软散者，当病消渴。诸脉软散，皆气实血虚也。消中属脾，瘅热成，则为消中。消中复有三，有寒中、热中、强中。寒中，阴胜阳郁，久必为热中。经云：脉洪大，阴不足，阳有余，则为热中；多食数溲，为消中；阴狂兴盛，不交，精泄，则为强中。三消病至强中，不亦危矣。消肾属肾，盛壮之时，不自谨惜，快情纵欲，极意房中，年长肾衰，多服丹石，真气既丧，石气孤立，唇口干焦，精溢自泄，不饮而利。经云：肾实则消。不渴而小便自利，名曰消肾，亦曰内消。"

宋·朱端章《卫生家宝》云："夫消渴者，日夜饮水百盏，尚恐不足，若饮酒则愈渴，三焦之疾。自风毒瓦斯酒色所伤于上焦，久则其病变为小便频数，其色如浓油，上有浮膜，味甘甜如蜜，淹浸之久，诸虫聚食，是恶候也，此名消渴。中焦得此病，谓之脾消，吃食倍常，往往加三两倍，只好饮冷，入口甚美，早夜小便频数，腰膝无力，小便如泔，日渐瘦弱，此名消中也。下焦得此病，谓之肾消，肾宫日耗，饮水不多，吃食渐少，腰脚细瘦，遗沥散尽，手足久如竹形，其疾已牢矣。愚医不识义理，呼为劳疾，或云下

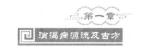

冷。如此不见痊期，疾久之，或变为水肿，或发背疽，或足膝发恶疮漏疮，至死不救。"

金元时期刘完素在《素问病机气宜保命集》中云："消渴之疾，三焦受病也，有上消、中消、肾消。上消者，上焦受病，又谓之膈消病也，多饮水而少食，大便如常，或小便清利，知其燥在上焦也，治宜流湿润燥。中消者胃也，渴而饮食多，小便黄。经曰：热能消谷。知热在中。法云，宜下之至不欲饮食则愈。肾消者，病在下焦，初发为膏淋，下如膏油之状，至病成而面色黧黑，形瘦而耳焦，小便浊而有脂，治法宜养血。"刘完素进一步明确了三消之疾的病位，提出"上消""中消"的概念，肾消则指明病在下焦。

李东垣在《兰室秘藏》中有云："后分为三消，高消者，舌上赤裂，大渴引饮，《逆调论》云：心移热于肺，传为膈消者是也，以白虎加人参汤治之。中消者，善食而瘦，自汗，大便硬，小便数，叔和云口干饮水，多食易饥，虚瘴成消中者是也，以调胃承气汤、三黄丸治之。下消者，烦躁引饮，耳轮焦干，小便如膏，叔和云焦烦水易亏，此肾消也，以六味地黄丸治之。《总录》所谓未传能食者，必发脑疽背疮，不能食者，必传中满鼓胀，皆谓不治之证。洁古老人分而治之，能食而渴者，白虎加人参汤，不能食而渴者，钱氏方白术散，倍加葛根治之。上中既平，不复传下消矣。前人用药，厥有旨哉。"

朱丹溪于《丹溪心法》中云："上消者，肺也，多饮水而少食，大小便如常；中消者，胃也，多饮水而小便赤黄；下消者，肾也，小便浊淋如膏之状，面黑而瘦。"朱丹溪提出上、中、下三消分类法，并且明确了病位与肺、胃、肾三脏关系密切。关于三消之病的病情轻重在《仁斋直指方》有云："消渴轻也，消中甚焉，消肾又甚焉。"

明·楼英《医学纲目》云："上消者，经谓之膈消，膈消者，渴而多饮是也。中消者，经谓之消中，消中者，渴而饮食俱多，或不渴而独饮是也。下消者，经谓之肾消，肾消者，饮一溲二，其溲如膏油，即膈消、消中之传变，王注谓肺脏消燥，气无所持是也。盖肺藏气，肺无病则气能管摄津液，而津液之精微者，收养筋骨血脉，余者为溲，肺病则津液无气管摄，而精微者亦随溲下，故饮一溲二而溲如膏油也。筋骨血脉无津液以养之，故其病成，渐形瘦焦干也。然肺病本于肾虚，肾虚则心寡于畏，妄行凌肺而移寒与之，然后肺病消。故仲景治渴而小便反多，用肾气丸补肾救肺，后人因名之肾消及下消也。"

　　明·王肯堂在《证治准绳》中将消渴分为"上消""中消""下消"，并且指出"渴而多饮为上消（经谓膈消），消谷善饥为中消（经谓消中），渴而便数有膏为下消（经谓肾消）"。王肯堂对消渴病的临床分类进一步做了规范，可谓承前启后，影响至今。

　　全国高等中医药院校规划教材《中医内科学》（第十版）中关于消渴的分类亦分上、中、下三消来论。"上消"以肺热津伤为主证，代表方为消渴方；其临床表现为口渴多饮，口舌干燥，尿频量多，烦热多汗，舌边尖红，苔薄黄。"中消"以胃热炽盛和气阴亏虚为主证，胃热炽盛者以多食易饥，口渴，尿多，形体消瘦，大便干燥，苔黄，脉滑实有力为其临床表现，代表方为玉女煎。气阴亏虚者以口渴引饮，能食与便溏并见，或饮食减少，精神不振，四肢乏力，体瘦；舌质淡红，苔白而干，脉弱为临床表现，代表方为七味白术散。"下消"以肾阴亏虚和阴阳两虚为主证。其中肾阴亏虚以尿频量多，混浊如脂膏，或尿甜，腰膝酸软，乏力，头晕耳鸣，口干唇燥，皮肤干燥，瘙痒，舌红苔少，脉细数为临床表现，代表方为六味地黄丸。阴阳两虚以小便频数，混浊如膏，甚至饮一溲一，面容憔悴，耳轮干枯，腰膝酸软，四肢欠温，畏寒肢冷，阳痿或月经不调，舌苔淡白而干，脉沉细无力为临床表现，代表方为金匮肾气丸。

（谭海彦　王文华　罗宏茂）

第二章　病因病机概述

一、五脏不足

肾为先天之本，肾气不足，在下则开阖失司，固摄之用失权，阳不化气，气不化津，而见饮食水谷精微之气下泄，变见小便排出体外，故有尿多、尿甜之症。脾阴不足，脾为后天之本，脾不能为胃行其津液而见胃热则有口渴多饮、多食善饥之症。肝体阴而用阳，主疏泄而藏血，参与人体水谷精微物质及水液、气机的输布，肝虚而藏血不足，其用失司，气不得条达而抑郁化火伤阴，阴伤则虚热内生而消渴症见，肝失其职，津不得布，水液代谢失常，水谷精微物质不能化赤为血皆变见小便而出。心阴不足，上焦热甚，火克其金，肺虚而津不足，临床口渴饮多之症可见。五脏不足皆可为消渴之因，故《灵枢·本藏》则指出"心脆则善病消瘅热中""肺脆则善病消瘅易伤""肝脆则善病消瘅易伤""脾脆则善病消瘅易伤""肾脆则善病消瘅易伤"。《灵枢·五变》中有云："五脏皆柔弱者，善病消瘅。"五脏不足皆可为消渴发病之因，但五脏之中以肾虚最为重要！历代诸多医家皆有明言！

唐·王焘《外台秘要》中云："《近效》祠部李郎中论曰：消渴者，原其发动，此则肾虚所致，每发即小便至甜。医者多不知其疾，所以古方论亦阙而不言，今略陈其要。按《洪范》稼穑作甘，以物理推之，淋饧醋酒作脯法，须臾即皆能甜也，足明人食之后，滋味皆甜，流在膀胱，若腰肾气盛，则上蒸精气，气则下入骨髓，其次以为脂膏，其次为血肉也，其余别为小便。故小便色黄，血之余也，臊气者，五脏之气；咸润者，则下味也。腰肾既虚冷，则不能蒸于上，谷气则尽下为小便者也。故甘味不变，其色清冷，则肌肤枯槁也。犹如乳母，谷气上泄，皆为乳汁。消渴疾者，下泄为小便，此皆精气不实于内，则使羸瘦也。又肺为五脏之华盖，若下有暖气，蒸即肺润。若下冷极即阳气不能升，故肺干则热。故周易有否卦，乾上坤下，阳阻阴而不降，阴无阳而不升，上下不交，故成否也。譬如釜中有水，以火暖之，其釜若以板盖之，则暖气上腾，故板能润也。若无火力，水气则不上，此板终不可得润也。火力者，则为腰肾强盛也，常须暖将息。其水气即为食气，食气若得暖气，即润上而易消下，亦免干渴也。是故张仲景云：宜服此八味肾气丸，并不食冷物及饮冷水，今亦不复渴。"王焘引李郎中所论甚妙，其认为肾虚是消渴之疾发生的重要病因，所引用的八味肾气丸着眼于肾气亏虚之机，其治甚妙。

宋·杨士瀛《仁斋直指方》亦云："天一生水，肾实主之。膀胱为津液之腑，所以宣行肾水，上润于肺。故识者以肺为津液之脏，自上而下，三焦脏腑，皆囿乎天一真水之中，《素问》以水之本在肾、末在肺者此也。真水不竭，安有所谓渴哉。"

明·张介宾《景岳全书》有云："三消证，古人以上焦属肺，中焦属胃，下焦属肾，而多从火治是固然矣。然以余论之，则三焦之火，多有病本于肾，而无不由乎命门者。夫命门为水火之腑，凡水亏证固能为消为渴，而火亏证亦能为消为渴者何也？盖水不济火则火不归原，故有火游于肺而为上消者，有火游于胃而为中消者，有火烁阴精而为下消者，是皆真阴不足，水亏于下之消证也。又有阳不化气则水精不布，水不得火则有降无升，所以直入膀胱而饮一溲二，以致泉源不滋，天壤枯涸者，是皆真阳不足，火亏于下之消证也。"

清·陈士铎《石室秘录》亦云："消渴之症，虽分上中下，而肾虚以致渴，则无不同也。故治消渴之法，以治肾为主，不必问其上中下之消也。"

二、饮食失节

脾胃为后天之本，若长期饮食失节，嗜食肥甘厚腻、辛辣醇酒香燥之物，燥热伤及脾胃，热从中生，胃火炎炽，伤及脾阴则多食而善饥，口渴而多饮，饮食失节脾胃受损，脾主运化失司，脾不升清，不能输布水谷精微则水谷精微下流注而小便味甜；水谷精微之气下流则气血生化不足，脾胃主四肢及肌肉，气血不足则四肢肌肉失养，故形体可日渐消瘦。饮酒过度，三焦热盛而致五脏干燥，消渴之疾并见，酒为谷物所成，其性热而其气悍，多饮则内热中生，可不慎乎！

故《素问·奇病论》中有云："此肥美之所发也，此人必数食甘美而多肥也，肥者令人内热，甘者令人中满，故其气上溢，转为消渴。"唐·孙思邈在《千金要方》中云"凡积久饮酒，未有不成消渴，然则大寒凝海而酒不冻，明其酒性酷热，物无以加，脯炙盐咸，此味酒客多耽嗜不离其口，三觞之后，制不由己，饮啖无度，咀嚼鲊酱，不择酸咸，积年长夜，醉兴不

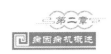

解，遂使三焦猛热，五脏干燥，木石犹且焦枯，在人何能不渴？"可见，孙真人认为饮酒不节、食饮酸咸失度是发消渴的重要病因。再加上过食肥甘，脾胃受损，热盛三焦，五脏干燥，则消渴成矣！

三、房事过度，服石散过度

房事不节，耗伤肾精，可致虚火内生，火旺则水益亏，五脏真阴亏，变发消渴。故《外台秘要》有云："房事过度，致令肾气虚耗，下焦生热，热则肾燥，肾燥则渴。"《千金要方》中云："凡人生放恣者众，盛壮之时，不自慎惜，快情纵欲，极意房中，稍至年长，肾气虚竭，百病滋生，又年少，惧不能房，多服石散，真气既尽，石气孤立，惟有虚耗，唇口干焦，精液自泄，或小便赤黄，大便干实，或渴而且利，日夜一石，或渴而不利，或不渴而利，所食之物皆作小便，此皆由房事不节之所致也。"可见孙思邈当年还认为消渴之疾跟房事过度有密切关联，房事过度，肾气虚竭，百病丛生，在其书中还提出消渴之疾所禁有三："一饮酒，二房事，三咸食及面。"其后，《严氏济生方》中亦云："消渴之疾，皆起于肾，盛壮之时，不自保养，快情纵欲，饮酒无度，喜食脯炙醢醢，或服丹石，遂使肾水枯竭，心火燔炽，三焦猛烈，五脏干燥，由是消渴生焉。"

四、情志失调过度

如郁怒不已而伤肝，肝气郁结而化火伤阴，木火刑金，燥热及肺，肺阴不足故可见口渴多饮之症，肺为水之上源，木火刑金，津不得布而下行，故小便频数量多。《灵枢·五变篇》有云："怒则气上逆，胸中蓄积，血气逆留，髋皮充肌，血脉不行，转而为热，热则消肌肤，故为消瘅。"可见郁怒化火伤阴，亦可发为消渴之疾。《临证指南医案·三消》亦云："心境愁郁，内火自燃，乃消证大病。"

五、大病久病之后，阴虚阳亢

大病久病之后，阴液亏损，虚火从生，化燥伤津，五脏失润亦可发为消渴之疾。故《儒门事亲》中有云："或因大病，阴气损而血液衰虚，阳气悍而燥热郁甚之所成也。"

消渴为病的主要病机为阴液亏损，燥热偏盛，阴虚为本，燥热为标。主要涉及脏腑以肺、胃、肾三脏腑为主，三者之中以下焦肾尤为关键，波及心、肺两脏。肺为水之上源，阴虚火旺而肺热，甚则肺不布津而津液下行，故临床之中可见小便频数，肺不布津则口渴而饮多。阴虚燥热为甚，胃阴不足则多饮多食而善饥，阴损及阳而使脾气不足，脾不升清则水谷精微之气直驱下流而成小便，则小便味甜；脾胃为气血生化之源，脾胃俱损，不能化生气血而濡养四肢肌肉，则形体日渐消瘦。肾为先天之本，寓藏元阴元阳，主封藏而藏精，司固摄，统二便。肾阴不足则虚火中生，虚火灼心肺之阴则烦渴多饮，中灼脾胃则喜饥。肾阳肾气不足，在下则开阖固摄失司，临床可见小便频多之证。

病变脏腑之间常常又可以相互影响，如肺阴不足，金不生水，亦可导致肾阴不充；肺阴不足，虚火中生，亦可导致脾胃失养。肺手太阴之脉，起于中焦，下络大肠，还循胃口，若脾胃热甚而津伤，又可直接灼伤肺阴，中焦脾胃热甚而阴不足，亦可耗伤肾阴；肾阴亏耗亦可致心肺脾胃之阴不足，故三消之证，临床症状往往并见，虚中夹实，变证诸多。阴不足，火热内盛，阴血干耗又可有血瘀之证见；阳不足，则水湿代谢异常，临床又可见湿热交杂，湿不得泄，聚而成痰，临床之中又不可不知也。

消渴日久易发生疾病传变，如肾阴不足，水不养木，肝血不足，不能上承而养耳目，可见视物模糊、失明、内障、耳聋、雀目等症，这与现代医学认为糖尿病日久可引发视网膜病变，以及临床之中还可见到飞蚊症、白内障等病变相似。消渴日久可见血瘀内停，瘀血阻滞，气血不行，不能濡养相应的四肢百骸，故临床之中可有肢体麻木、肢体疼痛、感觉异常的表现，现代医学亦认为糖尿病可引发肢体发麻、疼痛等临床表现，糖尿病性周围神经病变常可有麻木、虫蚁样爬行感、针刺样疼痛感，常表现为肢体远端成对称性的感觉异常，呈"手套""袜套"样分布。瘀阻血络又兼阴虚内热，从而易灼伤血脉而化腐成脓，临床之中又可发为痈、疽、疮、疖等疾，这与糖尿病可引起下肢远端皮肤溃烂、蜂窝织炎等病有相似之处。消渴可致血脉瘀阻，而心主血脉，消渴日久还可引发胸痹心痛诸疾，血脉瘀阻于脑络又可引发中风等。现代医学亦认为糖尿病可使心脏、脑等重要脏器患疾病的风险增高。消渴之疾因脾胃虚损而生，临床之中又可影响脾胃的运化吸收。现代医学亦认为糖尿病可引发胃轻瘫，引起胃肠道的自主神经功能紊乱，从而表现为厌食、腹胀、恶心呕吐等症状。若消渴之疾治疗不当，后期会引起疾病传变，患者应当引起高度重视！

（谭海彦　王文华　罗宏茂）

第三章　辨证论治方法

东汉·张仲景在《金匮要略》之中设专篇进行论述，以胃热、肾虚为消渴的主要病机，针对胃热治以清热生津，用白虎加人参汤治疗，针对肾气虚治以温肾化气用肾气丸来治疗，至今影响深远。随着后世医学的不断发展，消渴之疾辨证论治亦更趋丰富，当今主流中医学教材《中医内科学》[全国高等中医药院校规划教材（第十版）]中关于消渴的分类分上、中、下三消来论。"上消"以肺热津伤为主证，治以清热润肺、生津止渴，代表方用消渴方。"中消"以胃热炽盛和气阴亏虚为主证，胃热炽盛治以清胃泻火、养阴增液，代表方为玉女煎。气阴亏虚治以益气健脾，生津止渴，代表方为七味白术散。"下消"以肾阴亏虚和阴阳两虚为主证，肾阴亏虚治以滋阴固肾，方选六味地黄丸；阴阳两虚治以滋阴温阳，补肾固涩，方选金匮肾气丸。

消渴为病热甚伤津，阴虚为本，燥热为标，临床之中阴虚通常夹有湿热，还可见瘀血阻络之证，亦可有痰瘀之象，或气阴两虚、肝肾亏虚，或肝郁气滞、脾虚湿盛等，病机证候错杂，或见其一，或见其二，临床之治亦当观其脉证，随证治之，本书集当代诸多国医名师之治，从多角度、多方位为读者提供消渴病的论治思维，感悟国医名师辨证论治之精华。书中针对阴虚内热之消渴，施以养阴清热益气为主，兼化湿通络、化痰活血，治以六味地黄丸加减或四桑苦瓜煎、滋阴清热降糖方等方。对气阴两虚为主的消渴，施以益气养阴为主，兼培补脾肾、清热润燥生津，方选生脉散、玉液汤等加减。对气阴两虚夹瘀情况的消渴，施以益气养阴、化瘀通络之法，在养阴益气的基础上又可加地锦草、鸟不宿、红景天、鬼箭羽等药。对肝肾两虚之证，施以调补肝肾、滋阴补阳，方选左归饮、地黄饮子等加减。对阴阳两虚之证，施以滋阴温阳等法，方选加味生脉散等方；对肾阴阳两虚之证方选右归饮加味。临床中还可见到脾虚湿盛夹热的情况，施以健脾燥湿等法，方选补中益气汤，或安肾汤加减。肝郁气滞证治以疏肝理气、解郁化痰，方选温胆汤合青囊丸等方加减，对肝胃郁热之证，治以清热祛湿、疏肝解郁保肝、和胃降逆等法，方可选大柴胡汤合抵挡汤、半夏泻心汤、左金丸等方进行加减。对热盛伤津之证，治以苦寒直折、泻火滋阴等法，方可用三黄汤合白虎汤、小陷胸汤或清热生津方加减。

　　然仁者见仁，智者见智，受学术流派及学术思想的影响，各位国医名师于临床之中辨治消渴病的用药、用方及治法可谓百花争艳，读者可细细品悟，消渴病在临床之中又会引起其他诸多疾病，其变不可甚数，其治亦千变万化，书中各位国医名师的具体辨证及治法方药，学者自可于后参详。

（谭海彦　王文华　罗宏茂）

第四章　糖尿病西医研究发展现状

在中国古代没有糖尿病的疾病概念，中医中的消渴病是以多饮、多尿、乏力、消瘦或尿有甜味为主要临床症状的病证，类似于现代医学所论的以"三多一少"，即多饮、多尿、多食、体重减轻为主要表现的糖尿病，故现代医学所论的糖尿病可按照中医的消渴来进行辨证论治。

糖尿病（diabetes mellitus，DM）是由各种因素造成胰岛素合成不足或胰岛素没有发挥作用进而引起血糖升高的慢性代谢性疾病，其会导致各种组织，特别是眼、肾、心脏、血管、神经的慢性损伤和功能障碍。它主要分为1型（type 1 diabetes mellitus，T1DM）和2型糖尿病（type 2 diabetes mellitus，T2DM）。在我国糖尿病患者中，T2DM占95%。

糖尿病及其并发症已成为严重危害人类健康的世界性公共卫生问题，引起了世界各国的高度重视，是继心血管病、肿瘤之后威胁人类健康的慢性非传染性疾病。而我国糖尿病的患病率仍逐年在增加，滕卫平教授团队于2020年最新发表的流行病学调查数据显示，按照世界卫生组织（WHO）标准，我国的糖尿病患病率已高达11.2%。

T1DM主要是因为患者体内胰腺产生胰岛素的功能被破坏，无法产生人体需求量的胰岛素，造成机体的各种糖类物质不能被代谢，从而导致血液中糖分含量过高。而T2DM患者体内生成胰岛素的性能却没有丢失，有的患者胰岛素含量反而很高，发病是由于各种病理变化导致胰岛素转导信号受损，正常剂量的胰岛素没有起到相应的生物学作用，即胰岛素抵抗，进而导致血液中糖分含量过高。

根据《中国2型糖尿病防治指南（2020版）》，糖尿病的临床诊断标准为具有典型糖尿病症状（烦渴多饮、多尿、多食、不明原因体重下降）加上随机血糖≥11.1 mmol/L或加上空腹血糖（fasting blood glucose，FBG）≥7.0 mmol/L或加上葡萄糖负荷后2小时血糖≥11.1 mmol/L或加上糖化血红蛋白≥6.5%。

在药物治疗方面，《中国2型糖尿病防治指南（2017版）》中二甲双胍已被列为口服降糖药的一线首选药物。磺脲类促泌药被选为一线备选和二线降糖药物，主要适用于新诊断的非肥胖 2 型糖尿病患者。目前临床常用的有格列齐特、格列喹酮等二代药物及格列美脲等三代药物。对于以糖类（碳水化合物）为主食、使用胰岛素或二甲双胍后基础血糖达标但餐后血糖未达标的患者，可选用 α - 糖苷酶抑制剂，国内常见的主要有米格列醇、阿卡波糖、伏格列波糖等，通常于患者进食第一口食物后服用。钠 - 葡萄糖共转运蛋白 2（sodium-glucose linked transporter 2，SGLT2）抑制剂可以抑制肾脏 SGLT2 对葡萄糖的重吸收，从而促进糖的排泄，降低糖尿病患者的血糖水平，适用于对胰岛素、二甲双胍不耐受的患者或胰岛 β 细胞功能损伤严重的患者。对一种降糖药治疗后血糖仍不达标者，可采用 2 种甚至 3 种不同作用机制的药物联合治疗，也可加用胰岛素治疗。

参 考 文 献

[1] DUNLAY S M, GIVERLZ M M, AGUILAR D, et al. Type 2 diabetes mellitus and heart failure, a scientific statement from the American Heart Associatation and Heart Failure Society of America [J]. J Cardiac Fail, 2019, 25 (8): 584 – 619.

[2] 王剑. 药物治疗糖尿病患者的临床研究进展 [J]. 医疗装备, 2020, 33 (12): 198 – 199.

[3] 范英兰, 杜佳林, 李显华, 等. 糖尿病危害与防控 [J]. 实用中医内科杂志, 2012, 26 (6): 56 – 58.

（谭海彦　王文华　罗宏茂）

第五章 国医名师诊治消渴病 主要思想及特色简介

师者，传道授业解惑也，学贵有名师指路，本书汇集了诸多国医名师辨治消渴病的临床实战案例及其主要思想并加以按语而成。为方便各位读者一览而悟，现就其主要思想及特色做一简介，虽不能尽其至善，却亦能一窥诸多国医名师临床辨证之风采。

周仲瑛教授认为禀赋不足、饮食不节、情志失调、劳欲过度均可导致糖尿病。其病位主要在脾、肾，涉及肝、胃、肺及心，并且久病入络，其主要病机为肝肾不足、气阴两伤，瘀、热、湿、痰、燥既为其主要的病理因素，又是其病情迁延难愈的关键。传统来说，其病理性质为本虚标实，以肝肾阴不足为本，燥热为标，但周教授认为，此广义上的"燥热"仅为糖尿病发病的一般基础，实际上其"热"有四：燥热、湿热、瘀热、痰热。"四热"互结，而并非简单的"燥热"。周教授尤其注意"四热"中何热偏盛，若为"燥热"偏盛，当以清热润燥为先，"湿热"偏盛者则以清化湿热为要，"瘀热"为主者当以凉血化血为其治疗大法，"痰热"为主者则应以清热化痰为主。据此临床中确立清燥泄热、清利芳化、凉血化瘀及益气养阴、培补肝肾等治则。

何绍奇教授认为消渴的病理是气阴两虚，病及五脏，以脾肾为重点。气虚责之于脾，脾虚的形成不仅和饮食直接有关，还涉及情志及运动，脾虚者形盛气弱，痰湿内盛，血行迟缓，常见表现有疲倦乏力、肥胖等。阴虚责之于肾，中老年的阴虚，多为肾阴亏耗（年幼的糖尿病患者，则为先天不足），可由五脏六腑虚损引起，即"久病不已，穷必及肾，害必归阴"。阴虚则阳亢无制，水火失衡，五内燔灼，肾阴虚表现为渴而多饮多尿、夜尿多、头晕目眩、腰酸脚软、体重骤减等，消渴病还缘于气阴两虚及兼挟瘀血、痰浊等，并以阴虚燥热为基本病机，主要在于阴津亏损，燥热偏盛，而以阴虚为本，燥热为标，两者互为因果，阴愈虚则燥热愈盛，燥热愈盛则阴愈虚。消渴病变的脏腑主要在肺、胃、肾，尤以肾为关键。三脏之中，虽可有所偏重，但往往又互相影响。《黄帝内经》认为五脏虚弱、过食肥甘、情志失调是引起消渴的原因，而内热是其主要病机。阴虚燥热证，又称阴虚发热。故清热润燥、养阴生津为本病的治疗大法。何教授以自拟"四桑苦瓜煎"为基本方（桑叶、桑椹、桑白皮、桑寄生或桑枝、苦瓜）加减治疗糖尿病。

施今墨先生是北京"四大名医"之一，从医60余年，专心医业，精研医术。处方时常常双药并书，或同物分部而施，或同类相聚而用，或性味合化而治，或相反相成而佐，总以气血升降、四气五味为要旨，其配伍心得必有原理，世称"施氏对药"。施老临证善把西医诊断与病理融合到中医辨证论治中，特别对糖尿病的治疗确有过人之处，疗效颇佳。施老认为阴虚燥热是消渴病的根本病机。他说吾人所以患消渴病者，盖因火炎于上，阴亏于下，水火不相济所致。真阴亏耗，水源不充，相火独亢，虚火妄炎；热伤肺阴，津液亏竭，渴饮无度；热伤胃阴，消谷善饥，肌肤消瘦；热伤肾阴，精气亏虚，尿量频多。其治疗糖尿病的基本方由增液汤、生脉散及黄芪配山药、苍术配玄参两组药对组成，在糖尿病治疗方面，强调把健脾助运和滋肾养阴放到同等重要的地位，通过多年临床总结出三首糖尿病经验方。一首适用于成年人糖尿病、血糖尿糖控制不理想者，一首适用于糖尿病中医辨证为上消下消者，最后一首主要适用于糖尿病中医辨证为中消者。

仝小林教授将现代糖尿病的中医病名概括为"糖络病"，并对其重新进行中医分类、分期、分证，在继承经典基础上，创新《黄帝内经》脾瘅理论，首创"开郁清热法"治疗早中期糖尿病，建立了糖尿病络病理论指导糖尿病并发症的治疗，形成了从糖尿病前期到糖尿病早中期至并发症期的中医系统诊疗体系。糖尿病络病的主要病理改变有"营卫不和、络脉失养、血行不畅、痰瘀凝结、阳虚络损"。其中，络脉失养既是络病早期改变，又贯穿络病始终；阳虚络损是糖尿病络病的主要病理改变及最终转归。仝教授提出了"早期治络，全程通络"的糖尿病络病的基本治则，"活血通络"是贯穿糖尿病全程的主要治则之一，并设立了"辛香疏络、化瘀通络、破血通络、凉血通络、止血宁络、补虚通络、温阳通络"等治法。在治络用药上有"辛香宣透，引经通络""取类比象，藤类入络""虫类走窜，剔邪搜络""血肉有情，填补络道"等选择。仝教授认为糖尿病的基本病机是火热盛极，灼阴耗气。阴虚火旺型糖尿病的核心病机为火热与阴伤并存，治疗需要滋阴清热，常配伍选用知母、黄柏、生地黄3味药物，组成滋阴清热降糖三味小方，用于治疗糖尿病阴虚火旺证、更年期糖尿病、类固醇性糖尿病，既可以降糖，又能减轻阴虚火旺的症状。全小林教授将肥胖型糖尿病归属于"脾瘅"论治，总结出肥胖型糖尿病的肥胖（或超重）—脾瘅—消渴—消渴并发症的疾病发展进程，以及糖尿病的郁、热、虚、损四个中医病理阶段。其认为"中满内热"是脾瘅阶段的核心病机。

彭子庄教授从事内科学临床工作40年，积累了丰富的临床经验。在糖尿病诊治中，彭子庄教授认为糖尿病的病机特点是阴虚燥热，燥为火热之邪，常易耗伤人体阴津，糖尿病迁延日久势必造成气阴亏虚之证。由于津血同源，互为资生转化，阴虚者血必不足，而燥热又可消烁津液耗伤阴血，使阴血更加亏虚，阴血亏虚则脉道不充、血行不畅、瘀血内停。其在临床治疗糖尿病时喜用生地、山药、黄芪养阴清热。所创降糖益肾丸，主要由黄芪、生地、丹参、大黄、山药、泽泻等组成，方中黄芪、生地、山药益气养阴，丹参、泽泻、大黄、益母草活血清热利湿，诸药合用，调整人体气血津液而达"阴平阳秘"。该方在临床上多用于治疗糖尿病肾病，可明显改善症状，减少尿蛋白，疗效甚佳。

祝谌予教授师从北京"四大名医"之一的施今墨先生，认为糖尿病基本可分为气阴两虚型、阴虚火旺型、阴阳两虚型、气虚血瘀型、燥热入血型五个类型，其中气阴两虚型最为常见。祝教授推崇王清任活血化瘀的学术思想，并继承施今墨熔"气血"在内的新"十纲"辨证理论，注重气血的辨证关系。他首先在中医界提出应将"活血化瘀"法运用于糖尿病及糖尿病并发症的治疗，并在此基础上，继承施老治疗糖尿病的经验，结合西医糖尿病并发症多为血管类疾病的实际，选用"葛根、丹参"两味活血化瘀药物作为自己治疗糖尿病的基本用药，改进了"降糖对药方"（生黄芪、生地、葛根、丹参、苍术、玄参）；基于西医对难治性糖尿病可能与自身免疫相关的学说及修瑞娟教授的微循环学说，祝谌予教授又选用《广肆药语》中的加味益母丸方药，并命名为"降糖活血1号方"，去广木香、加生黄芪后为"降糖活血2号方"，发现该活血化瘀方药在治疗糖尿病时能够抗自身免疫并能够改善糖尿病患者的微循环障碍，在糖尿病临床实践中取得了良好疗效。

欧阳锜教授认为糖尿病的基本病机为阴虚燥热，主张养阴清热、三消同治，分气阴两虚及阴虚燥热两种证型治疗。气阴两虚常见口渴多饮、口干舌燥、少气无力等症，常治以生脉散加减。阴虚燥热常见咽干口燥、烦渴多饮、口渴口臭、心烦面赤等症，常治以增液汤加减。针对阴虚燥热型，常选用生地黄、玄参、麦冬、沙参、石斛、五味子、虎杖、乌梅、黄芪、丹皮、黄连、生山药、天花粉、甘草等药，烦渴喜冷饮者，加石膏、知母；大便干结者，加女贞子、决明子；上肢麻木者，加桑枝、豨莶草；下肢麻木者，加川牛膝、丹参；头晕者，加天麻、石决明；视物昏花者，加菊花、枸杞子、密蒙花；乏力、汗多者，加黄精、五味子、煅龙骨、煅牡蛎；手足心热者，加知母、地骨皮；小便频数者，加益智仁、桑螵蛸；便干者，加瓜蒌仁、火麻仁；高血脂者，加山楂、首乌；胸闷刺痛者，加丹参、葛根、瓜蒌皮；伴有疮疡红肿者，加忍冬藤、紫草。针对气阴两虚型，常选用沙参、麦冬、五味子、黄精、山药、知母、虎杖、生麦芽、甘草等药，烦渴喜冷饮者，加石膏、天花粉；大便干结者，加玄参、女贞子；疲乏明显者，加黄芪、生晒参；上肢麻木者，加桑枝、豨莶草；下肢麻木者，加川牛膝、丹参；下肢水肿者，加薏苡仁；胸闷心悸者，加丹参、炙远志。

张崇泉教授认为中医药在糖尿病的防治、辨证治疗、综合调节、个体化治疗、疾病治疗等方面具有独特的优势。他认为糖尿病的基本病机是阴虚燥热，因此，清热、润燥、滋阴、补液是治疗的基本原则。其中以气阴两虚者为常见，而玉液汤为治疗此类证型的基本方剂。张崇泉教授常以玉液汤为基础方治疗2型糖尿病气阴两虚证，血糖不降者加人参、石膏、粳米。尿糖不降者重用天花粉或加生地、乌梅、麦冬。饥饿明显者加玉竹、生地黄。尿中出现酮体者加黄芩、黄连。

颜德馨教授认为瘀血贯穿糖尿病的始末，其是糖尿病的病理产物。糖尿病产生瘀血的机制主要是阴虚津亏、燥热内亢，由于津血同源，津亏而致血少，燥热使血黏稠，煎熬成瘀。其次，阴津亏耗伤及元气，气为血帅，气虚无力鼓动血行，或多食肥甘、气机郁滞而成痰瘀，或久病入络，均可形成血瘀。血瘀又是新的致病因素，故颜老主张糖尿病可从瘀诊治。颜老治疗消渴，临床亦喜选用各类降血糖之对药，如地锦草、鸟不宿、木瓜、知母、淮山药、山萸肉等。

吕仁和教授师从施今墨、秦伯未、祝谌予等中医名家。吕教授参以唐容川"瘀血在里则口渴，所以然者，血与气本不相离，内有瘀血，故气不得通，不能载水津上升，是以发渴"的血瘀致渴之理，并合《临证实验录》所载"周学海认为'血如舟，津如水'，水津充沛，舟始能行"之论，即津液为火所灼竭，则血液为之瘀滞的津亏血瘀之理，继承祝谌予糖尿病由气阴两虚致血瘀之病机学说，又结合现代研究中糖尿病患者的血液存在高血黏度、高凝、高聚状态和微循环障碍这一现象，提出了糖尿病的"微型癥瘕"理论与散结消聚治法。"微型癥瘕"所致络脉瘀结可导致心、脑、肾、眼底和足等的多种并发症。同时提出糖尿病的治疗不仅仅是活血化瘀所能解决的，往往需要在其各阶段病机基础上，针对患者具体状态行清热、行气、化痰、活血等诸法合用才可。吕仁和教授在临床中治疗糖尿病有以下几大用药特点。①用药谨守病机：吕仁和教授认为，"热伤气阴""血气逆留"为糖尿病及其并发症的重要病机，故用药以补虚、清热、活血化瘀类多见，临床常用药物有太子参、当归、红景天、赤芍、牡丹皮、丹参、川芎等。②传承活血化瘀经验：祝谌予先生创立活血化瘀法治疗糖尿病，吕仁和教授传承祝谌予先生之活血化瘀经验，认为糖尿病存在"血脉不行，转而为热"，瘀热相结，故应予活血、清热、凉血，临床常用丹参、牡丹皮、赤芍等药。③用药精简：吕仁和教授用药配伍精简、简而不凡，药少而精。

朱良春教授认为消渴病是一种病及多个脏腑的疾病，影响气血的正常运行，且阴虚内热，耗伤津液，亦使血行不畅而致血脉瘀滞。血瘀是消渴病的重要病机之一，且消渴病多种并发症的发生也与血瘀密切有关。朱老认为糖尿病的治疗离不开"治瘀"。同时还主张调理肝脾、益气养阴、和血通脉以治疗糖尿病，朱老指出糖尿病久治不愈的病机演变结果多为气阴两虚、瘀阻脉络，在临床中其用药特色以甘、淡、平为主，甘温为辅，自拟"斛乌合剂"，再配合食疗，治疗久治不愈的糖尿病，尤其是胰岛素依赖型，多获良效。临床之中善用鬼箭羽止渴清火，降低血糖、尿糖，为糖尿病"治瘀"必用。

林兰教授发现糖尿病患者具有热盛、阴虚、气虚、阳虚四大证候，且证候之间相互兼夹，其将糖尿病按照阴阳八纲辨证分为"阴虚热盛""气阴两虚""阴阳两虚"三个证型，以此反映糖尿病早、中、晚期三个阶段，其中阴虚为三型的共性，"气阴两虚"型则最为常见；同时根据病性和脏腑病位，又细分为若干亚型加以辨证论治。其中"阴虚热盛"型分为"肺胃热盛、胃火炽盛、心火亢盛、相火炽盛、肝火上炎"五型；"气阴两虚"型分为"心肺两虚、心脾两虚、心肾两虚、心肝两虚、肺气阴两虚"五型；"阴阳两虚型"分为"肾阴阳两虚、脾胃阳虚、心肾阳虚、心阳虚衰、脾肾阳虚"五型，以及特殊"兼夹证"，如"夹湿证、夹瘀证"。三型演变符合现代医学将糖尿病分为胰岛素抵抗、胰岛β细胞功能紊乱、β细胞功能衰竭的规律。糖二联是林兰教授在临床糖尿病治疗中常用的经验方，是由生脉饮合丹参饮组合，再加上炒枣仁、柏子仁而成。糖心平胶囊是林兰教授对糖尿病心脏病患者的病因病机进行具体分析并结合临床实践后得出的经验方。降糖通脉宁胶囊是林兰教授研制的主要用于糖尿病血管并发症的药物。治疗阴虚热盛型糖尿病的"清润方"，治疗气阴两虚型糖尿病的"滋益方"，治疗阴阳两虚型糖尿病的"双调方"，皆为林教授的临床心得体现。

黄煌教授以经方医学流派的研究为主攻方向，其中尤以经方的方证与药证为研究重点。黄煌教授提出的"方人相应"，是方证相应的一种表现形式，指适合选用某方的患者在体型体貌、心理行为特征、发病趋势等方面表现出共同的特征，与某方主治恰好相符，故以此方命名此类患者的体质及病理类型，简称"方人"。其还提出"药人"概念，即适合长期服用某种药物及其类方的体质类型。黄煌教授对于糖尿病伴有瘀血体质的患者常用桃核承气汤调治，此方正与糖尿病伴有瘀血体质患者气虚血滞、水湿内停病机相吻合，还常将黄芪桂枝五物汤用于糖尿病及糖尿病肾病患者的治疗之中。

方朝晖教授认为消渴临床表现多样，若仅以"阴虚燥热"论治恐难准确辨证。方教授临证时注重"治病求本"的原则，从整体出发，主张从脾论治消渴。临证时重视脾在消渴发病中的重要作用，以健脾益气贯穿本病治疗始终，并根据消渴不同发展阶段的不同症状，佐以养阴清热、疏肝解郁、活血化瘀、养心补肾等法，标本兼顾，则渴消病安。

袁长津教授认为中医临床所辨和所治的对象主要是"证"，而"证"与西医学所诊断的"病"是有很大区别的。"证"的内涵关键是病机，它并不受西医学病种、病名的限制，同一病种，因患者体质和当时所处环境气候的差异，其证候及病机往往并非一致，故宜采取不同的治法，中医称为"同病异治"；而不同的疾病，按中医辨证分析，其证候及病机有可能是相同的，则可以采取同样的治法，即所谓"异病同治"。其认为消渴一病，口渴、多饮多尿、消谷善饥但体倦乏力，切合胃强脾弱、脾运无力、脾不为胃行津液之病机。如辨证都属中气不足、清阳不升，则方用补中益气汤加味，此异病同治之理。袁教授对糖尿病的治疗尤为重视中焦脾胃之功用，脾主运化，主四肢，主为胃行其津液，脾之运化功能正常，则消渴自消。袁教授采用"中满内热"一说来解释肝郁气滞型糖尿病患者的病因病机。

刘新祥教授认为本病当责之于脾肾不足，本病病位在脾肾，其治当温养脾肾，枢转先天与后天之气机，在临床治疗糖尿病肾病时多以益气健脾、温补肾阳、升清降浊为准则。刘教授在李东垣"补中益气汤"的基础上加减化裁拟定的"肾安汤"，在治疗肾病综合征、糖尿病肾病等方面均具有良好的疗效。

朱莹教授主张在糖尿病的治疗中应加强对情志因素的干预，从肝论治。她认为肝的疏泄气机功能失常是导致脾瘅、消渴的重要因素之一。朱教授认为，当今社会竞争激烈、生活压力大，人们五志异常，以郁怒多见，郁怒则伤肝，肝伤则疏泄失常，气机郁滞，郁而化火，伤津化燥，而发为脾瘅、消渴。其治结合情志疗法，在临床上，治疗效果往往事半功倍。

毛以林教授强调中医治病之精妙在于调整阴阳，恢复人体之内稳态，因此补阴补阳均应以平为期，方可谓治病必求于本，中医治病不应固执一法，而应坚守"辨证论治"之准则。谨守病机同样是辨治消渴疾病的基本原则。消渴病日久，易发生以下两种病变：一是阴损及阳，阴阳俱虚；二是病久入络，血脉瘀滞。血瘀是消渴病的重要病机之一，且消渴病多种并发症的发生也与血瘀密切相关，毛教授认为毒邪、痰浊、膏浊、水湿、瘀血等病理产物常相互搏结，只有化解其胶结，破散血块，开通闭结，才能使血液正常运行。

衡先培教授对消渴的治疗颇具特色，其善用药对，三消兼顾，用药轻柔，注重酸味药物的应用，在消渴之疾中巧用荔枝核，形成了独特的诊治经验。衡教授认为糖尿病患者三消症状夹杂存在，故临床用药不可截然分开，要兼顾所有并有所侧重；其在临床中注重酸味药物的应用达到酸甘化阴之效，并且注重疏肝柔肝，以酸制甘；衡教授的清热生津方，药用葛根、天花粉、知母、玉竹、石斛、桑白皮、地骨皮、白芍、荔枝核、石膏，适用于临床之热盛津伤证，疗效可靠。

吴深涛教授认为糖尿病早期阶段的病机多为由饮食、情志等因素引发的机体气机不畅、代谢失常，水谷不化精微，反生壅滞之气，内郁血分而生成病理产物——血浊，而浊邪胶着黏滞之性又决定了其蕴于阴血之中且极易酿致毒性，即由浊致毒，浊与毒两者常相生相助为虐而变生他疾，是变生多种病证的核心所在。故浊毒是贯穿糖尿病病变之始终的启变要素，血浊内瘀为高血糖之启动因素，而浊毒损害则是糖尿病病机转变之要素。吴教授认为浊毒隐匿、显现、变异三阶段分别存在于糖尿病中医分期中的脾瘅期（糖耐量减低、异常）、消渴病期（2型糖尿病）和消瘅病期（糖尿病并发症）三期，分期运用化浊解毒法可取得良好疗效。

　　熊曼琪教授认为对糖尿病采用泄热逐瘀法与单纯清热、通下及祛瘀法有不同的意义和治疗作用。需泄热逐瘀法，泄热通下与逐瘀活血并用，通导瘀热下行，针对瘀热互结在里之病机特点，使邪去正安，病情得以控制。熊教授认为"瘀热互结"是2型糖尿病的主要病机之一，可用桃核承气汤加减来治，药用桃仁、桂枝通经活血，大黄、芒硝、甘草攻下阳明燥热内结，加养阴清热之生地、玄参兼顾其阴虚之本，既可除"三多"之症及便秘之苦，又可针对阴虚燥热之病机。

　　王耀献教授认为"热"是糖尿病肾病的初始病因。热壅气滞，炼血为瘀，痰、郁、热、瘀相互搏结，充斥肾络，肾之络脉瘀结肿胀，形成肾络癥瘕。早期为热入肾络、肾络郁闭之郁热；中期为热伏肾络、结为癥瘕之积热；晚期为肾气衰败、浊热次生之浊热。

　　程益春教授认为糖尿病视网膜病变之发病病机以气阴两虚为基础，气虚不能行血，阴虚则血化生无源，则目失于濡养，气虚阴虚又可加重瘀血形成，形成本病早期的病理改变；病情发展，可见肾精亏虚，肝血不足，精血不能上荣于目，目络失养；病情更甚者，肝肾阴亏难复，阳亢之火上炎，灼伤目络；或气虚摄血无权，目络血溢脉外，导致本病难止难愈。提出气阴两虚、肝肾阴亏为病之本，目络瘀阻与出血为病之标。程教授根据疾病的发展过程将糖尿病分为4型辨证施治，并根据多年的临床经验，总结得出"糖视明"这一验方。

　　仝警安教授总结多年诊疗体会，以"滋阴清热，理气活血"为大法，自创"通脉增视方"，随证加减治疗糖尿病视网膜病变。通脉增视方有葛根、三七、槐米、娑罗子等药物。

　　唐由之教授针对糖尿病视网膜病主张分早、中、晚3期治疗。早期处于出血期，以清热凉血止血为主；中期因离经之血多为瘀血，治当加大活血化瘀之力；晚期患病日久，正气多虚，应在活血化瘀治法基础上酌加扶正益气之药。故唐教授治疗糖尿病视网膜病变的基本治法为补气养阴、凉血止血、活血化瘀明目。在整个治疗过程中还是以凉血止血、补气养阴药物为主，佐以活血化瘀药物，慎用破血逐瘀药物，以防破血太过引起再次出血。此外，玻璃体混浊眼底纤维增生明显的可加软坚散结药物；肝肾亏虚明显者加补肝肾药物；血虚明显者还需加强补血。唐教授治疗糖尿病视网膜病变的经验方为生蒲黄汤合二至丸加减。唐教授治眼病喜欢重用黄芪，黄芪为每方必用之药。

忽中乾教授认为糖尿病性阴茎勃起功能障碍以肾之阴阳皆损为其本，其中医主要病机为元阳虚损、肾精亏虚、瘀血阻络，则宗筋失养、阳事不举，而致阳痿。忽教授认为现代人阴虚体质更加明显，阴虚火旺较重，阳痿之人也有肾阴虚所致者。故而其尤赞同徐福松教授所提之"禾苗理论"所主张的"阴虚致痿"的学术观点，并发挥应用，认为糖尿病所致勃起功能障碍多遵从"禾苗理论"治疗，主张"滋补肾阴"是其基础治法，且临证选方用药喜用徐老所创之验方"二地鳖甲煎"。同时其重视心神在糖尿病阳痿中的重要作用，以及阳明气血津液之源对宗筋濡养的重要作用。所以，忽教授临床治疗糖尿病性阴茎勃起功能障碍尤其善用滋补肾阴、宁心安神、交通心肾、活血通络及"治痿独取阳明"之法。

李敬林教授认为消渴并汗证的病机总属阴阳失调、腠理失固、玄府开阖失度，病发关键在于气虚不固和阴虚内热。其认为消渴汗证主要有自汗和盗汗两种形式，自汗，病在肺卫不固，腠理疏泄失常，阳浮而阴弱，从而导致营卫失调，营阴外泄而发为自汗；盗汗病属阴虚，为阴虚内热。其善于从消渴病之上、中、下三消论治消渴并汗证，常在应用收敛止汗之方的基础之上，分别辨证应用上、中、下三治之方药；亦善于从十二时辰辨治汗证，根据子午流注与脏腑经络的配属关系、十二地支时辰与传统中药归经理论相联系，针对消渴并汗证的发生或加重时辰，加入相应于十二经络的引经药；同时其亦善于应用中医外治法，内外同治。

张玉琴教授认为肝郁气滞是导致糖尿病发生的重要因素之一，而郁证的主要病机亦为肝郁气滞，所以消渴病和郁证皆与肝有关，治疗上重视"从肝论治"，但消渴以阴虚为本、燥热为标为主要病机，在疾病过程中，尤易耗伤气阴，终致痰浊、瘀血等病理产物的产生，因此治疗本病，在重视疏肝理气的同时亦应兼顾益气滋阴、化痰、活血化瘀。

（谭海彦　王文华　罗宏茂）

第六章　国医名师诊治消渴病

　　消渴病是当今社会的常见病、多发病，严重影响患者的生活质量。消渴病是由先天禀赋不足、饮食不节、情志失调、劳倦内伤等导致阴虚内热，水不制火，反为火所消，以多饮、多食、多尿、乏力、消瘦或尿有甜味为主要症状的病证。消渴，包含着两种不同的含义，如《伤寒论》中的消渴，是指渴欲饮水的症状；《金匮要略》中的消渴，是指以多饮、多食、多尿为主症的消渴病，亦是本章所要讨论的内容。

　　现代医学研究表明消渴并不完全等同于糖尿病，有一部分糖尿病患者只是单纯的血糖升高，而没有"三多一少"的症状，或"三多一少"的症状不明显。中医学认为，糖尿病患者是各式各样的，只有根据糖尿病患者的症状和体征去确定属于中医的何病、何证范畴，才能按中医的思路去治疗。本书各医家遵循辨病与辨证相结合的原则，综合现代医学研究及临床实践经验，认为消渴病以阴虚为本，燥热为标。阴虚与燥热往往互相为因果，热之盛由于阴之虚，而阴之虚又由于热之盛，其始则异，其终则同。常见的证型包括阴虚燥热证、气阴两虚证、气阴两虚夹瘀证、肝肾双亏证、阴阳两虚证、脾虚湿滞证、肝郁气滞证、肝胃郁热证、热盛伤津证及其他证（如浊毒内蕴证、瘀热互结证等），其主要涉及脏腑有肺、胃（脾）、肾（肝）。

　　目前西医治疗主要以降血糖为主，而血糖升高仅仅是一个现象，糖尿病的治疗不能仅仅只关注对血糖的控制。从西医的角度来说，患者心血管及肾脏的长期获益、并发症的防治是我们需要全局考虑的，而从中医的角度来说，即使血糖控制好了，根据患者体质的不同，还可能会出现各种各样的病理症状。这既是需要我们解决的问题，也为我们依据整体观去治疗糖尿病提供了线索，即中医所说的，治病必求其本。例如治疗要抓住消渴病阴虚燥热的规律，主以增肾之液，泻胃之火，再根据患者具体病情，佐以健脾益气祛湿、化瘀通络、温补肾阳等治法以提高临床疗效。另外，对糖尿病的治疗不能仅限于药物及汤药的治疗，糖尿病患者的饮食、摄纳、运动、心理状态也是医者需要关注的。应动员患者合理饮食，增加锻炼，改善体

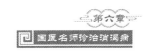

质，逐渐走向痊愈。医者只有仔细问诊，了解患者的生活状态，才能够全面掌握病情。

第一节　阴虚燥热证

一、周仲瑛本虚标热论治消渴病案

周仲瑛教授系国医大师，全国老中医药专家学术经验继承工作指导老师，国家非物质文化遗产传统医药项目代表性传承人，悬壶桑梓六十余载，专攻内科，旁及妇儿，精于辨证，善治急难病症，屡起沉疴顽疾。周老认为糖尿病的病因比较复杂，禀赋不足、饮食不节、情志失调、劳欲过度均可导致糖尿病。糖尿病的病位主要在脾、肾，涉及肝、胃、肺及心，久病入络，其主要病机在于肝肾不足、气阴两伤，瘀、热、湿、痰、燥既为其主要的病理因素，又是其病情迁延难愈的关键。传统来说，其病理性质为本虚标实，以气阴两虚、肝肾不足为本，以燥热为标，但周仲瑛教授结合其多年的临床经验创新地认为，此广义上的"燥热"仅为糖尿病发病的一般基础，而实际上其"热"有四，包括燥热、湿热、瘀热、痰热。"四热"互结方致病，而并非简单的"燥热"，确立了清燥泄热、清利芳化、凉血化瘀及益气养阴、培补肝肾的治则。

医案举例

患者，男，58 岁。

主诉：血糖升高、小便不畅 10 年余。

病史：1993 年 8 月无明显诱因出现尿频尿急、小便不畅，遂于当地社区医院就诊，诊断为前列腺增生、尿潴留，同时发现有糖尿病，起初服用格列本脲、二甲双胍等控制血糖，血糖控制情况具体不详。后改用胰岛素降糖，具体降糖方案不详，自诉血糖控制尚可，空腹血糖 7.5 mmol/L，餐后 2 小时血糖（2 hour postprandial blood glucose，2hPG）12.5 mmol/L。曾发现尿蛋白阳性、尿素氮偏高，查食管、胃、直肠有慢性炎症。

现症：形体消瘦，腿软乏力，口干唇燥，咳嗽痰多，小便不畅，尿黄有沫，大便偏溏，每日 3 次。舌苔黄腐腻，舌质黯紫，中有裂纹，脉弦。B 超示双肾、输尿管无明显异常。

中医辨证：气阴亏虚，湿热内郁，久病络瘀。

治法：益气养阴，化湿清热，活血通络。

处方：六味地黄汤加减。生地黄 12 g，山药 15 g，丹皮 9 g，茯苓 10 g，山萸肉 10 g，泽泻 12 g，南沙参 10 g，北沙参 10 g，天花粉 10 g，知母 6 g，炒苍术 6 g，黄柏 10 g，玉米须 15 g，鬼箭羽 20 g，炙水蛭 3 g，玄参 10 g，泽兰 12 g，地骨皮 15 g，桑白皮 15 g，桑叶 10 g，炙僵蚕 10 g。每日 1 剂，水煎服，分早晚两次温服。

二诊：二便通畅，但大便不成形，咳嗽隐痛，咳白色块状痰、量多，口干，咽痛，胃脘嘈杂，腿软无力，背痛。舌苔黄薄腻，舌质黯紫，脉细弦。检查空腹血糖 6.7 mmol/L，餐后 2 小时血糖 8.6 mmol/L，血尿素氮 8.1 mmol/L。上方加蒲公英 15 g，麦冬 10 g，桔梗 5 g。

三诊：二便通畅，咳嗽痰多，胃脘嘈杂基本缓解，腰酸，腿软乏力，舌苔薄黄腻，舌质暗红，脉小细滑。餐后 2 小时血糖 7.1 mmol/L，血尿素氮 6.5 mmol/L。服药 4 周，湿热、燥热消减，气阴虚损渐复，血糖基本控制，守方再进。二诊处方去泽泻，改玄参 15 g，加丹参 12 g，鸡血藤 15 g。

按语：《证治准绳·消瘅》中言："渴而多饮为上消（经谓膈消），消谷善饥为中消（经谓消中），渴而便数有膏为下消（经谓肾消）。"验于本案，可见尿黄有沫，大便偏溏，每日 3 次，故可辨以下消为主。本案以六味地黄汤为主方滋阴固肾，合南沙参、北沙参、天花粉、麦冬、知母滋阴润肺，以治燥热；炒苍术、黄柏、泽兰、玉米须等清中化湿醒脾，以治湿热；鬼箭羽、玄参、炙水蛭、鸡血藤、丹参凉血活血，化瘀通络，以治瘀热（水蛭仅 3 g，旨在活血，不在破血）；蒲公英、桔梗、桑白皮、地骨皮清肺化热，以治肺中痰热。纵观治疗全过程，用药仅 1 月余，气阴双补，湿热、燥热、瘀热、痰热"四热"同治，咳嗽痰多、尿黄有沫、大便偏溏、腿软乏力、苔黄腐腻等症状及血糖、尿素氮等指标明显好转。因此，中药治疗克服了西药格列本脲等单纯降糖而轻视并发症治疗的弊端，标本兼治，体现了中医辨证论治的优势。

同时，周仲瑛教授根据临床经验提出的糖尿病"四热论"学说，进一步指出了其相应的治疗原则，即着重强调"四热"并清，气血同治，标本兼顾，也以此十二字箴言作为糖尿病"四热"病证治疗的基本原则，周教授认为在运用该治疗思路时，尤注意"四热"中何热偏盛，即何热主导着

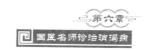

疾病的进程、发展与预后。若为"燥热"偏盛，当以清热润燥为先；"湿热"偏盛者，则以清化湿热为要，"瘀热"为主者，当以凉血化血为其治疗大法；"痰热"为主者，则应以清热化痰为主。

糖尿病病程迁延日久，病势缠绵，病情复杂，其临床表现常为多种病理因素夹杂而致，在具体某个病例中只是以某种病理因素为主，临床上常根据患者具体情况，揣度复合病机的主次，衡量湿、热、痰、瘀、燥的主次而处方用药。清热时苦寒不宜太过，以免败胃或燥化；祛瘀应选具有凉血与活血双重作用的药物；化痰理气不宜辛香燥烈，以免助火耗气伤阴。当然，顾实勿忘虚，由于并发症的病程迁延日久，病势缠绵，病情复杂，周仲瑛教授认为消渴病中后期的临床表现常为多种病理因素夹杂而致，并非简单的"热"字可以说明，因此临床上在具体某个病例中常根据患者具体情况，灵活辨证施治。

经验方：根据"四热"为标，气阴两虚、肝肾亏虚为本的理论，周教授确立清燥泄热、清利芳化、凉血化瘀及益气养阴、培补肝肾的治则。注重调整肺、脾胃、肝肾的功能。拟基本方：桑叶 15 g，地骨皮 20 g，天花粉 12 g，知母 10 g，黄连 3 g，藿香、佩兰各 10 g，炒苍术 10 g，鬼箭羽 20 g，水蛭 3 g，泽兰 12 g，炙僵蚕 10 g，玄参 12 g，煨葛根 12 g，生黄芪 12 g，太子参 12 g，生地黄 15 g，山茱萸 6 g。

方中以桑叶、地骨皮、天花粉、知母清肺润燥，滋阴生津；以黄连、藿香、佩兰、炒苍术清中燥湿，芳香化湿悦脾；鬼箭羽、水蛭、泽兰、玄参凉血活血，化瘀通络；生黄芪、太子参及生地黄益气养阴；生地黄、山茱萸酸甘滋肾阴；炙僵蚕、煨葛根生津止渴。现代中药药理研究亦证明，处方中一些药物在体外实验中有降糖作用，如黄芪、生地黄具有降低血糖及血脂、提高糖耐量的作用；鬼箭羽、炙僵蚕具有降低血糖、促进胰岛素分泌或恢复损伤的胰岛 β 细胞的作用；水蛭具有清除自由基的作用；葛根具有调节、营养、保护周围神经的作用。

二、何绍奇自拟"四桑苦瓜煎"治消渴病案

何绍奇（1944—2005 年），四川梓潼县人，著名中医学者和中医临床家。何绍奇教授在中医药学术及临床方面具有高深的造诣。2000 年出任《中国大百科全书·中医卷》副主编、病证分支主编。主要著作有《实用中医内科学》（编委）、《现代中医内科学》（主编）、《读书析疑与临证得失》

等。何教授一生为人正派，性格爽直，学风严谨；精通医理，书读万卷，堪称"中医活字典"；医德高尚，医术精湛，用药果敢，屡起疑难大症。《中国中医药报》从2002年起为何教授开设《绍奇谈医》专栏，刊载了其治学心得和临床经验80余篇，文笔犀利，文风朴实，内容涉及医理、临床、医史、医话、中药等，字字珠玑，见解独到，吸引了大批读者。消渴之名，首见于《素问·奇病论》，根据病机及症状的不同，《内经》还有消瘅、膈消、肺消、消中等名称的记载。何教授认为消渴的病理是气阴两虚，病及五脏，以脾肾为重点，气虚责之于脾，阴虚责之于肾。何教授还认为消渴病缘于气阴两虚及兼挟瘀血、痰浊，并以阴虚燥热为基本病机；主要在于阴津亏损，燥热偏盛，而以阴虚为本，燥热为标，两者互为因果，阴愈虚则燥热愈盛，燥热愈盛则阴愈虚。消渴病病位主要在肺、胃、肾，尤以肾为关键。三脏之中，虽可有所偏重，但往往又互相影响。消渴病虽有在肺、胃、肾的不同，但常常互相影响：肺燥津伤，津液失于敷布，则脾胃不得濡养，肾精不得滋助。胃为水谷之海，主腐熟水谷，脾为后天之本，主运化，为胃行其津液。脾胃受燥热所伤，脾阴不足，则口渴；肾阴不足，不能上制心火，则面色灰滞；脾虚传送无力，糟粕内停，致大肠传导功能失常，腑气不能畅通，则大便干；肺主气为水之上源，敷布津液。肺受燥热所伤，则津液不能敷布而直趋下行，随小便排出体外，且虚火内生，肾失濡养，开阖固摄失权，则水谷精微直趋下泄，随小便而排出体外，故小便频数量多；正如《医学纲目·消瘅门》说："盖肺藏气，肺无病则气能管摄津液之精微，而津液之精微者收养筋骨血脉，余者为溲。肺病则津液无气管摄，而精微者亦随溲下。"水谷精微不能濡养肌肉，故形体渐消瘦。《黄帝内经》认为五脏虚弱、过食肥甘、情志失调是引起消渴的原因，而内热是其主要病机。阴虚燥热证，又称阴虚发热，指由于体内阴液亏虚、水不制火所致的发热证，故清热润燥、养阴生津为本病的治疗大法，何教授以其自拟经验方"四桑苦瓜煎"治疗本病。

医案举例

案1：患者，男，60岁。

主诉：血糖升高、口干8年。

现症：患糖尿病多年，口渴，面色灰滞，舌质红，舌体胖大，大便干，夜尿多。

诊查：查空腹血糖10 mmol/L，三酰甘油3.7 mmol/L，胆固醇6.9 mmol/L，

自述血压高（具体不详）。自发现糖尿病后，体重减轻十余斤，但形体仍较胖。

中医辨证：气阴两虚，伏热及痰浊瘀滞。

治法：益气养阴，清热化痰，化浊祛瘀。

处方：四桑苦瓜煎加减。黄芪 30 g，山药 15 g，生地 30 g，玄参 15 g，丹参 30 g，桑白皮 30 g，益母草 30 g，葛根 30 g，黄连 6 g，苍术 12 g，白术 12 g，泽泻 30 g，干荷叶 30 g，苦瓜 1 根。每日 1 剂，水煎服，分早晚两次温服。

二诊：上方已坚持服用 55 剂，未用降糖、降脂、降压西药。空腹血糖 5.9 mmol/L，餐后血糖 6.4 mmol/L，血压 160/90 mmHg，血脂未查。诊脉匀滑，已无明显临床症状，面有光泽。易方用六味地黄丸加荷叶、桑椹、桑白皮、桑叶、桑寄生、黄精、枸杞子、丹参巩固疗效。

三诊：最近查空腹血糖 5.3 mmol/L，血脂正常，口不渴，不乏力，面有光泽，夜尿每夜仅 1 次，因工作劳累而腰酸。予四桑汤加续断、杜仲、黄芪、枸杞子、葛根、生熟地、菟丝子、山药、山萸肉、泽泻、丹参，治疗至今仍坚持每日生吃 1~2 根苦瓜，血糖稳定。

案2：患者，女，47 岁。

主诉：血糖升高 5 年余。

病史：空腹血糖 8.9 mmol/L，餐后血糖 11 mmol/L，饥饿、无力、眠浅，长期服格列齐特等降糖药，血糖不降。

中医辨证：气阴两虚。

治法：益气养阴。

处方：四桑苦瓜煎加减。黄芪 45 g，黄精 15 g，桑寄生 30 g，苍术 10 g，白术 10 g，山药 30 g，葛根 30 g，桑椹 10 g，桑白皮 10 g，桑叶 10 g，丹参 15 g，熟地 15 g，枸杞 10 g，山楂 10 g，苦瓜 1 根。每日 1 剂，水煎服，分早晚两次温服。

30 余剂后精神体力皆好转，饥饿消失，但血糖下降缓慢。何教授认为降糖药已服 2 年，已形成药物依赖性，建议她在服中药同时逐渐停服降糖西药。

按语：《医学心悟·三消》云："三消之症，皆燥热结聚也。大法治上消者，宜润其肺，兼清其胃，二冬汤主之；治中消者，宜清其胃，兼滋其肾，生地八物汤主之；治下消者，宜滋其肾，兼补其肺，地黄汤、生脉散并主之。夫上消清胃者，使胃火不得伤肺也；中消滋肾者，使相火不得攻胃也；下消清肺者，滋上源以生水也。三消之法，不必专执本经，而滋其化源，则病易痊矣。"《临证指南医案·三消》云："如病在中上者，膈膜之地，而成燎原之场，即用景岳之玉女煎，六味之加二冬、龟甲、旱莲，一以清阳明之热，以滋少阴；一以救心肺之阴，而下顾真液。如元阳变动而为消烁者，即用河间之甘露饮，生津清热，润燥养阴，甘缓和胃是也。至于壮水以制阳光，则有六味补三阴，而加车前、牛膝导引肝肾。斟酌变通，斯诚善矣。"何教授自拟"四桑苦瓜煎"为基本方（桑叶、桑椹、桑白皮、桑寄生或桑枝、苦瓜）加减治疗糖尿病。方中桑叶甘寒微苦，古方如桑杏汤、清燥救肺汤都用它来治疗燥热伤肺。现代药理研究认为其所含蜕皮甾酮能促进葡萄糖转化为糖原而降血糖。桑椹甘寒，滋肝肾，补阴血，润肠道。《本草经疏》云："甘寒益血而除热，为凉血补阴之药。"《新修本草》云"单食主消渴"，说明唐代即开始使用桑椹治疗消渴。桑白皮性寒凉，有清泻肺火之功，《名医别录》言其能疗"热渴"，宋人方书中常用之治疗消渴。如《太平圣惠方》载"治消渴，小便不利……又方，桑根白皮（三两锉），上以水三大盏，煎至二盏。去滓。温温频服一小盏。"桑寄生苦而甘平，除了可祛风湿、补肝肾、降血压、抗病毒外，还有活血化瘀的作用。另可用桑枝替桑寄生，桑枝微苦而平，可祛风湿、利关节、行水气。苦瓜不仅可降糖，也能降压、降脂，苦而不燥，凉而不凝，可用鲜者榨汁，每次 1~2 根，每日服用 2 次，怕苦者以之入煎剂中。唯苦瓜苦凉，用于阴虚燥热者较佳，而气虚便溏者用苦瓜易腹泻，故气虚者改为每日或隔日以猪胰子 1 具煨汤服，或将猪胰子研粉吞服。气虚者加黄芪、黄精、山药、白术、苍术（二术用来健脾助运化），阴虚者加生地、熟地、麦冬、天冬、枸杞子、玄参、女贞子、五味子、仙人杖，燥热者加石膏、黄连、天花粉、知母、地骨皮、功劳叶，血瘀者加丹参、鬼箭羽、葛根、赤芍、川芎、当归、益母草或茺蔚子，血脂高者加泽泻、干荷叶、虎杖、草决明、首乌、山楂。

何教授还认为，若未用过胰岛素或其他降糖西药，用中药后血糖降得快，有的患者服药后 1 周血糖即直线下降；用了胰岛素和降糖药，中药降糖作用就相对较慢，这可能与药物依赖性有关。因此，一般要在服中药一段时间后逐渐减少西药用量再停用，不可骤停。案 2 的治疗过程亦说明是否应用过西药，对用中药的疗效有影响。除何教授外，祝谌予教授也曾明确提及这一问题，结合此 2 例医案，或可说明不同药物之间既能相辅相成，亦可相互

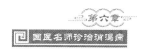

抑制，临证时当谨慎。

三、施今墨临证喜用药对治糖尿病案

施今墨先生一生从医60余年，专心医业，精研医术。处方时常常双药并书，或同物分部而施，或同类相聚而用，或性味合化而治，或相反相成而佐，总以气血升降、四气五味为要旨，其配伍心得必有原理，世称"施氏对药"。先生临证善把西医诊断与病理融合到中医辨证论治之中，特别对糖尿病的治疗确有过人之处，疗效颇佳。施老认为，阴虚燥热是消渴病的根本病机。他说，吾人所以患消渴病者，盖因火炎于上，阴亏于下，水火不相既济所致。真阴亏耗，水源不充，相火独亢，虚火妄炎；热伤肺阴，津液亏竭，渴饮无度；热伤胃阴，消谷善饥，肌肤瘦消；热伤肾阴，精气亏虚，尿量频多。治疗糖尿病的基本方由增液汤、生脉散与黄芪配山药、苍术配玄参两组药对组成。

医案举例

患者，男，56岁。

主诉：口干多饮6年。

病史：患者口干多饮6年，食不知饱，小便如膏，精神不振，身倦乏力，舌质红不润，脉豁大，三部皆然。

辨证立法：燥热为害，三消全备，缘以平素恣欲，喜食膏腴。郁热上蒸，则口干欲饮；胃热则消谷善饥；病及下焦，则小便如膏，脉大。

中医辨证：气阴两亏，元气已伤。

治法：益气养阴生津。

处方：自拟方加减。西党参15 g，生黄芪30 g，绿豆衣12 g，生地10 g，熟地黄10 g，淮山药60 g，五味子10 g，天冬10 g，天花粉18 g，鲜石斛10 g，麦冬10 g，玄参10 g，苍术10 g。日一剂，水煎服，分早晚两次温服。

二诊：服药7剂，诸症均减，小便已清，食量渐趋正常，仍易疲倦，大便时干燥，仍宗前法，减石斛，加火麻仁12 g，油当归12 g，肉苁蓉18 g，晚蚕沙10 g，再服药6剂，诸症均减，血糖、尿糖均已恢复正常，精神健旺，但多劳则疲乏无力。改用金匮肾气丸，每日早晚各服10 g；大补阴丸，每日中午服10 g，小便次数减少，燥热减轻。

按语：此案患者三消具备，主以气阴亏损为主病机，治疗当从益气生津着手，治疗该患者的基本方由增液汤、生脉散与黄芪配山药、苍术配玄参两组药对组成。增液汤中麦冬、生地、玄参三药合用，养肺、胃、肾之阴液，清上、中、下焦之燥热。生脉散中西党参、麦冬、五味子三药相伍，益气生津敛精。黄芪生用，具有升发之性，既能升阳举陷，用于治疗中气不足、中气下陷等证，又能温分肉、肥腠理、补肺气、泄阴火，用于表虚自汗及反复感冒者；淮山药，质润液浓，不润不燥，补而不腻，作用和缓，其既可以补脾胃而助消化，还可以补脾胃而益肺气，此外还有益肾强阴、补肾固精之功效。消渴伤中，而致脾胃之中气不足，下焦之元气不固，治以健脾阴并固肾精。二药配用，气阴兼顾，健脾益气生津，补肾涩精止遗，相得益彰，使脾气健旺，下元固壮，漏泄自止。此补中，即所以泻火；滋肾，即所以养阴是也。苍术，芳香醒脾化湿。施老认为，本品具有"敛脾精，止漏浊"之功效，用之于糖尿病患者，屡屡获效。玄参具有滋阴降火、软坚散结、清利咽喉之功效。消渴初病，其本乃体内气、血、津液不归正化，或停滞而为痰、为瘀，或不摄而为消、为溲。恢复体内气、血、津液的正常循行为治法之关键。气滞可以影响血的循行，影响津液的运化。气之枢在脾胃，脾胃升降失司、运化无权而令脾为湿困，精气不升；胃为燥扰，浊气不降。故施老以苍术配玄参恢复脾胃气机的升降。

经验方：宋朝以后依据三多症状之轻重，多将消渴病分为上、中、下三消。上消为口干思饮，渴饮无度；中消为消谷善饥，食不知饱；下消为饮一溲二，尿频量多，夜间尤甚。施教授认为消渴病虽因症状不同，分为三消，病机则应有共同之处，标虽有三，其本为一也。在治疗糖尿病方面，强调把健脾助运和滋肾养阴放到同等重要的地位，通过多年临床总结出三首糖尿病经验方，如下。

验方一：元参90 g，苍术30 g，麦冬60 g，杜仲60 g，茯苓60 g，生黄芪120 g，枸杞子90 g，五味子30 g，葛根30 g，二仙胶60 g，熟地60 g，淮山药120 g，山萸肉60 g，丹皮30 g，人参60 g，玉竹90 g，冬青子30 g。研为细末，另用黑大豆1000 g，煎成浓汁去渣，共和为小丸，每次6 g，每日3次。适用于成年人糖尿病、血糖尿糖控制不理想者。

验方二：葛根30 g，天花粉90 g，石斛60 g，玄参90 g，生地90 g，天冬30 g，麦冬30 g，莲须30 g，人参30 g，银杏60 g，五味子30 g，桑螵蛸60 g，菟丝子60 g，破故纸60 g，山萸肉60 g，西洋参30 g，何首乌60 g，生黄芪120 g，淮山药90 g，女贞子60 g。研为细末，与金樱子膏1000 g，和为小丸，每服6 g，每日3次。适用于糖尿病中医辨证为上消、下消者。

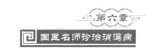
验方三：莲子肉 60 g，芡实米 60 g，党参 60 g，熟地、红参、天竺子、桑椹子、淡苁蓉、阿胶、黄精各 60 g，西洋参 30 g，杭白芍 60 g，黄柏 30 g，生黄芪 90 g。共研细末，雄猪肚一个，煮烂如泥，和为小丸，每服 6 g，每日 3 次。主要适用于糖尿病中医辨证为中消者。

四、仝小林善用知母、黄柏、生地黄

仝小林教授长期从事糖尿病及糖尿病并发症的临床、科研与教学工作，率先将现代糖尿病的中医病名概括为"糖络病"，并对其重新进行中医分类、分期、分证，针对早中期糖尿病中医理论认识的空白，在继承经典基础上，创新《黄帝内经》脾瘅理论，首创"开郁清热法"治疗早中期糖尿病，解决了"中药不能独立降糖"的历史性难题，建立了糖尿病络病理论指导糖尿病并发症的治疗，形成了从糖尿病前期到糖尿病早中期至并发症期的中医系统诊疗体系。仝小林教授认为，阴虚火旺型的糖尿病核心病机为火热与阴伤并存，治疗需要滋阴清热，常配伍选用知母、黄柏、生地黄 3 味药物，组成滋阴清热降糖三味小方，用于治疗糖尿病阴虚火旺证、更年期糖尿病、类固醇性糖尿病，既可以降糖，又能减轻阴虚火旺的症状。

医案举例

患者，女，49 岁。

初诊：2019 年 5 月 24 日。

主诉：间断口干渴、乏力 6 个月。

病史：6 个月前因口干渴、乏力倦怠于当地医院就诊，测空腹血糖 10.6 mmol/L，诊断为"2 型糖尿病"，给予盐酸二甲双胍片、阿卡波糖片口服治疗，期间未坚持饮食、运动疗法，自诉空腹血糖控制在 8.0 mmol/L 左右，餐后 2 小时血糖控制在 10.0 mmol/L 左右。

现症：口干，乏力倦怠，心悸、气短，善太息，心烦易怒，潮热汗出，身燥热、夜间甚之，手足凉，眠差、入睡困难，伴有耳鸣，纳可，大便干，2~3 日 1 次，小便频，夜尿每晚 1~3 次。舌苔腻微黄，脉沉细弱。

诊查：BMI 24.1 kg/m²，糖化血红蛋白 7.8%，空腹血糖 8.2 mmol/L。

临床诊断：2 型糖尿病。

辨证：阴虚火旺证。

治法：清热泻火，滋阴固表。

处方：滋阴清热降糖方加减。盐黄柏 20 g，生地黄 15 g，知母 15 g，当归15 g，黄芪20 g，黄连6 g，肉桂3 g，地骨皮20 g，酸枣仁30 g，煅龙骨30 g，煅牡蛎3 g。每日1剂，水煎服，分早晚两次温服。

二诊：2019年6月10日。服药14剂，乏力稍缓解，眠差改善，仍有心悸、气短、善太息、心烦易怒，潮热汗出，身燥热，手足凉，耳鸣。血糖较前下降，自测空腹血糖7.0 mmol/L左右，餐后2小时血糖8~9 mmol/L。上方加生姜3片，黄连加到12 g，肉桂加到6 g。

三诊：2019年7月13日。又服药1个月后复诊，患者心悸、耳鸣、心烦易怒、夜间盗汗、身燥热均明显好转。自测空腹血糖6.5 mmol/L左右，餐后2小时血糖7.5~9 mmol/L。上方去煅龙骨、煅牡蛎。1个月后电话随访，自诉血糖控制尚可，不舒症状基本消失，故未再次就诊。

按语：仝小林教授认为此类患者以热盛伤阴为因，阴虚火旺为态，故配伍使用滋阴清热降糖小方：知母、黄柏、生地黄。三者为知柏地黄丸的主要组成药物，方中加入黄连、肉桂，一为降低血糖，二是用于交通心肾。全方泻命门之火，滋肾阴而降肾火，共奏调阴阳、降血糖之功。于辨证方中加用煅龙骨、煅牡蛎以增强止汗之力，标本同治；煅龙牡与酸枣仁合用，以达改善睡眠之效。

经验方：滋阴清热降糖小方由知母、黄柏、生地黄3味药物组成，体现了仝小林教授"态靶结合"辨治糖尿病的组方思路。针对阴虚火旺的态势，生地黄益阴血，知母清热滋阴，直折肾火，黄柏清利湿热，三者常配伍用于治疗糖尿病阴虚燥热证；知母、黄柏、生地黄为知柏地黄丸的主要组成药物，现在药理学表明，知母、黄柏、生地黄均能降低血糖，既能精准打靶、降低血糖，又能针对糖尿病"阴虚火旺"之态，态靶同调。对于糖尿病患者来说，合并更年期综合征引起的烘热汗出、心悸、失眠等症状，是血糖波动的重要诱因；而更年期的激素紊乱，同时也会降低糖耐量及减少胰岛素的敏感性，配伍使用滋阴清热降糖小方能够调节自主神经功能紊乱，缓解患者临床症状。

（邹君君　田依依　高　蕊　杨福玲）

参 考 文 献

［1］苏克雷，朱垚，郭立中. 国医大师周仲瑛治疗糖尿病肾病经验［J］.中华中医药杂志，2012，27（11）：2854－2857.

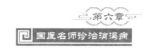

［2］娄妍，汪悦．浅议周仲瑛教授治疗糖尿病的"三热论"［J］.环球中医药，2016，9（11）：1394 - 1395.

［3］叶丽红，王敬卿．周仲瑛治疗糖尿病经验［J］.中医杂志，2003，44（12）：900 - 901.

［4］吕景山．施今墨对药［M］.4 版. 北京：人民军医出版社，1996：150 - 152.

［5］朱师墨．施今墨医案验方合编注笺［M］.湖北：湖北省卫生局，1979：90 - 102.

［6］仝小林．糖络杂病论［M］.2 版. 北京：科学出版社，2014：324 - 325.

［7］朴春丽，顾成娟，张琦．知母、盐柏、生地黄治疗糖尿病阴虚火旺证：仝小林三味小方撷萃［J］.吉林中医药，2019，39（12）：1573 - 1575.

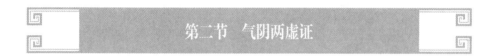

第二节 气阴两虚证

一、何绍奇重从脾肾论治糖尿病

何绍奇认为糖尿病的病理是气阴两虚，病及五脏，以脾肾为重点。气虚责之于脾。脾虚的形成不仅与饮食直接有关，还涉及情志及运动，脾虚者形盛气弱，痰湿内盛，血行迟缓，常见表现有疲倦乏力、肥胖等。阴虚责之于肾。中老年的阴虚，多为肾阴亏耗（年幼的糖尿病患者，则为先天不足），可由五脏六腑虚损引起，即"久病不已，穷必及肾，害必归阴"。阴虚则阳亢无制，水火失衡，五内燔灼。肾阴虚表现为渴而多饮多尿，夜尿多，头晕目眩，腰酸脚软，体重骤减等。

医案举例

患者，男，52 岁。

初诊：2000 年 7 月 23 日。

主诉：多饮、多食、多尿 2 月余。

病史：患者多饮、多食、多尿 2 月余，平素饮食不节，嗜食肥甘，既往有高血压、哮喘、冠心病病史，乏力，大便干，近两个月体重骤减。查空腹血糖 15 mmol/L，餐后血糖 24 mmol/L，面色黧黑，舌红，脉滑数。

临床诊断：2 型糖尿病。

辨证：气阴两虚。

治法：养阴益气。

处方：自拟方加减。生地 15 g，黄连 6 g，天花粉 15 g，知母 10 g，丹参 15 g，益母草 20 g，僵蚕 10 g，山药 30 g，黄芪 30 g，党参 12 g，桑白皮 30 g，川芎 10 g，赤芍 10 g，鬼箭羽 15 g，石膏 30 g，五倍子 10 g。每日 1 剂，水煎服。分早晚两次温服。另服苦瓜汁，每日 2 杯。

二诊：服药 12 剂后，空腹血糖下降到 8.2 mmol/L，餐后 2 小时血糖为 17.9 mmol/L，舌红，口渴减轻。上方加麦冬、枸杞子、五味子，共 12 剂，水煎服。苦瓜汁每日 2 杯。

三诊：空腹血糖及餐后 2 小时血糖分别为 5.7 mmol/L 和 13 mmol/L，口不渴。原方加葛根 30 g，玄参 12 g，12 剂水煎服。苦瓜汁照服。

四诊：疲乏，舌红，眼眶周围暗黑，空腹血糖及餐后 2 小时血糖分别为 5.7 mmol/L 和 13.9 mmol/L，口已不干，腹部受凉后腹泻，此时重点改为治气虚。黄芪 50 g，枸杞子 15 g，黄精 15 g，丹参 15 g，鬼箭羽 30 g，葛根 30 g，益母草 25 g，苍白术 10 g，熟地 12 g，石斛 30 g，煅牡蛎 30 g，党参 20 g，五倍子 10 g，山药 30 g，赤芍 10 g，桑白皮 30 g。12 剂，水煎服，苦瓜汁照服。

五诊：精神、体力见好，大便次数减为每日 1~2 次，脉转缓柔，舌红，眼眶黑渐退，空腹血糖 4.3 mmol/L，餐后 2 小时血糖 7.7 mmol/L。

上方加桑椹 20 g，桑寄生 15 g，鸡血藤 20 g，继续服药 80 剂，血糖已恢复至正常水平。停汤药及苦瓜，服六味地黄丸，早晚各服 9 g。不久随访，血糖稳定，精神、体力好，体重亦稳定。

按语：何绍奇认为糖尿病的病理是气阴两虚，重在脾肾，兼夹瘀血、痰浊、湿热、气滞等。本案患者先天禀赋不足，询及病史，患者平素饮食不节，既往有高血压、哮喘、冠心病病史，基础疾病多，久病耗气伤阴而致消渴气阴两虚之证。脾为后天之本、气血生化之源，方中黄芪、党参、山药补脾益气，生地、天花粉、桑白皮养脾胃之阴，加石膏、知母以止渴饮无度之症，黄连苦寒清泄胃热，现代药理发现黄连具有降糖、降脂、降压等多重功效，主要药效成分为小檗碱（黄连素）。久病必瘀，加丹参、益母草、鬼箭羽、赤芍、川芎活血。《本草纲目》记载僵蚕"为末饮服，止消渴"。《世医得效方》中记载"五倍子为末，水服方寸匕，日二服，用治消渴饮水。"现代药理发现苦瓜中含有的苦瓜多肽、苦瓜多糖和多种氨基酸等也可以降糖，药食同源。加僵蚕、五倍子、苦瓜增强降糖之功。二诊口渴减轻，加麦冬、枸杞子、五味子养脾胃之阴。三诊口不渴，加玄参滋阴巩固疗效，现代药理

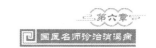

发现葛根提取物中的葛根素及葛根多糖有降糖作用，加用葛根增强降糖之功。四诊患者疲乏，舌红，眼眶周围暗黑，口已不干，腹部受凉后腹泻，此时重点改为治气虚，运用大量补脾益气之药，如黄芪、党参、黄精、苍术、白术等。五诊患者精神、体力见好，大便次数减为每日 1～2 次，脉转缓柔，舌红，眼眶黑渐退，上方加桑椹、桑寄生滋补肝肾，加鸡血藤活血通络。

经验方：何绍奇认为，基于糖尿病缘于气阴两虚及兼挟瘀血、痰浊的认识，常用自拟"四桑汤"为基本方（桑叶、桑椹、桑白皮、桑寄生）加减治疗。方中桑叶甘寒微苦，古方如桑杏汤、清燥救肺汤都用它来治疗燥热伤肺。桑椹甘寒，滋肝肾，补阴血，润肠道。《本草经疏》云："甘寒益血而除热，为凉血补阴之药。"桑白皮性寒凉，有清泻肺火之功，《名医别录》说它能疗"热渴"，宋人方书中常以其治疗消渴。桑寄生苦而甘平，除了可祛风湿、补肝肾外，还有活血化瘀的作用。后来，此方中又加用了苦瓜，是谓"四桑苦瓜煎"。

二、祝谌予常用药对及"降糖方"

祝谌予通过对大量糖尿病患者的系统观察、治疗发现，将糖尿病分为气阴两虚型、阴虚火旺型、阴阳两虚型、气虚血瘀型、燥热入血型五个类型，其中气阴两虚型最为常见。然临床所见单纯、简单的单一类型少，交错复合的类型多，故辨证分型并不是绝对的，特别是糖尿病病至中晚期，病程越长，病情越复杂难辨，常可出现虚实夹杂、寒热互见、阴阳俱损、气血同病之情况，只有把握病机，随证变通，不拘泥于分型，才能免于失治、误治。

医案举例

患者，女，55 岁。

初诊：1994 年 8 月 29 日。

主诉：多饮、多食、多尿 11 年。

病史：患者于 1983 年夏自觉乏力明显，逐渐消瘦，且伴多饮、多尿、善食易饥，于当地医院化验血糖和尿糖均高于正常值，确诊为糖尿病（非胰岛素依赖型），予饮食控制及口服消渴丸每次 5～7 粒，每日 3 次，但血糖控制不佳。

现症：口干思饮，心慌心烦，烦热汗出，善食易饥，尿频量多，乏力膝软，大便干燥，3～5 日一行。肢体麻木，既往有颈椎病史 3 年。舌红乏津，脉弦滑。

临床诊断：2型糖尿病。

中医辨证：气阴两伤，脾肾不足，燥热内炽，阴虚热盛。

治法：益气养阴，培补脾肾，清热润燥。

处方：降糖对药方加减。生黄芪30 g，生地30 g，苍术15 g，元参30 g，丹参30 g，葛根15 g，黄芩10 g，黄连6 g，玉竹15 g，天花粉20 g，枸杞子10 g，川续断15 g，桑寄生20 g，鸡血藤30 g，北沙参15 g，麦冬10 g，五味子10 g。每日1剂，水煎服，分早晚两次温服。

二诊：服药1月余，口干、饥饿及多尿症状均明显改善，汗出、烦热、心慌减轻，脉较前有力。复查空腹血糖16.9 mmol/L，尿糖（＋）。仍大便干燥，舌淡暗，脉弦滑。守方去玉竹、天花粉、枸杞子、北沙参、五味子，加桔梗10 g，枳壳10 g，杏仁10 g，葱白10 g，再服20剂。

三诊：诸症均消失，近查空腹血糖16.0 mmol/L，尿糖（±）。舌淡红，脉弦滑。守初诊方去玉竹、天花粉、黄芩、黄连，加白蒺藜10 g，首乌藤15 g，再服1个月。

四诊：无明显症状，空腹血糖10.6 mmol/L，尿糖（－）。舌淡红，脉沉弦。拟配水丸巩固。处方：生黄芪90 g，生、熟地各50 g，苍术60 g，元参90 g，丹参90 g，葛根60 g，沙参60 g，麦冬30 g，五味子30 g，生山楂60 g，桑寄生60 g，鸡血藤90 g。诸药共研细末水泛为丸，如梧桐子大小，每服10 g，每日3次。

按语：祝谌予认为消渴发病以阴虚为本，燥热为标，阴虚与燥热互为因果。若阴虚日久，无以化气；或燥热内盛，壮火食气，可出现乏力、气短、多汗等气阴两虚之征象。祝谌予认为糖尿病最为常见类型即气阴两虚。生黄芪与生地配伍降糖，生黄芪补气升阳与生地滋阴凉血、补肾固精之作用，可防止饮食糖微调泄，使尿糖转阴。苍术配元参降血糖系施今墨先生之经验。苍术敛脾精，止漏浊；元参滋阴润燥，苍术虽燥，但伍元参之润，可展其长而制其短。葛根配丹参生津止渴，祛瘀生新，使气血流畅，可提高降糖效果。上述三组对药相伍，益气养阴治其本，活血化瘀治其标，且经药理研究六药均有降低血糖之功效，故名为降糖对药。本案治疗中，祝谌予以降糖对药方为主，加北沙参、麦冬、五味子、玉竹、天花粉以生津，枸杞子、川续断、桑寄生滋补肝肾，鸡血藤活血通络，黄芩、黄连苦寒以清热泻火。

经验方：祝教授治疗糖尿病的验方"降糖方"为治疗临床最为常见的气阴两虚型糖尿病的基本方剂。降糖方组成：生黄芪30 g，生地30 g，苍术

6 g，玄参 30 g，葛根 15 g，丹参 30 g。每日 1 剂，水煎服，分早晚两次服用。经药理研究，此六药均有降低血糖之功效，3 组药对中黄芪配生地、苍术配玄参，益气养阴治其本，使气阴得复，气帅血行，阴津充足，气血流通；丹参配葛根活血化瘀以治标，去瘀生新和益气生津相辅相成，标本同治，收到了气阴双补、活血化瘀之功。

三、欧阳锜"生脉散"益气阴

欧阳锜认为糖尿病的基本病机为阴虚燥热，主张养阴清热、三消同治，分气阴两虚及阴虚燥热两种证型治疗。气阴两虚常见口渴多饮、口干舌燥、少气无力等症，常治以生脉散加减。阴虚燥热常见咽干口燥、烦渴多饮、口渴口臭、心烦面赤等症，常治以增液汤加减。

医案举例

患者，女，62 岁。

初诊：1991 年 5 月 23 日。

主诉：多饮、多食、多尿反复发作 11 年。

病史：患者多饮、多食、多尿反复发作 11 年。曾多次在某医院住院，经血糖等检查诊断为糖尿病。

现症：口干舌燥，多饮多食，小便量多，疲乏无力，手指尖麻木，下肢轻度水肿，舌质淡，苔薄，脉细数无力。

临床诊断：2 型糖尿病。

辨证：气阴两虚。

治法：益气养阴。

处方：生脉散加减。沙参 12 g，麦冬 12 g，五味子 3 g，黄精 15 g，山药 15 g，知母 12 g，虎杖 15 g，生麦芽 12 g，薏苡仁 15 g，甘草 1.5 g。每日 1 剂，水煎服，分早晚两次温服，配合饮食疗法。

二诊：服药 30 剂后，口干咽燥明显减轻，饮水量减少，水肿不明显，续服 60 剂。

三诊：口干已不明显，饮水量适中，进食量已控制，诉多次复查空腹血糖在 4.8 ~ 5.1 mmol/L，仍嘱间断服用上方以巩固疗效。

按语：生脉散源于《医学启源》，其方以人参甘温为君，益气生津补肺，以麦冬甘阴为臣，清热润肺，五味子酸温为佐，生津敛肺，三药补、润、敛合用，益气复脉、养阴止渴、敛阴止汗，为临床治疗气阴两虚证的常用方、基础方。此案乃由气阴两虚所致。阴虚不能上承，故口干舌燥、多饮；燥热消谷，则多食；燥热迫津下行，则小便量多；阴损及气，气阴两虚失于润养，则疲乏无力、指尖麻木；舌质淡、脉细数无力乃气阴两虚之征象。其治用沙参、麦冬养阴于上，虎杖、知母清热于中，五味子涩精于下，黄精、山药、甘草益气养阴，薏苡仁健脾渗湿，生麦芽和胃生津。诸药配合，共奏益气养阴、三消同治之功。

经验方：欧阳锜在临床应用中把糖尿病分为两种证型，即阴虚燥热型和气阴两虚型，应用增液汤加减及生脉散加减治疗往往疗效显著。

（1）阴虚燥热型：常选用生地黄、玄参、麦冬、沙参、石斛、五味子、虎杖、乌梅、黄芪、丹皮、黄连、生山药、天花粉、甘草等药。烦渴冷饮者，加石膏、知母；大便干结者，加女贞子、决明子；上肢麻木者，加桑枝、豨莶草；下肢麻木者，加川牛膝、丹参；头晕者，加天麻、石决明；视物昏花者，加菊花、枸杞子、密蒙花；乏力、汗多者，加黄精、五味子、煅龙骨、煅牡蛎；手足心热者，加知母、地骨皮；小便频数者，加益智仁、桑螵蛸；便干者，加瓜蒌仁、火麻仁；高血脂者，加山楂、首乌；胸闷刺痛者，加丹参、葛根、瓜蒌皮；伴有疮疡红肿者，加忍冬藤、紫草。

（2）气阴两虚型：常选用沙参、麦冬、五味子、黄精、山药、知母、虎杖、生麦芽、甘草等药。烦渴冷饮者，加石膏、天花粉；大便干结者，加玄参、女贞子；疲乏明显者，加黄芪、生晒参；上肢麻木者，加桑枝、豨莶草；下肢麻木者，加川牛膝、丹参；下肢水肿者，加薏苡仁；胸闷心悸者，加丹参、炙远志。

（邹君君　李　娟）

参 考 文 献

[1] 何绍奇. 关于糖尿病的若干问题答读者问 [N]. 中国中医药报，2003 - 2 - 10.

[2] 梁晓春. 祝谌予教授治疗糖尿病的经验及贡献 [J]. 中国临床医生，2008，36（5）：68 - 70.

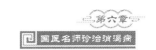

第三节 气阴两虚夹瘀证

一、祝谌予气阴两虚致血瘀论

祝谌予（1914—1999 年），主任医师，教授，中医临床家、教育家、社会活动家，中西医结合卫生事业倡导者、实践者，全国第一批老中医药专家学术经验继承工作指导老师。祝谌予教授一生致力于中西医结合事业，学贯中西，师从北京"四大名医"之一施今墨先生学习中国传统医学，在此后的临床、教学、科研工作当中，致力于运用中西医思维及诊疗手段，熔中西医学于一炉，尤精于糖尿病的治疗。祝谌予教授在施今墨先生十纲辨证的基础上，将气血辨证的方法广泛用于内伤杂病和妇科疾病的诊治中，指出："八纲辨证不包括气血辨证的内容，是其不足之处。阴阳两纲不若气血两纲更为具体。叶天士首创卫气营血辨证，虽为外感热病所设，然究其实质，还是要辨清邪热伤人气血的浅深层次。内伤杂病亦可辨出气分病、血分病或气血同病，药物归属也就有入气分或入血分的区别。因此用气血辨证指导临证更具实践意义。"祝谌予教授认为糖尿病瘀血证主要由气阴两虚所导致：气为血帅，血为气母，气虚推动无力，血液运行不畅，缓慢涩滞，而成瘀血，即所谓"气虚浊留"；阴虚火旺，煎熬津液，津血同源，津亏液少则血液黏稠不畅亦可成瘀，即所谓"阴虚血滞"。瘀血形成之后又可阻滞气机，使津液失于敷布，加重糖尿病病情。祝谌予教授在临床治疗中突出气血辨证，开创了活血化瘀法治疗糖尿病的先河。

医案举例

患者，女，33 岁。

主诉：多饮多尿伴消瘦 6 年。

初诊：1991 年 9 月 21 日。

病史：患者因多饮、多尿、体重减轻确诊为胰岛素依赖型糖尿病 6 年。曾因反复发生酮症酸中毒而注射胰岛素治疗，但病情仍不稳定。近查空腹血糖 20.11 mmol/L，尿糖（＋＋＋～＋＋＋＋）。

现症："三多"症状明显，视物模糊，乏力腿软，大便干结，两三日一解。月经量少，色黑，10 天方净，每日用胰岛素总量 48 U。舌红，苔薄白，脉细弦。舌下静脉瘀青、扭曲。

西医诊断：糖尿病。

中医诊断：消渴。

辨证：气阴两虚兼燥热内盛、瘀血阻络证。

治法：益气养阴、清热润燥、活血化瘀。

处方：生黄芪 30 g，生地 30 g，苍术 15 g，玄参 30 g，葛根 15 g，丹参 30 g，川断 15 g，菟丝子 10 g，枸杞子 10 g，杭菊花 10 g，谷精草 10 g，黄芩 10 g，黄连 5 g，黄柏 10 g，知母 10 g，天花粉 20 g。每日 1 剂，水煎服。服药 48 剂。

二诊："三多"症状减轻，体力增加，空腹血糖 17.83 mmol/L，月经量仍少。处方：当归 10 g，川芎 10 g，赤芍 15 g，益母草 30 g，广木香 10 g，生黄芪 30 g，生地 30 g，苍术 15 g，玄参 30 g，丹参 30 g，葛根 15 g，菊花 10 g，谷精草 10 g，草决明 30 g。再服 2 个月，"三多"症状消失，大便较畅，胰岛素用量减至 40 U/d，空腹血糖 9.72 mmol/L。以后治疗过程中血糖基本在 11.11 mmol/L 左右，再未发生过酮症酸中毒，病情稳定。

按语：祝谌予教授在临床中发现糖尿病患者由于病程长、活动少等原因，日久难愈，在阴虚的基础上出现阴损及阳，渐致血行艰涩，而成久病入络、久虚入络之血瘀证候，所谓"病久入深，营卫之行涩"，瘀滞既成，则瘀血不去，新血不生，血虚加重血瘀，血瘀导致血虚，因虚致瘀，因瘀致虚，互为因果，使消渴病症愈深。祝老考虑本案患者"三多症状"明显，视物模糊，乏力腿软，月经色黑，舌下静脉瘀青、扭曲，辨证为气阴两虚兼燥热内盛、瘀血阻络证。盖因糖尿病病程长，体内阴津极大耗伤，失于濡润所以燥热内生；津能生气，津伤则气无以生，一身之气匮乏，以津伤气耗为本，故见燥热多汗、乏力多饮。予以生黄芪补一身之气，气能生津，气津同补，配合枸杞子、生地、天花粉等滋阴润燥治其本；"三黄"苦寒直折，加知母、玄参之品清热坚阴治其标，标本结合。燥热内生，煎熬血液成块，加之气虚推动无力，血瘀生于内，阻于目络，则见视物模糊，予以谷精草清肝明目，葛根、丹参活血化瘀。复诊"三多"症状减轻，乏力症状改善，但血糖控制仍不理想，考虑此时患者主要病机以"血瘀"为主，"燥热"大幅度改善，在加用当归、川芎、赤芍活血化瘀药的基础上适当减去枸杞子、天花粉等养阴生津之品，其中当归既能活血又能补血，以达瘀血去而新血生的效果。再服 2 个月，患者症状基本消失，血糖控制基本稳定。

经验方：祝谌予教授推崇王清任的活血化瘀的学术思想，并继承施今墨熔"气血"在内的新"八纲"辨证理论，注重气血的辨证关系。糖尿病主要并发症多为血管病变，大小血管均有不同程度累及，由于血糖长期过高，会导致血管内皮损伤，从而导致血管功能障碍，最终导致中医"血瘀"证候，这与他临床中观察到患者多有舌质紫黯、舌上有瘀点或瘀斑、舌静脉青紫或怒张等舌象变化相吻合。他首先在中医界提出应将"活血化瘀"法运用于糖尿病及糖尿病并发症的治疗，并在此基础上，继承施老治疗糖尿病的经验，结合西医糖尿病并发症多为血管类疾病的实际，选用"葛根、丹参"两味活血化瘀药物作为自己治疗糖尿病的基本用药，改进了"降糖对药方"（生黄芪、生地、葛根、丹参、苍术、玄参）；基于西医中难治性糖尿病可能与自身免疫相关的学说及修瑞娟教授的微循环学说有关，祝谌予教授又加味《广肆药语》中的益母丸方药，并命名为"降糖活血 1 号方"；去广木香，加生黄芪后为"降糖活血 2 号方"，发现该活血化瘀方药在治疗糖尿病时能够提升自身免疫，并能够改善糖尿病患者的微循环障碍，此方在糖尿病临床实践中取得了良好疗效。

二、颜德馨血瘀证诊治法

颜德馨（1920—2017 年），男，汉族，江苏丹阳人，为我国首批国医大师，国家级名老中医，当代著名中医临床学家和中医药教育家，从事中医临床 70 余年，熟谙经典，精于岐黄，验识俱丰，在临床上擅长治疗多种疑难杂症。糖尿病属中医消渴病范畴，颜老认为瘀血贯穿糖尿病的始末，是糖尿病的病理产物。糖尿病产生瘀血的机制主要是阴虚津亏、燥热内亢，由于津血同源，津亏而致血少，燥热使血黏稠，煎熬成瘀。其次，阴津亏耗伤及元气，气为血帅，气虚无力鼓动血行，或多食肥甘，气机郁滞而成痰瘀，或久病入络，均可形成血瘀。血瘀又是新的致病因素，如瘀血阻于脑络可致中风；阻于心脉可致冠心病；阻于眼目可致视网膜病变；阻于肢体则可致神经炎；阻于下肢脚趾则可致脉管炎；阻于肾络则可致糖尿病肾病。从临床上看，糖尿病患者的瘀血体征有：面有瘀斑、面色黧黑，舌黯有瘀点，舌下静脉青紫或怒张，妇人月经血块多，以及合并症所表现的上下肢痛、心前区痛、肢体麻木、半身不遂等。甲皱微循环检查可见微循环的管袢数、袢型、袢输出支和袢顶宽窄及流态等方面均有明显改变，且中晚期的改变大于早期，有合并症者更明显。血液流变学检查可见糖尿病患者的血小板聚集率升高，血浆比黏度、全血比黏度、血细胞比容、血浆纤维蛋白原等指标与正常相比，均有明显升高。因此，颜老主张糖尿病可从瘀诊治。

医案举例

患者，女，73 岁。

主诉：口干多饮伴尿频多年。

初诊：1985 年 6 月 12 日。

现症见：口渴多饮，尿频，身体逐渐消瘦，经饮食及降糖药控制，空腹血糖仍未下降。空腹血糖 12.9 mmol/L。右侧肢体麻木，舌暗，少苔，脉细数。既往有高血压多年，常服降压药，血压控制不详。

西医诊断：糖尿病。

中医诊断：消渴。

辨证：气阴两虚，瘀血阻络证。

治法：益气养阴、化瘀通络。

处方：珠儿参 10 g，北沙参 10 g，知母 30 g，生石膏 60 g（先煎），天花粉 30 g，赤芍 9 g，丹皮 9 g，生地 30 g，甘草 4.5 g，地锦草 30 g，鸟不宿 15 g，芦根 30 g，莲子心 6 g，黄柏 6 g，水牛角 15 g，苍术 9 g。14 剂，水煎服，每日 1 剂。

二诊：1985 年 6 月 26 日。服药后，症情得减，空腹血糖已降至 6.1 mmol/L，上方去水牛角续服 30 剂，病情稳定。

按语：《灵枢》云："五十岁，肝气始衰，肝叶始薄，胆汁始减……九十岁肾气焦，四脏精脉空虚……"该患者年逾七旬，脏腑功能日益减退，气血精微损耗，加之消渴病久，气血功能衰退愈显，气不行则血阻，阻而瘀于内。故治疗总以益气养阴、化瘀通络为主。脏腑气化功能衰退，气不足，气不生津，则阴津化生无源，机体失于濡养，阴无以制阳，以致燥热内生，口渴多饮，予珠儿参、北沙参、天花粉益气生津，知母、生石膏清阳明之热。《黄帝内经》云"二阳结谓之消"，治消渴，当以去其"结"为上策，中医对胰之认识，概以"脾胰同源"论之，故治"胰"当治脾，运脾即能解其"结"。苍术为运脾妙品，能激发胰岛功能，具有较好的降糖作用，常用苍术亦有降血压效果，故治消渴必用，同时配以知母缓其燥烈之性，防其耗伤阴液。由于消渴患者多有瘀血为患，生地、丹皮、赤芍亦为必用之品。需要注意的是，本案中颜老用到了较为少见的药对"地锦草、鸟不宿"。地锦草又名草血竭、血风草、奶汁草等，其味辛、苦，性平，无毒，具有清热解毒、活血、止血、通乳、消结等功效，《嘉祐补注神农本草》谓其"主通流血脉，亦可用治气"，《本草品汇精要》谓其"主调和气血"。乌不宿又名乌不踏、乌不停等，其味辛，性平，有小毒，具有追风、活血、祛风湿等功效，《本草纲目拾遗》谓其"追风定痛，有透骨之妙"，汪连仕《采药书》谓其"行血追风，治紫云风"，临床药理提示本品具有一定的降低血糖作用。两药合用，取其清热解毒、活血行血、调和气血、消阳明之结之意。

经验方：颜老认为消渴病缠绵难愈，日久势必影响气血功能，导致气血阴阳失调，血气运行不畅，瘀血内生。临床上常见的口渴、头晕、胸痛、舌紫等症状均为消渴病瘀血表现，故治以活血化瘀、调畅气血。如见咽干口渴、消谷善饥、形体日瘦、大便秘结、小便频数、舌红或暗红、有瘀斑瘀点、苔黄或黄腻、脉滑数等瘀热蕴结表现，投以清热解毒、活血祛瘀之温清饮加减；见烦渴多饮、尿频而多、色混浊如脂膏、面色晦暗、胸闷胸痛、盗汗失眠、舌暗红而有紫气、苔黄而少津、脉弦滑或弦数等阴虚血瘀表现，投以滋阴生津、活血养血之人参白虎汤合桃红四物汤加减；见气短乏力、易于饥饿、渴饮不多、小便清长、面色憔悴、胸闷憋气、腰膝酸软、舌淡红、有瘀斑瘀点、苔薄白、脉细弱等气虚血瘀表现，投以益气健脾、活血化瘀之补阳还五汤加减。颜老治疗消渴，临床亦喜选用各类降血糖之对药，如地锦草、乌不宿、木瓜、知母、淮山药、山萸肉等。地锦草、乌不宿原为凉血清热、化瘀通络之草药。《嘉祐补注神农本草》云地锦草"主流通血脉，亦可用治气"，《本草纲目拾遗》谓乌不宿"追风定痛，有遗骨之妙"。药理实验研究提示两药均有降血糖作用。颜老移作治消渴之用，临床用量常达 30～60 g，亦可将新鲜地锦草泡茶长期饮用。

三、吕仁和"微型癥瘕"论

吕仁和（1934—），男，山西人，国医大师、首都国医名师和全国老中医药专家学术经验继承工作指导老师，师从施今墨、秦伯未、祝谌予等中医名家。吕仁和宗《黄帝内经》"血脉不行，转而为热，热则消肌肤，故为消瘅"的论述，参以唐容川"瘀血在里则口渴，所以然者，血与气本不相离，内有瘀血，故气不得通，不能载水津上升，是以发渴"的血瘀致渴之理，并合《临证实验录》所载"周学海谓：'血如舟，津如水'，水津充沛，舟始能行"之论，即津液为火所灼竭，则血液为之瘀滞的津亏血瘀之理，继承祝谌予糖尿病由气阴两虚致血瘀之病机学说，又结合现代研究中糖尿病患者的血液存在高血黏度、高凝、高聚状态和微循环障碍这一现象，提出了糖尿病的"微型癥瘕"理论与散结消聚治法。"微型"既是指病变隐匿，发生于机体的微小部位，又提示其处于疾病早期，由瘕聚逐渐形成癥积。"癥瘕"反映出糖尿病特别是糖尿病并发症病变是从无形可查到有形可征的特点，同时也提示糖尿病及其并发症都存在一定的可控、可逆倾向，早期干预对病情控制有利，晚期则难以治疗，且因络脉遍布周身，内络五脏六腑，外络四体百骸，故"微型癥瘕"所致络脉瘀结可导致心、脑、肾、眼底和足等多种并发症。又由《灵枢·本脏》五脏脆则病消瘅之说推测糖尿病患者并发症部位及程度各不相同的原因是脏腑强弱的体质因素。吕教授认为糖尿病各个时期均存在着不同程度的血脉不畅、瘀血阻络征象，但他同时提出糖尿病的治疗不仅仅是活血化瘀所能解决的，往往还需要在其各阶段病机基础上，针对患者具体状态行清热、行气、化痰、活血等诸法合用才可。

医案举例

患者，男，69岁。

主诉：血糖升高10余年。

初诊：2002年9月12日。

现症见：口渴多饮，乏力，腰膝酸软，目胀，咽干，胸闷痛，食欲好，睡眠可，小便调，大便稀。舌红暗、苔白腻，脉弦。既往有高血压、冠心病病史多年，糖尿病病史10余年，平素情绪易激动。

西医诊断：糖尿病。

中医诊断：消渴。

辨证：气阴两虚兼夹瘀证。

治法：益气养阴，化瘀通络。

处方：山萸肉15 g，枸杞子10 g，红景天15 g，香橼10 g，佛手10 g，丹皮15 g，丹参15 g，赤芍15 g，白芍15 g，川芎20 g，牛膝20 g，山楂10 g，甘草6 g，麦冬10 g，葛根10 g，太子参20 g。14剂，水煎服，每日1剂。

按语：《灵枢·五变篇》指出"帝曰：人之善病消瘅者，何以候之？少俞答曰：五脏皆柔弱者，善病消瘅……其心刚，刚则多怒，怒则气上逆，胸中蓄积，血气逆留，臗皮充肌，血脉不行，转而为热，热则消肌肤，故为消瘅。"患者年近七旬，脏腑气化机能日益衰弱，则消渴病日久，气血生化无权，气血俱虚，以致五脏皆柔弱，气虚，气不生津，机体失于濡养，燥热内生；肾阴不足，无以充养肝阴，肝阴不能制约肝阳，肝气积于胸中，肝气郁而化热，反以耗气伤阴，故见口渴多饮，平素情绪激动，脉弦；"怒气上逆"，使血气逆留，膹皮充肌，致血脉不行、郁热煎熬血液，瘀热互结。治疗以太子参、麦冬、甘草、红景天益气养阴为基础，太子参益气生津以润燥，红景天既能增强益气之功，亦能活血通脉以消瘀；丹皮味苦、辛，微寒，归心、肝、肾经，具有清热凉血、活血化瘀之功效，配合赤芍清肝泻火、凉血活血；山萸肉、枸杞子、白芍三药合用，起到柔肝、补肝肾阴之功；佐以丹参、川芎、牛膝活血化瘀，更配以香橼、佛手、葛根、山楂成行气活血、生津活血、消积活血之势。诸药合用，以益气养阴、化瘀通络为基础，根据患者临床症状，联合清热、行气、生津、活血诸法，效果不言而喻。

经验方：吕仁和教授在临床中治疗糖尿病有以下几大用药特点：①用药谨守病机。《灵枢·五变》中记载："五脏皆柔弱者，善病消瘅……怒则气上逆，胸中蓄积，血气逆留，膹皮充肌，血脉不行，转而为热，热则消肌肤，故为消瘅。"这与糖尿病及糖尿病并发症的演变过程存在相似之处。吕仁和教授认为，"热伤气阴""血气逆留"为糖尿病及其并发症的重要病机，故用药以补虚、清热、活血化瘀类多见，临床常用药物有太子参、当归、红景天、赤芍、牡丹皮、丹参、川芎等。②传承活血化瘀经验。祝谌予先生创立活血化瘀法治疗糖尿病，吕仁和教授传承祝谌予先生活血化瘀经验，认为糖尿病存在"血脉不行，转而为热"，瘀热相结，故应予活血、清热、凉血，临床常用丹参、牡丹皮、赤芍等，丹参、牡丹皮、赤芍三药均能清热、凉血、活血，联合配伍，协同增效，使热降、瘀散、血行。③用药精简。吕仁和教授处方平均药味数为 10.4 味，用药配伍精简，简而不凡、药少而精。

四、朱良春喜用鬼箭羽活血降糖

朱良春（1917—2015 年），男，江苏镇江市人，国医大师，首批全国老中医药专家学术经验继承工作指导老师。早年拜孟河御医世家马惠卿先生为师，继学于苏州国医专科学校，并于 1938 年毕业于上海中国医学院，师从章次公先生，深得其传。糖尿病属于中医消渴病范畴，朱老认为消渴病是一种病及多个脏腑的疾病，影响气血的正常运行，且阴虚内热，耗伤津液，亦使血行不畅而致血脉瘀滞。血瘀是消渴病的重要病机之一，且消渴病多种并发症的发生也与血瘀密切有关。特别是老年消渴患者，消渴久治不愈，燥热入血，血滞浊留，气阴两损，燥热不仅伤津伤血，而且克伐正气（壮火食气）乃至气虚、阴虚，阴亏液少则不能载血畅行经脉，致血行缓慢，乃至瘀阻脉络。因此朱老认为糖尿病的治疗离不开"治瘀"。鬼箭羽以干有直羽如持箭矛自卫之状，故又名卫矛，味苦性寒，向以破瘀行血、活络通经之功验于临床。清·杨时泰在《本草述钩元》中谓本品"大抵其功精专于血分"，朱老探其理致，发其余蕴，在长期实践中，引而伸之，认为卫矛味苦善于坚阴，性寒入血，又擅清解阴分之燥热，对糖尿病之阴虚燥热者，每于辨治方中加用本品 30 g，能止渴清火，降低血糖、尿糖，屡收佳效，故为糖尿病"治瘀"必用。

医案举例

陈某，男，59 岁。

主诉：口干多饮伴乏力多年。

初诊：2005 年 12 月。

现症见：血糖 14.5 mmol/L（西药治疗），口渴，喜冷饮，胸闷，偶有气促，劳累后加重，乏力，下肢麻木，食欲一般，睡眠差，小便调，大便干燥。舌暗，苔少，脉细数。高血压病病史多年。有饮酒史。

西医诊断：糖尿病。

中医诊断：消渴。

辨证：气阴两虚，瘀阻血脉证。

治法：益气养阴，清热化瘀。

处方：鬼箭羽 30 g，生黄芪 30 g，天花粉 20 g，生地 10 g，麦冬 10 g，黄连 10 g，黄柏 10 g，川牛膝 30 g，赤芍 10 g，牡丹皮 10 g，苍术 15 g。14 剂，水煎服，每日 1 剂。

二诊：上述症状较前明显减轻，血糖 10.9 mmol/L，续以上药 7 服，症状明显改善，续以鬼箭羽每日 30 g，煎水当茶饮，直至血糖降到 8.7 mmol/L。

按语：消渴病以阴虚为本、燥热为标，燥热最易耗气伤阴，气虚无力推动血脉运行，营阴被灼易成瘀血，故见口渴喜冷饮、乏力等；病程日久，病由损伤肺胃之津，逐渐加深至损伤肝肾之精，腰背肢体失于荣养，故见腰膝酸软、肢体麻木；燥热伤津，津不载血，血行滞涩，加之热邪煎熬血瘀成块，瘀血内生，故见舌暗，亦加重肢体麻木。方中生黄芪配合生地益气养阴以治本，黄连、黄柏苦寒清热以治标；天花粉、麦冬滋阴润燥，生津止渴；

川牛膝、赤芍、牡丹皮合用有活血化瘀之功；处方中十分独特的是诸药合用时大量使用鬼箭羽，症状改善后单药独用时亦大量使用鬼箭羽。鬼箭羽，味苦、辛，性寒，归肝、脾经，既有破血通经、解毒消肿之功，又擅清解阴分之燥热，完美贴合消渴病机特点；现代药理分析亦证实其所含之草酰乙酸钠能刺激胰岛细胞，调整不正常的代谢过程，加强胰岛素的分泌，从而降低血糖，并有根治功效。单药即可起到降糖、清热、活血化瘀作用，实为治疗糖尿病必选药。

经验方：朱良春教授因鬼箭羽具有活血化瘀之功，对糖尿病并发心、脑血管和肾脏、眼底及神经系统等病变，有改善血液循环，增强机体代谢功能，既能治疗，又可预防，故将其作为治疗糖尿病之必选药品。朱老于临床上，多在糖尿病患者的辨证汤剂中，加入鬼箭羽30 g，以明显减轻糖尿病的并发症且降糖之功亦显著。中虚气弱者，可配合大剂量人参、黄芪、白术；气阴两虚者，可配合生地黄、黄精、天门冬、麦门冬。

（邹君君　吴秋生）

参 考 文 献

[1] 魏军平. 林兰教授糖尿病三型辨证学术思想渊源与临床经验整理研究 ［D］.北京，中国中医科学院，2012：38 – 95.

[2] 庞博，赵进喜，王世东，等. 祝谌予诊疗糖尿病学术思想与临证经验 ［J］.世界中医药，2013，8（2）：174 – 178.

[3] 赵进喜，肖永华. 吕仁和临床经验集：第一辑 ［M］.北京：人民军医出版社，2009：40 – 41.

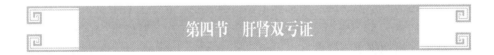

第四节　肝肾双亏证

一、周仲瑛肝肾同调病案二则

周仲瑛教授认为糖尿病的主要特征为多饮、多食、多尿。根据"三多一少"主症，糖尿病属于中医学消渴的范畴，《外台秘要》早已率先揭示尿甜是其特异性病征。但消渴仅为糖尿病之外候，就症状而言，尚包括现今之尿崩症、精神性多饮多尿症等病，1 型糖尿病又未必有"三多"见症，故在诊断上应做相关检查以助辨病，在治疗上当遵循中医有关消渴病的理论进行辨证论治。周老在强调辨证论治灵活性的同时，还特别告诫必须掌握辨中医自身"病"的特色，认为后者有利于更好地掌握辨证论治的规律性。辨证一般从"三多"症状的主次，分为上、中、下三消，以区别肺、胃、肾重点所属，但从临床上看，三消症状往往同时并存，仅在程度上有轻重之别，而部分患者"三多"主症又不明显。为此，辨三消只能作为基本原则，而按病理表现分证则较切合实用。不同病情阶段的治疗和预后完全不同，此时辨中医之病、辨西医之病和辨证论治三者充分结合，有助于指导辨证论治，提高临床疗效。糖尿病属于消渴病的范畴，2 型糖尿病在临床上多表现为脾肾两虚、气阴亏损等证型。周仲瑛教授认为，一部分患者病至后期或兼夹高血压，肝肾阴虚将是主要的证候表现。因此，在治疗上强调肝肾同调、肝肾双补。

医案举例

案 1：患者，女，53 岁。

初诊：2005 年 9 月 12 日。

主诉：口渴多饮、多尿 2 年，加重伴头昏、胀痛 3 个月。

病史：患者于 2 年前无明显诱因出现口渴多饮、多尿，遂至当地医院就诊，确诊为"2 型糖尿病"，服用西药治疗，血糖控制一般，3 个月前患者因情绪原因出现头昏、胀痛等表现，呈阵发性，休息后可缓解。近两个月来上述症状加重，更兼口渴多饮、消瘦乏力、五心烦热、腰膝酸软及多梦易惊等证候。

现症见：患者口渴多饮，头昏胀痛，情绪不佳时症状明显，休息后可缓解，双手足清冷不温，晨起稍感麻木，冬季明显。今年上半年以来月经周期紊乱，起初 40 ~ 50 天一次，而后 2 ~ 3 个月来潮一次，月经量少色暗，同时伴有阵发性面部烘热潮红，汗出心慌，性情急躁，睡眠欠佳。舌苔薄，质淡白，脉弦细。

诊查：血压 170/100 mmHg，空腹血糖 14.4 mmol/L，餐后 2 小时血糖 18.6 mmol/L，糖化血红蛋白 9%。X 线颈椎摄片未见异常，颈颅多普勒超声示正常。

中医诊断：消渴病。

辨证：肝肾不足，阴虚及阳，气血失调。

治法：调补肝肾，滋阴养阳。

处方：左归饮化裁。

熟地黄 10 g，玄参 10 g，麦冬 10 g，丹参 10 g，淫羊藿 10 g，仙茅 10 g，巴戟天 10 g，当归 10 g，黄柏 10 g，知母 10 g，桑寄生 15 g，川芎 10 g，天麻 10 g，怀牛膝 10 g，珍珠母 20 g。7 剂，每日 1 剂，水煎服，早晚温服。

二诊：2005 年 9 月 19 日。药后症状有明显好转，仍诉双下肢冷。血压 140/95 mmHg，空腹血糖 6.0 mmol/L，餐后 2 小时血糖 8.9 mmol/L，糖化血红蛋白 8%。

处方：熟地黄 10 g，玄参 10 g，麦冬 10 g，丹参 10 g，淫羊藿 10 g，仙茅 10 g，巴戟天 10 g，当归 10 g，黄柏 10 g，知母 10 g，桑寄生 15 g，川芎 10 g，天麻 10 g，怀牛膝 10 g，珍珠母 20 g，炒杜仲 15 g，枸杞子 10 g，鸡血藤 12 g。21 剂，每日 1 剂，水煎服，早晚温服。

三诊：2005 年 10 月 12 日。两足怕冷减轻，月经周期较前规律，40 天左右一次，经色转红，量较前增多。血压 120/85 mmHg，空腹血糖 6.0 mmol/L，餐后 2 小时血糖 7.8 mmol/L，糖化血红蛋白 6%。

处方：熟地黄 10 g，玄参 10 g，麦冬 10 g，丹参 10 g，淫羊藿 10 g，仙茅 10 g，巴戟天 10 g，当归 10 g，黄柏 10 g，知母 10 g，桑寄生 15 g，川芎 10 g，天麻 10 g，怀牛膝 10 g，珍珠母 20 g，炒杜仲 15 g，枸杞子 10 g，鸡血藤 12 g，天仙藤 12 g，路路通 10 g。14 剂，每日 1 剂，水煎服，早晚温服。

按语：本例为温养肝肾的典型个案，此方主要以熟地黄养阴生津滋肾为主；佐以玄参、麦冬治疗胃热伤阴津之口渴；当归、丹参养血活血；淫羊藿、仙茅、巴戟天以壮肾阳；黄柏、知母滋阴以降火；川芎、天麻以缓肝阳上亢；珍珠母以重镇安神，怀牛膝、桑寄生补益肝肾，强壮筋骨。诸药合用，共奏调补肝肾、滋阴养阳之效。

案 2：患者，男，73 岁。

初诊：2014 年 9 月 3 日。

主诉：右手震颤 2 年余，伴反应迟钝半年。

病史：患者于 2 年前无明显诱因出现右手震颤，不能持握拿物，经常打碎碗碟，步态不稳，起步维艰，两年来逐渐加重。糖尿病、高血压、高脂血症、腰椎病病史多年。

现症见：患者右手震颤，不能持握拿物，步态不稳，起步维艰，精神不振，反应迟钝，近事过目即忘，兼见腰软足麻，小便淋沥，夜尿频多，面色暗红而枯槁，舌质暗红、苔薄黄，脉细滑。

诊查：脑CT提示脑萎缩及腔隙性脑梗死。脑血流图示两侧供血不平衡，左侧血流速度及流量下降，脑血管外周阻力增大。

中医诊断：消渴病。

辨证：肝肾亏虚，风痰阻络。

治法：调补肝肾，祛风化痰通络。

处方：炙鳖甲15 g，生石决明30 g，生牡蛎25 g，炮山甲15 g，炙水蛭5 g，赤芍12 g，白芍12 g，炙僵蚕10 g，广地龙10 g，制首乌12 g，生地12 g，制黄精12 g，川石斛10 g，怀牛膝12 g。7剂，每日1剂，水煎服。

二诊：患者精神较前振作，腰膝酸软亦略好转。

处方：原方连服2个月。

三诊：右手震颤较往昔减轻，但仍难控制，病情不再进展，且有好转之势。

处方：炙鳖甲15 g，生石决明30 g，生牡蛎25 g，炙水蛭5 g，赤芍12 g，白芍12 g，炙僵蚕10 g，广地龙10 g，制首乌12 g，生地12 g，制黄精12 g，川石斛10 g，怀牛膝12 g，枸杞10 g。每日1剂，水煎服，连续服用2个月。

四诊：患者精神良好，反应灵敏，舌色改善，面容亦稍丰泽，右手震颤明显减轻，有时已不发抖，生活能自理，唯有时会出现下肢麻，二便正常，苔薄，舌淡红，脉细滑。

处方：生地15 g，制首乌15 g，制黄精10 g，枸杞子10 g，赤芍12 g，白芍12 g，潼蒺藜10 g，白蒺藜10 g，黄芪15 g，炙鳖甲15 g，生石决明30 g，制南星10 g，炙水蛭5 g，川芎10 g，丹参12 g。每日1剂，水煎服，连续服用2个月。

患者服用2个月后，右手震颤基本消失，唯激动或紧张时仍抖，遂以上方稍作加减予以巩固，连续服药近5年，震颤已完全不发，其他自觉症状也均消失，血压平稳，糖尿病也得到了有效控制。

按语：本病患者年过七旬，集糖尿病、高血压、高脂血症、腰椎病于一身，以震颤为主症发病2年余，但纵观诸病，其"证"之实质为肝肾亏虚，怪病多痰，久病多瘀，久病入络，故辨证为肝肾亏虚、风痰阻络。用药紧扣病机，以制首乌、生地、制黄精、川石斛、怀牛膝等大补肝肾之阴，佐以炙鳖甲、生石决明、生牡蛎、炮山甲等滋阴息风潜阳，加用炙水蛭、炙僵蚕、广地龙等搜风活血通络，服药后症情好转，效不更方，故二诊守方连服2个月，而三诊时配用枸杞子加强补益肝肾之功，去炮山甲，尤其值得一提的是，四诊时选用潼蒺藜、白蒺藜二药，两者虽同名蒺藜，实则相差甚远。白蒺藜，又名刺蒺藜，功效重在平肝息风；潼蒺藜又名沙苑子，功效在于补肾养肝固涩，两者合用，补肾平肝，标本合治，获效后守法微调，不离滋水涵木之旨，服药5年缓图之后，诸症皆消，不仅颤证得以控制，其他疾病亦得良好控制。

二、祝谌予多方化裁，标本同治病案一则

祝谌予是国内著名的中医学者、临床家，早年曾跟已故名医施今墨学习中医，学业既成，又东渡日本在金泽医科大学系统学习西医四年。回国后一直从事中医临床和教学。祝老擅长内科疑难杂症和妇科疾病的治疗。受施今墨先生的影响，祝老力倡中西医结合，临证用药根据传统药性和现代化中药药理研究善组药对；对糖尿病的中医中药治疗有独到的见解和丰富的经验，认为该病的病机是气阴两虚、脾肾亏损兼夹血瘀，并将糖尿病分为气阴两虚、阴虚火旺、燥热入血、阴阳俱虚、瘀血阻络五型，切合临床实际。自拟降糖对药方、降糖活血方，组方严谨，用药精炼，颇有实效，是其研究糖尿病几十年的成果。

医案举例

患者，男，72岁。

初诊：2000年12月6日。

主诉：口干多饮30余年，伴手颤10年。

病史：患者有糖尿病30余年，手颤10年。既往有骨关节病、胆石症、高血压、脑梗死病史。

现症见：患者口干多饮，头晕耳鸣，乏力膝软，腰背疼痛，活动不利，持杖行走。手颤不能拿笔，下半身燥汗，足趾发凉不温，夜尿频数。舌暗红、苔白，脉细弦。

中医诊断：消渴病。

辨证：肝肾不足，阴阳两虚，虚风内动。

治法：滋补肝肾，温阳育阴，息风通络。

处方：生黄芪30 g，生地黄30 g，玄参30 g，苍术15 g，丹参30 g，葛根15 g，山药10 g，山萸肉10 g，丹皮10 g，茯苓15 g，泽泻15 g，桂枝10 g，白芍10 g，生龙骨30 g、生牡蛎30 g，钩藤15 g，枸杞子10 g，狗脊15 g，千年健15 g。每日1剂，水煎服。

二诊：2001年6月15日。患者体力明显增强，可自行上楼，手颤明显减轻，病情稳定，因欲返乡，拟配丸剂巩固。

处方：羌活、独活各30 g，桑寄生60 g，川续断60 g，杜仲30 g，鸡血藤90 g，枸杞子50 g，菊花30 g，白头翁90 g，钩藤60 g，豨莶草50 g，狗脊60 g，千年健60 g，当归30 g，苏木30 g，刘寄奴30 g，仙灵脾30 g。上药共研细末，水飞为丸，每饭后服10 g。

按语：白头翁合钩藤是祝教授治震颤常用经验药对。白头翁苦寒，入肝与大肠经，清热凉血解毒，《本草备要》云其"有风不动，无风自摇，其象像肝，治血热风动"，故有凉肝息风之功；钩藤甘苦寒，入肝与心包经，清热平肝，息风解痉，与白头翁相配，平肝息风、定震止颤之力增强。本案患者糖尿病病史达30年之久，长期应用胰岛素治疗，合并有震颤麻痹、骨关节病、胆石症、高血压、脑梗死等老年慢性病。祝教授根据糖尿病气阴两虚、脾肾亏虚、瘀血阻络的基本病理，认为糖尿病日久易导致阴损及阳，阴阳俱损，波及五脏，在诊治过程中先后应用降糖对药方、六味地黄汤、桂枝加龙骨牡蛎汤、当归六黄汤、独活寄生汤等方化裁，始终以益气养阴、温阳活血、清热润燥、培补脾肾、平肝息风、阖痹止痛等治则为主，终使患者血糖趋于正常，胰岛素每日用量减至30 U，而乏力、汗出、腰痛、手颤、活动不利等症状得以明显改善，血压趋于正常。

三、仝小林善用地黄饮子填髓益脑

仝小林首创四焦辨治之一"顶焦"中善用地黄饮子治疗髓系病——脑髓病，善用地黄饮子填髓益脑，治疗帕金森。

医案举例

患者，男，65岁。

初诊：2007年1月4日。

主诉：发现血糖升高3年。

病史：2004年患者因口干、乏力、消瘦于医院查血糖升高，空腹血糖超过16 mmol/L，诊为"2型糖尿病"。1994年曾发生脑梗死，经治疗后肢体功能完全恢复。近 3 日空腹血糖 7.2～7.4 mmol/L，餐后 2 小时血糖 10.6～13.2 mmol/L。既往有高血压病史 20 年，脑梗死病史 4 年。

现症见：患者头晕，乏力，双下肢尤甚，攀爬两级台阶即需休息较长时间，双手颤抖，记忆力减退明显。左膝关节疼痛，左手小指麻木胀痛。腹部酸困，有下坠感。口干甚，盗汗量多，大便干燥，排便费力，纳眠可。舌干红少苔，细颤，舌底瘀。脉弦细数。

诊查：血压 130/80 mmHg。头颅 CT 示：①老年退行性改变；②腔内多发缺血梗死灶，软化灶可能性大；③右侧上颌窦炎性改变。查体身高 168 cm，体重 52 kg，BMI 18.4 kg/m²。

中医诊断：消渴病。

辨证：肝肾精亏，阴虚火旺。

治法：益肾填精，滋阴降火。

处方：生地黄 45 g，山萸肉 15 g，肉苁蓉 30 g，鹿角霜 9 g，阿胶珠 9 g，龟板胶 9 g，炮甲珠 6 g，骨碎补 30 g，当归 15 g，黄芪 30 g，黄柏 30 g，黄连 30 g，干姜 6 g，天花粉 30 g，怀牛膝 30 g，葛根 15 g，松节 9 g，鸡血藤 30 g。14 剂，每日 1 剂，水煎服。

二诊：2007 年 1 月 18 日。患者自诉大便干结症状明显缓解，左小指胀痛缓解，左膝关节疼痛减轻，左腿颤抖持续时间较前明显缩短，盗汗量明显减少，但记忆力改善不明显。昨日空腹血糖 6.7 mmol/L，餐后 2 小时血糖 9.7 mmol/L，血压 115/70 mmHg。

处方：生地黄 45 g，山萸肉 15 g，肉苁蓉 30 g，鹿角胶 9 g，阿胶珠 9 g，龟板胶 9 g，炮甲珠 6 g，骨碎补 30 g，当归 15 g，黄芪 30 g，黄柏 30 g，黄连 30 g，干姜 6 g，天花粉 30 g，怀牛膝 30 g，葛根 15 g，松节 9 g，鸡血藤 30 g，知母 30 g，炒杜仲 45 g。7 剂，每日 1 剂。

三诊：2005 年 4 月 15 日。患者自诉上肢颤抖明显缓解，偶有一过性颤抖，记忆力较前略改善，头晕减轻 70%。

处方：上方继续服用 15 天，以巩固治疗。

按语：患者头晕腰酸、记忆力减退，双腿颤抖、下肢乏力，示其肾虚精亏、髓减脑消，故于地黄饮子中取生地黄、山萸肉滋肾填精，并"三胶一珠"以填精生髓。肉苁蓉，亦取自地黄饮子，吴鞠通称其"禀少阴水火之气而归于太阴坤土之药，其性温润平和……补下焦阳中之阴有殊功"，以之补阳生阴，阴得阳升则泉源不竭，又肉苁蓉可温润通便，使便通而命火不伤；患者口干盗汗，舌红少苔，皆为阴虚内热之象，故取当归、黄连、黄柏、黄芪合生地黄为当归六黄汤，以滋阴血，泻伏火，止盗汗，固卫表，降血糖，再合天花粉生津止渴，干姜制寒护中，共筑降糖之功；患者双腿颤抖、舌细颤，提示风邪内动，故以骨碎补、怀牛膝补肝肾而祛内风，葛根、松节解肌肉而疏外风。患者小指麻木，经络不通故以鸡血藤通经活络；阴虚燥热口干甚，加知母清热泻火，滋阴润燥；加炒杜仲，配合怀牛膝，增加强筋壮骨之力。此外，对于糖尿病并发脑血管病的治疗，还需注意以下两点。①守方长服，坚持不懈：填精冲髓非一时之功，尤其老年人，因病时长日久，肾精已亏，命火衰竭，各脏腑功能活动低下，精髓化生愈加缓慢，因此，初服获效即应守方继服，坚持不懈，不可急功近利，频繁更方。②谨慎降糖，随时监测：老年人因血糖调节能力较差，易致血糖波动，于病情不利。对于髓减脑消者，降糖尤应谨慎，若因力度过大，致低血糖反应，往往会加剧病情，甚至危及生命。因此，应小心行之，并嘱患者随时监测血糖。

　　经验方：《灵枢·海论》言"脑为髓之海，髓海不足，则脑转耳鸣，胫酸眩冒，目无所见，懈怠安卧"，肾主骨生髓，而脑为髓海，故脑血管病属髓海不足者宜补肾填精以生髓，地黄饮子出自刘完素之《宣明论方》，原文"治喑痱，肾虚弱厥逆，语声不出，足废不用"，为治肾虚内夺之方。方中主药为干地黄、山萸肉，干地黄性凉而不寒，生血脉，益精髓，聪耳明目；山萸肉，酸涩甘温，入肝肾二经，孙思邈称其为"固精暖肾之药"，二者合用，一温一凉，阴阳平和，补益肝肾精血，故仝小林临证常取二者为君以治髓减脑消之证，认为二者为该方方眼，余药或可不用。同时，仝小林教授常于方中加龟板胶、鹿角胶、阿胶珠、炮甲珠，简称"三胶一珠"，同为血肉有情之品，长于补精血、生精髓。其中龟板胶、鹿角胶合为龟鹿二仙胶，李中梓谓"大补精髓，益气养神，鹿得天地之阳气最全，善通督脉，足于精者，故能多淫而寿。龟得天地之阴气最厚，善通任脉，足于气者，故能伏息而寿，二物气血之属，又得造化之玄微，异类有情，竹破竹补之法"。山甲性动，阿胶性静，山甲祛瘀，阿胶生新，动静结合，瘀去新生，二者合用通脑络而生脑髓。上四味为髓减脑消之常用药，长服则填精生髓。若体内尚有虚火，可以性较平和之鹿角霜易鹿角胶，防其温燥伤阴。

（陈毅君　夏思梦）

参 考 文 献

［1］赵惠，王志英.滋水涵木法治疗杂病验案3则［J］.四川中医，2014，32（11）：137－139.

［2］董振华，季元，范爱平，等.祝谌予验案精选［M］.北京：学苑出版社，1996：150－152.

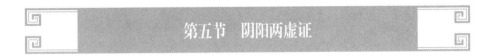

第五节　阴阳两虚证

一、林兰"三型辨证"

林兰，1938年生人，浙江青田人，从医50余年。中国中医研究院广安门医院内分泌科主任、中国中医研究院首席研究员、国家中医药管理局"中医内科内分泌重点学科"学术带头人及"全国中医糖尿病专病医疗中心"主任，是我国著名的糖尿病专家，其学术建树、声誉和影响力佳。林兰教授及其团队以八纲、气血津液辨证理论为指导，将宏观辨证和微观检测相结合，对328例成人糖尿病患者进行系统的中医证候研究，发现糖尿病患者具有热盛、阴虚、气虚、阳虚四大证候，且证候之间相互兼夹，将糖尿病按照阴阳八纲辨证分为"阴虚热盛""气阴两虚""阴阳两虚"三个证型，以此反映糖尿病早、中、晚期三个阶段，其中阴虚为三型的共性，"气阴两虚"型则最为常见；同时根据病性和脏腑病位，又细分为若干亚型（亚型为"目"）加以辨证论治。其中"阴虚热盛"型分为"肺胃热盛、胃火炽盛、心火亢盛、相火炽盛、肝火上炎"五型；"气阴两虚"型分为"心肺两虚、心脾两虚、心肾两虚、心肝两虚、肺气阴两虚"五型；"阴阳两虚型"分为"肾阴阳两虚、脾胃阳虚、心肾阳虚、心阳虚衰、脾肾阳虚"五型，以及特殊"兼夹证"，如"夹湿证、夹瘀证"。三型演变符合现代医学将糖尿病分为胰岛素抵抗、胰岛β细胞功能紊乱、β细胞功能衰竭的规律。

医案举例

患者，女，66岁。

主诉：血糖升高8年。

病史：2002 年 4 月体检发现血糖升高，空腹血糖 8 mmol/L，无明显"三多一少"症状，经饮食控制后间断服用二甲双胍，餐后血糖最高 18 mmol/L，现眼睑水肿，腰痛，下肢乏力，口干，喜热饮，饮食自控，无头晕、心慌、肢体麻木，大小便正常，夜寐欠安。既往史：胃溃疡。

诊查：神志清晰，精神正常，形体适中，心、双肺未见异常，血压 140/70 mmHg，舌质暗，舌苔少黄，脉细。餐后 2 小时血糖 14.6 mmol/L，尿糖 55.5 mmol/L（1000 mg/dL）。

西医诊断：糖尿病。

中医诊断：消渴病。

证型：阴阳两虚夹瘀证。

治法：滋阴温阳，活血化瘀。

处方：加味生脉散。

太子参 12 g，五味子 10 g，麦冬 10 g，黄芪 20 g，玉竹 10 g，熟地 15 g，山萸肉 10 g，菟丝子 12 g，杜仲 10 g，当归 12 g，白芍 10 g，牛膝 10 g，红花 10 g，丹参 20 g，苍术 10 g，柏子仁 15 g，炒枣仁 15 g。水煎服，14 剂，每日 1 剂，分 2 次服。降糖通脉宁 3 粒，每日 3 次。

二诊：2010 年 5 月 9 日。患者遵医嘱服上方 7 剂，眼睑水肿、腰痛减轻，下肢水肿减轻，饮食自控，二便正常，舌质暗，舌苔少黄，脉细。餐后血糖 12 mmol/L，尿糖 16.7 mmol/L（300 mg/dL），血尿酸 165 μmol/L，高密度脂蛋白 1.0 mmol/L，低密度脂蛋白 3.5 mmol/L。患者遵医嘱继服上方 7 剂。

三诊：2010 年 5 月 22 日。诸症消失。舌质暗红，舌苔白微腻，脉细。餐后 2 小时血糖 11 mmol/L，尿糖 28 mmol/L（50 mg/dL）。

按语：此案林兰教授辨证为阴阳两虚夹瘀证，组方上总以生脉散（麦冬、五味子、太子参）、玉竹、黄芪益气养阴。太子参甘温，益元气，补肺气，生津液；麦冬甘寒养阴清热，润肺生津；五味子酸温，敛肺止汗，生津止渴；太子参、麦冬合用，则益气养阴之功益彰；三药合用，一补一润一敛，益气养阴，生津止渴，敛阴止汗，使气复津生。杜仲、牛膝、菟丝子补肾温阳、制水止痛。腰为肾之府，久病及肾，腰失荣养，故见腰痛；肾阳亏虚，无阳不以止水，肾水上泛，故见眼睑水肿。另外，突出"从瘀论治"。林兰教授认为早在 2 型糖尿病发病阶段即存在的阴虚燥热是引发血瘀的初始病因，因阴虚脉道枯涩，血行不畅，易致瘀阻脉络；燥热灼伤津液可使血枯成瘀，故予以归、芍、红、丹活血化瘀。当归甘而重，故专能补血，其气轻而辛，故又能行血，补中有动，行中有补；白芍柔肝，既养肝血又补肝阴；红花、丹参二者逐瘀通经。最后，佐以苍术、柏、枣之品，苍术气味俱厚，燥湿醒脾开郁，与益气养阴之药同用，可防其壅滞溢腻。且血不利则为水，津血同源，瘀血日久，水津亦停，停则与瘀互结，而瘀更难化。于活血化瘀药中稍佐能燥能散之苍术，可使湿散而瘀易化。柏、枣仁养心血、安心神，血为气之母，血能载气，养血则气生有源、气有所附。

经验方：阴阳两虚型糖尿病多因糖尿病久病难复、阴阳俱虚或阴损及阳而导致全身阴阳虚、功能衰退的病变，见于并发症多而重的糖尿病后期阶段，以脏腑病变为基础，由于病位不同，阴阳偏胜各异。林兰教授临床上按其不同脏腑阴阳的偏胜将其分为"肾阴阳两虚""脾胃阳虚""心肾阳虚""心阳虚衰""脾肾阳虚"五个亚型。

肾阴阳两虚型，方药宜选右归饮加味：熟地 15 g，山萸肉 10 g，山药 12 g，丹皮 6 g，枸杞子 10 g，泽泻 10 g，附子 6 g，肉桂 6 g，茯苓 12 g，龟甲 10 g，杜仲 12 g。

脾胃阳虚型，方药宜选大、小建中汤加减：桂枝 6 g，白芍 10 g，干姜 6 g，党参 12 g，花椒 3 g，苍术 6 g，甘草 6 g，大枣 4 枚。

心肾阳虚型，方药宜选枳实薤白桂枝汤加减：全瓜蒌 15 g，薤白 10 g，桂枝 6 g，枳实 6 g，厚朴 6 g，党参 10 g，干姜 6 g，白术 10 g，茯苓 10 g，甘草 6 g。

心阳虚衰型，方药宜选真武汤合保元汤加减：附子 6 g，白术 10 g，茯苓 15 g，党参 15 g，黄芪 30 g，薤白 10 g，肉桂 6 g，甘草 6 g。

脾肾阳虚型，方药宜选四神丸合四君子汤加减：补骨脂 12 g，吴茱萸 6 g，肉豆蔻 6 g，五味子 10 g，党参 12 g，炒白术 10 g，茯苓 10 g，甘草 6 g。

二、黄煌方人相应调治法

黄煌，1954 年出生于江苏江阴，江苏省名中医。以经方医学流派的研究为主攻方向，其中尤以经方的方证与药证为研究重点。现致力于经方的普及推广工作，主持全球最大的公益性经方学术网站——经方医学论坛。黄煌教授提出的"方人相应"，是方证相应的一种表现形式，指适合选用某方的患者在体型体貌、心理行为特征、发病趋势等方面表现出共同的特征，与某方主治恰好相符，故以此方命名此类患者的体质及病理类型，简称"方人"。方人是体质与疾病的结合体，体现了中医治疗的个体差异、因人制宜，确保了经方应用的安全性与高效性，在慢性病的调治中有重要意义。

医案举例

患者，女，67 岁。

初诊：2011 年 8 月 9 日。

主诉：头晕、乏力 13 年，加重伴唇麻、腿麻 3 年。

病史：患者患糖尿病 10 年，一直服用降糖药（具体不详）治疗，但血糖控制不理想，空腹血糖在 7.2～9.6 mmol/L；近 3 年来出现唇麻、腿麻。否认高血压病史，13 年前曾有腔隙性脑梗死病史，常服用阿司匹林肠溶片、丹参片。

现症见：患者唇麻，下肢麻；口干，便秘或溏泄；头昏，偶心慌，记忆力衰退甚；情绪低落易怒，难以自制；舌暗，苔腻。

诊查：左少腹有压痛，双下肢无水肿。患者肤白，体胖而壮实，面红有斑，舌暗红。

中医诊断：消渴病。

辨证：瘀热互结证。

治法：泄热养阴，滋肾活血。

处方：葛根芩连汤合桃核承气汤化裁。

葛根 60 g，黄连 5 g，黄芩 10 g，生甘草 3 g，制大黄 10 g，肉桂 5 g，桂枝 10 g，桃仁 15 g，川芎 15 g。20 剂，水煎服，每日 1 剂，早晚温服。

二诊：2010 年 9 月 6 日。患者唇麻基本消失，腿麻略减；头昏、体力及精神较前明显好转，情绪稳定；大便成形且通畅；近日感咽痒明显，无咳嗽，空腹血糖已稳定在正常水平。

处方：葛根 60 g，黄连 3 g，黄芩 10 g，生甘草 3 g，制大黄 10 g，肉桂 5 g，桂枝 10 g，桃仁 15 g，川芎 15 g。20 剂，水煎服，每日 1 剂，早晚温服。

三诊：2010 年 10 月 2 日。患者症状明显缓解，咽痒症状已除。

处方：原方去黄连，继续服用 20 天，以巩固治疗。

按语：患者有面红头昏、唇舌暗红、记忆力减退等瘀热上冲的表现，属于瘀热型体质。因此，虽乏力、头昏等症明显，然不可妄补而犯虚虚实实之戒，仍宜泄热、活血共进。本案选用葛根芩连汤合用桃核承气汤去芒硝。体

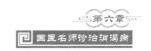

质胖壮的糖尿病患者，出现头昏、乏力、口干、便溏及唇舌暗红等表现，葛根芩连汤当为首选方；出现头昏、唇麻、记忆力衰退、情绪低落与易怒、脸证（面红）与腹证（左少腹压痛）、腿证（腿麻）则为桃核承气汤方证的表现。

经验方：用于治疗膀胱蓄血之急重病的桃核承气汤，黄煌教授常将之用于调治糖尿病、高血压、中枢神经系统疾病、顽固性皮肤病、前列腺疾病等慢性病，并根据患者大便情况考虑是否使用芒硝，如大便不干结则少用、不用。使用时需与桂枝茯苓丸证相鉴别；除两者均可出现上冲的脸证、下腹部的瘀血腹证、缺血的腿证外，桃核承气汤还有精神神经症状，如《伤寒论》所载"其人如狂""善忘"等为桃核承气汤的主治，以此有别于桂枝茯苓丸证。另，桂枝与肉桂合用，较单用桂枝疗效更佳。文献研究表明，汉代并没有将桂枝、肉桂完全区分使用，桂枝、肉桂并用，可增强温通血脉、鼓舞气血、活血化瘀之功效。

（陈毅君　李　娟　夏思梦）

参 考 文 献

[1] 薛蓓云，李小荣. 黄煌经方内科医案（三）：糖尿病治验2则 [J].上海中医药杂志，2012，46（3）：34-35.

[2] 陈文姬. 黄煌自拟四味健步汤临证应用经验 [J].上海中医药杂志，2008，42（4）：10-12.

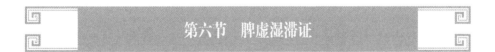

第六节　脾虚湿滞证

一、黄煌辨体质论治

黄煌教授重视患者的体质特征，遵循传统中医学中《伤寒论》《金匮要略》的基本思想，其提出的"药人"与"方人"，很多都能从张仲景所说的"人""家"中找到影子，比如黄芪体质与"尊荣人"相似，桂枝体质与"失精家"相似，麻黄体质与"湿家"相似等，他认识到不同体型、不同体貌患者在辨证用药上的不同点，将临床诊疗的思路从单纯的症状辨别及对病论治转向辨体质论治。

医案举例

患者，女，59 岁。

初诊：2005 年 3 月 20 日。

主诉：患者因口苦、紧张易怒 2 年就诊。

病史：患者近 2 年来常觉口苦，胸闷，紧张易怒，下肢容易水肿，大便 2 ~ 3 次/天，质稀，无腹痛，入睡差，自觉易醒。既往有高血压病史 8 年，糖尿病病史 5 年，颈椎病病史 10 年。服非洛地平（波依定）、二甲双胍片，血压控制在 160 ~ 170/60 ~ 70 mmHg，空腹血糖控制在 5 ~ 6 mmol/L。

现症见：体质胖，面色暗红，易汗出；舌质暗红，苔黄厚腻，脉弦滑，脉率 90 次/分。

西医诊断：糖尿病。

中医诊断：消渴。

辨证：脾虚湿盛，湿热郁结。

治法：健脾燥湿，清解郁热。

处方：葛根芩连汤化裁。

葛根 30 g，黄连 5 g，黄芩 12 g，生甘草 3 g，赤芍 20 g，怀牛膝 15 g，丹参 12 g，石斛 20 g，干姜 3 g，白术 15 g，防风 12 g。7 剂，每日 1 剂，水煎服，早晚温服。

二诊：2005 年 3 月 27 日。药后口苦、腿肿减轻，大便形状改善，腹泻次数减少，但睡眠仍不安；舌红，苔黄腻。原方怀牛膝增至 20 g，继续服用。

三诊：2005 年 4 月 3 日。大便正常，睡眠改善，情绪好转，胸闷减轻。上方石斛减为 12 g，继续服用，并嘱咐患者，胃病三分治七分养，服用本方的同时还要保持情绪的稳定、饮食的规律等，此方有效后需小剂量常服，疗程为 3 个月以上。停药后，可常服姜枣汤或者姜小菜，以保护胃肠功能。

按语：黄煌教授提出的"药人"概念，即适合长期服用某种药物及其类方的体质类型，这种体质服用相应的药物及其类方，常效如桴鼓，且相对安全。遵循临床出现"药人"该类类方方证的概率偏大的经验，可为我们临床快速而准确地识别方证提供指导。"药人"这种简约的提法，更便于记忆和实践应用。适用葛根的"药人"即葛根体质者。葛根体质指易出现葛根证的体质类型，体格壮实、面色暗红、肤色偏暗或唇舌偏暗；肌肉健壮但易痉挛，肩背部肌肉厚实（葛根背），颈项部易出现不适，易头昏倦乏；便溏，口渴而不多饮，汗出不著。该体质多见于青壮年和中老年人，患者易罹患糖尿病、血脂异常等代谢系统疾病及高血压、冠心病等心脑血管疾病。该体质在成年期逐渐形成，并常与其他体质兼夹出现。葛根类方的常用合方情形：葛根芩连汤与三黄泻心汤、半夏泻心汤、黄连汤、竹叶石膏汤、白头翁汤、柴桂干姜汤、大柴胡汤、温胆汤、桃核承气汤的合方；葛根汤与小柴胡汤、当归芍药散、桂枝茯苓丸、肾着汤、真武汤等合方。

经验方：葛根芩连汤出自《伤寒论》，主治里热挟表邪之下利。此例系糖尿病、高血压，伴有口苦、腹泻，舌质红、苔黄厚腻，脉滑数等，均提示湿热内蕴；而睡眠障碍、紧张易怒、易汗、面红，说明内热较重。葛根芩连汤清热燥湿，且黄芩、黄连又有良好的清热除烦作用。患者下肢水肿，多考虑糖尿病导致的血管损伤，血瘀于下，正是黄教授验方四味健步汤的适应证。与葛根芩连汤相合，清热燥湿除烦、活血通脉。患者服药后病情明显改善，提示四味健步汤合葛根芩连汤对糖尿病腹泻属湿热郁结型者疗效良好。以下病症符合上述人群特征者可以考虑使用本方。以腹泻为表现的发热性疾病，如急性肠炎、细菌性痢疾、肠伤寒，以及小儿科之麻疹、病毒性肺炎、乙型脑炎、流行性脑炎、流行性感冒等并发有小儿中毒性肠炎者；以头晕困重为表现的疾病，如糖尿病、高血压、冠心病、心律失常、颈椎病、宿醉等；伴有便稀的"上火"病症，如口腔溃疡、牙周炎、牙周脓肿等。烦躁、头痛、便秘或大便黏臭者，或高血压、出血倾向，或牙周脓肿、牙痛者，加制大黄；糖尿病导致腰腿无力、下肢皮肤变色者，或性功能障碍者，加怀牛膝。注意事项：舌淡、脉弱及精神倦怠而脉沉缓者慎用。

二、方朝晖从脾论治

方朝晖，男，生于安徽，2001年毕业于北京中医药大学，现任安徽省中医院内分泌科主任，国家中医临床研究基地重点研究病种——糖尿病学术带头人。方朝晖教授认为消渴临床表现多样，若仅以"阴虚燥热"论治恐难准确辨证。方教授临证时注重"治病求本"的原则，从整体出发，主张从脾论治消渴，重视脾在消渴发病中的重要作用，以健脾益气贯穿本病治疗始终，并根据消渴不同发展阶段的不同症状，佐以养阴清热、疏肝解郁、活血化瘀、养心补肾等法，标本兼顾，则渴消病安。

医案举例

患者，女，48岁。

初诊：2016年8月10日。

病史：患者于外院诊断为2型糖尿病，就诊当天查空腹血糖7.3 mmol/L，餐后2小时血糖10.2 mmol/L，糖化血红蛋白6.7%。

现症见：神疲体倦，气短乏力，食少纳呆，烦渴多饮，多汗，小便频数、有泡沫，形体偏胖，面颊潮红，舌淡胖、苔薄少津，脉细数无力。既往身体状况可，偏好甜食及膏粱厚味，作息无常，饮酒史10余年。

西医诊断：2型糖尿病。

中医诊断：消渴。

中医辨证：脾虚湿滞证。

治法：养阴健脾，行水固土。

方药：自拟养阴健脾汤加减。

黄芪30 g，白术20 g，茯苓15 g，生地黄20 g，熟地黄20 g，山茱萸15 g，葛根12 g，龙骨25 g，牡蛎20 g，茯神15 g，桑寄生12 g，肉苁蓉10 g，野百合12 g。7剂，每日1剂，水煎，早、晚分服。并嘱患者控制饮食，禁食肥美醇厚之物，调整作息，加强运动。

二诊：2016年8月17日。患者口渴、多饮、多尿、倦怠乏力症状有所缓解，近期因压力较大，情绪不畅，血糖控制可。上方加柴胡15 g，香附12 g，当归12 g，以疏肝解郁。继服14剂。

三诊：2016年8月31日。患者神疲乏力症状较前明显好转，口渴、多饮、多尿症状减轻，小便泡沫明显减少。在8月10日处方基础上去生地黄、肉苁蓉，服药14剂后神疲体倦、烦渴多饮、小便频数等症状消失，血糖控制平稳。

按语：消渴一证，实则津液干枯之病也。然人体之津液犹如大地水源之分布，有绝对的干枯和相对的不足之分。此患者系津液之绝对不足为患。《素问·经脉别论》曰："饮入于胃，游溢精气，上输于脾，脾气散精，上归于肺……水精四布，五经并行。"《太阴阳明论》谓："脏腑各因其经而受气于阳明故为胃行其津液。"所以水液运行的任何一个环节出现了问题，都有可能出现消渴。传统中医认为，消渴的病机无外阴虚、燥热两种，且二者相互影响。方教授通过多年临床实践发现，肺燥津伤、胃火炽盛、阴虚火旺虽与消渴密切相关，然追溯其源，当责之于脾，且无外脾气不足、脾失健运，其中尤以脾的运化失常为其病机关键。脾为后天之本、气血生化之源，脾气旺盛，气血得生，则体健无恙；若脾虚生化失职，气血生化乏源，则阴精化源不足，肾精来源衰少，以致精亏血少，出现倦怠乏力、气短等症；气血不足无法濡养四肢百骸而见形体消瘦。肾为先天之本，后天之脾虚可致先天之肾无以充养，肾失于固摄，水道失调，而见小便频数。正如《杂病广要·消渴》引《卫生家宝》言："夫消渴者……小便频数，其色如浓油，上有浮膜，味甘甜如蜜。"消渴的主要特点为小便不咸反甜、甘甜如蜜。而甘为脾之味，尿甜而浊正是脾虚不能转输精微，以致精微下注、膏汁下流所致。脾主运化，具有消化和行津液、布精微的作用。所谓"运化"，一曰"运"，二曰"化"，且为"先化后运"。"化"即脾将摄入体内之饮食消化吸收并进一步化生为水谷精微的过程，而"运"则指脾运用其升清功能，将已化之精微输布至全身以营养四肢百骸的过程。张锡纯《医学衷中参西录·治消渴方》言："脾气不能散精达肺则津液少，不能通调水道则小便无节，是以渴而多饮多溲也。"脾失于运化，升清失职，水谷精微和水液难以上输心肺，输送全身，机体津液亏虚，化燥生热，热复灼液，故急需引水自救，而致口干、口渴、多饮；脾虚不能为胃行其津液，则胃火盛，消杀水谷，而见消谷善饥等症。

经验方：本案患者平素偏好甜食及膏粱厚味，作息无常，方教授认为此二者皆可酿生湿热，积滞脾胃，致脾虚运化失司。脾虚升清失职，水谷精微和水液难以输布全身，机体乏津，化燥生热而见烦渴、多饮等症；脾虚气血生化乏源，则神疲体倦、气短乏力、食少纳呆；脾虚日久，无力充养先天之肾，固涩无力，水谷精微下注，则尿频量多、小便有泡沫。故治以自拟养阴健脾汤加减。方中黄芪健脾升清、散精达肺，重用为君；白术、茯苓助黄芪益气健脾；生地黄养阴生津润燥，熟地黄养血滋阴、益精填髓，"二地"合用，滋阴而不碍脾，既可治阴虚之表，又兼顾肾虚之里；葛根与黄芪相配，能升发脾胃清阳之气，又助脾升清输津之功；山茱萸强阴敛汗、补益肝肾，用于消渴小便频数效果尤佳。上药共为臣药。黄元御《长沙药解》亦云："（山茱萸）用之治男子消渴，小便反多。"以其温乙木而止疏泄、敛精液而缩小便之故。龙骨、牡蛎合用，加强山茱萸收敛固涩之功；茯神味甘气平，入脾经，少佐茯神可益神志、安魂魄、养精神；桑寄生补肝肾、强筋骨；肉苁蓉滋肝肾经血；野百合凉金泄热、清热除烦。上药共为佐药。消渴发展进程中，患者多伴有不同程度的肝郁症状，治疗时可辅以少许疏肝理气之品，以疏肝解郁。如此配伍,效果颇佳。

三、袁长津崇李东垣补中益气汤异病同治

袁长津,主任医师,全国第四、第五批老中医药专家学术经验继承工作指导老师,全国中医"名医工作室"导师,湖南省名中医。从事中医药工作50年,具有很高的中医学术造诣和丰富的临床经验。袁长津教授认为中医临床所辨和所治的对象主要是"证",而"证"与西医学所诊断的"病"是有很大区别的。"证"的内涵关键是病机,它并不受西医学病种、病名的限制,同一病种,因患者体质和当时所处环境气候的差异,其证候及病机往往并非一致,故宜采取不同的治法,中医称为"同病异治";而不同的疾病,按中医辨证分析,其证候及病机有可能是相同的,则可以采取同样的治法,即所谓"异病同治"。

医案举例

患者,男,61岁。

初诊:2011年5月9日。

病史:患者患2型糖尿病已9年,近3年靠注射胰岛素维持治疗。但近半年来,血糖控制欠佳,空腹血糖一直波动在12~16 mmol/L,于外院诊断为"糖尿病性周围神经病变"。

现症见:自觉身体虚弱,体重减轻,面色萎黄,气短乏力,下肢萎软麻木,每缓行不到1里路,即感到腿脚重滞,迈步困难,微恶风寒,容易感冒,情绪低落,有丧失治疗信心的感觉,饮食及二便无明显异常;舌质淡红,苔淡,微黄腻,脉浮缓;血压96/50 mmHg。

辨证:中气虚损,肝肾不足,气郁湿滞。

治法:补中益气,滋养肝肾,理气化湿升阳。

方药:补中益气汤加味。

黄芪30 g,党参15 g,当归12 g,白芍15 g,锁阳12 g,白术15 g,升麻8 g,柴胡8 g,山药20 g,炒枳壳10 g,郁金10 g,黄精20 g,仙鹤草30 g,陈皮10 g。10剂,水煎服,每日1剂,分早晚2次服。

二诊:2011年6月15日。上方服后病症平稳好转,共服28剂。前述诸症及情绪都有明显改善,能连续快走三四里路亦不感到太累,治疗疾病的信心倍增。自此以后,患者一直以来袁长津教授处调治,情况稳定。

按语:本案系糖尿病性周围神经病变,是糖尿病并发症之一,波及周围

感觉及运动神经，可表现出多种临床症状。此患者虽有血糖升高，但没有典型的"三多一少"症状，袁长津教授根据患者主要出现下肢萎软乏力，不耐行走，以及下肢麻木等肌力下降、肢体感觉异常的症状，辨证为虚劳病。消渴一病历来被医家分为上、中、下三消而论治。虚劳病与消渴病是属于中医不同的两个大病，在本案中，它们的证及发展规律是一样的，所以其治法选方也是可以一样的，袁教授对于这种久病、大病往往遵循着"甘药调，回生理"的大法，以恢复人体的自我修复功能为目的。袁长津教授对糖尿病的治疗尤为重视中焦脾胃之功用，脾主运化，主四肢，主为胃行其津液，脾之运化功能正常，则消渴自消。

经验方：袁长津教授认为消渴一病，口渴、多饮多尿、消谷善饥但体倦乏力，切合胃强脾弱、脾运无力、脾不为胃行津液之病机。如辨证都属中气不足、清阳不升，则方用补中益气汤加味，此异病同治之理。黄芪、党参、白术补脾益气化湿；柴胡、升麻、陈皮升提阳气，调理气机；当归养血柔肝，锁阳补肾益精。诸药配伍，效如桴鼓。柯韵伯曰："仲景有建中、理中二法。风木内干于中气，用建中汤；寒水内凌于中气，用理中汤。至若劳倦形气衰少，阴虚而生内热，（阴者，太阴也）。表症颇同外感，唯东垣知其为劳倦伤脾，谷气不盛，阳气下陷于阴中而发热，故制补中之剂，得发表之品，而中自安，益气之剂，赖清气之品，而气益倍，此用药相须之妙也。是方也，用以补脾，使地道卑而上行，亦可以补心肺，损其肺者益其气，损其心者调其荣卫也。亦可以补肝，木郁则达之也。唯不宜于肾，阴虚于下者，不宜升；阳虚于下者，更不宜升也。"故袁长津教授认为在使用补中益气汤时，应考虑患者是否有下焦的虚损，根据其具体情况加入滋养肝肾之品，否则犹如树木之连根拔起，无疑是置患者于死地，需慎之。

（陈毅君　邹宗智）

参 考 文 献

[1] 袁梦石，李旭. 袁长津医案精华［M］.北京：人民卫生出版社，2016.

第七节 肝郁气滞证

一、朱良春从肝论治

朱良春教授主张调理肝脾、益气养阴、和血通脉治疗糖尿病，认为胰岛素是由胰腺分泌的有效化学物质，含量微小，但活性很大，这与肝的疏泄密切相关。肝的疏泄太过和不及，均会导致胰腺分泌功能紊乱，从而产生糖尿病的各种症状。若肝失疏泄，一则使肺失宣肃，津液不布；二则气机郁滞，郁而化火，郁火灼津，均可见口干多饮。疏泄失司，血不归肝，肝主筋，为罢极之本，肝体失养，则筋亦无所养，而见神疲乏力，肢体酸软，不耐劳累；且精血同源，子病及母，肝血不足，肾精亦亏，则可见消瘦、腰酸；疏泄不畅，气机郁滞，气为血之帅，气滞则血瘀，又可见肢体麻木、舌黯紫有瘀斑、脉细弦涩。

医案举例

患者，男，39 岁。

主诉：发现血糖升高 6 年余。

病史：患者于 6 年前发现血糖升高，确诊为糖尿病、胰岛素依赖型，每日需注射胰岛素 30～40 U，患者自备有小型"血糖检测仪"，每日自行检测 2 次血糖，以确定胰岛素剂量。

现症见：面色黧黯，消瘦，伴神疲乏力、口干口苦、手脚麻痛等不适，舌质紫黯，脉细涩。

辅助检查：空腹血糖 17.76 mmol/L，尿糖（＋＋＋），尿酮体检测（＋）。

西医诊断：1 型糖尿病。

中医诊断：消渴。

辨证：肝血不足，肾精亏虚，络脉瘀滞。

治法：补益肝肾，化瘀通络。

处方：自拟"斛乌合剂"。

川石斛 15 g，制首乌 15 g，制黄精 15 g，生地黄 15 g，生黄芪 30 g，淮山药 30 g，枸杞子 10 g，金樱子 10 g，淫羊藿 10 g，乌梅 10 g，丹参 10 g，桃仁 10 g。每日 1 剂，水煎服，分早晚两次温服。

二诊：服上方每日 1 剂，2 个月后，患者精神较振，诸症大减，已无疲乏感，体重增加，胰岛素已减至每日 10 U 左右，嘱其守服原方，每 2 日服 1 剂。

三诊：面色黧黯已消，精神较好，胰岛素已减至每日 5 U。乃嘱停用胰岛素，改用六味地黄丸以一味黄芪汤送服，巩固疗效。2 年后，信访无复发。

按语：此案患者一派肝血不足、肾精亏虚、络脉瘀滞之象，故以乌梅引诸阴药养肝血、填肾精、滋补肝肾之阴，一则敛诸阴专事灌溉枯涸之水木，二则敛肝使其不妄作疏泄，空耗将竭之阴；并予淫羊藿阳中求阴，则阴得阳升而泉源不竭；再佐以丹参、桃仁兼顾络脉之瘀滞，化沟渠之瘀积。待沟渠畅达，水足木盛，则诸症皆消，肝体得养，疏泄得宜，血糖亦平。在现代医学理论中，肝脏亦是糖脂代谢的重要器官，其功能失调也会对血糖产生明显影响。这说明糖尿病久治不愈除与肺、脾（胃）、肾功能失调有关外，与肝的功能失调亦密切相关。如囿于肺、脾、肾功能失调，囿于"上消治肺，中消治胃，下消治肾"之说，疗效终不甚理想。

经验用药：朱老参考清·刘鸿恩肝病用乌梅之说："诸病多生于肝，肝为五脏之贼，故五脏之中唯肝最难调理，盖乌梅最能补肝，且能敛肝，用于阴分药中，功效甚大，凡虚不受补之证，用之尤宜，凡肝经病证，用之皆效。"仿乌梅四物汤（乌梅、当归、生地、熟地、白芍）治消渴之意，在其自拟"斛乌合剂"（川石斛、制首乌、制黄精、生地黄各 15 g，生黄芪、淮山药各 30 g，枸杞子、金樱子、乌梅、淫羊藿、丹参、桃仁各 10 g）中选用制首乌、枸杞子养肝血、补肝肾、平阴阳，乌梅敛阴补阳平虚火，合川石斛、制黄精、生地黄、淮山药滋阴润燥，即为刘鸿恩于阴分药中用乌梅之法。《本草纲目》云："梅，花开于冬而实熟于夏，得木之全气"，且乌梅为青梅熏黑而成，故其性味酸温，合于厥阴肝木、少阳胆木之性。乌梅既有厥阴酸收之味，又有少阳生发之性，故可引领诸阴药静养肝体，又无碍于肝动之用。

二、朱莹"情志论"

朱莹教授主张对糖尿病的治疗应加强对情志因素的干预，从肝论治。她认为肝的疏泄气机功能失常是导致脾瘅、消渴的重要因素之一。《灵枢·五变篇》有云："怒则气上逆，胸中蓄积，血气逆流，髋皮充肌，血脉不行，转而为热，热则消肌肤，故为消瘅。"肝在志为怒，怒则伤肝，肝伤则气血逆乱，气血上逆不通而积蓄为热，病为消瘅。金·刘完素在《河间六书·三消论》中提道："五志过极，皆从火化热，热盛伤阴，致令消渴。"清·叶天士在《临证指南医案·三消》中也指出："心境愁郁，内火自燃，乃消症大病。"二者皆认为情志不畅，会郁而化火，从而导致燥热伤阴，发为消渴。由此可见，古人认为情志不畅，郁而化热，伤津化燥这一病理过程是消渴发生和发展的重要病机。朱莹教授以为，当今社会竞争激烈、生活压力大，人们五志异常以郁怒多见，郁怒则伤肝，肝伤则疏泄失常，气机郁滞，郁而化火，伤津化燥，而发为脾瘅、消渴。

医案举例

患者，女，55 岁。

初诊：2017 年 7 月 22 日。

主诉：发现血糖升高 7 年余。

病史：患者于 7 年前发现血糖升高，至当地医院诊断为 2 型糖尿病。形体肥胖，自诉近期血糖不稳定，伴见胸胁胀闷不舒，情绪烦躁不宁，失眠多梦。

现症见：情绪烦躁，胁肋部胀闷不舒，善太息，口干、口渴多饮，失眠多梦，饮食及二便尚可。舌边尖红，苔白厚腻而干，脉弦滑。

西医诊断：2 型糖尿病。

中医诊断：消渴。

辨证：肝郁气滞，气郁化火，痰火扰心。

治法：疏肝理气，解郁化痰。

处方：温胆汤合青囊丸加减。

柴胡 15 g，半夏 15 g，橘红 15 g，竹茹 15 g，茯苓 20 g，枳壳 12 g，香附 10 g，乌药 10 g，郁金 6 g，合欢花 6 g，木蝴蝶 3 g。共 7 剂，水煎服，每日 1 剂，早晚温服。

二诊：2017 年 7 月 29 日。服用上方 7 剂后，患者自述睡眠较前改善，胁肋部胀满不适减轻。朱莹教授嘱患者守方继进，并嘱其保持情绪乐观，注意日常调摄。半年来症状未见复发。

按语：患者为中老年女性，素体肥胖，肥人多痰湿之邪，患者由于血糖控制不稳而情志不遂，肝气郁结，故出现胁肋部胀闷不舒、善太息之症。气之余为火，火盛则扰动心神，则见烦躁不安、失眠多梦。朱莹教授认为该患者乃肝郁气滞、气郁化火、痰热扰心之证，故以温胆汤来清热化痰安神，合青囊丸疏肝解郁理气。加之以情志疏导，让患者在日常生活中能条畅情志，故患者症状明显改善。

经验方：《读医随笔》有云："医者善于调肝，乃善治百病。"朱莹教授在治疗有情志问题的患者时，遣方用药上除了针对疾患本身外，还常在方中配入柴胡、薄荷、佛手、郁金、合欢花、木蝴蝶等疏肝解郁之品。对于器质性病变不明显的患者，便予以言语引导，尽可能找到患者心中症结，并加以疏导。结合情志疗法，在临床上，治疗效果往往事半功倍。

（李　萍　范彬杨　欧阳意）

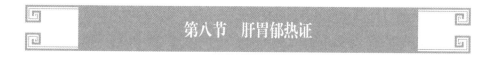

第八节　肝胃郁热证

一、仝小林"郁、热、虚、损"论

任何疾病的自然发展都是一个完整的过程。对于慢性疾病，在没有干预的情况下，由于正邪的斗争、正气的耗损，疾病的发展必然经历由实到虚的过程。因此，糖尿病早期以实证为主，逐渐发展为虚实相兼，至晚期则演变为以虚证为主，而古人对消渴多从虚论，或阴虚，或气虚，抑或阳虚，并不符合一个完整疾病的自然发展过程。《景岳全书》云："消渴者，其为病之肇端，皆膏粱肥甘之气，酒食劳伤之过，皆肥贵人之病也，而贫贱者少有也。"可见古人已认识到消渴起于过食肥甘。"肥贵人"从肥胖转为消渴的过程不是突发的，在其肥胖阶段就已经历血糖逐渐升高的过程，因古人无法检测血糖，故所观察到的消渴仅是血糖升高到一定程度引起临床症状的病程阶段。在糖尿病晚期并发症阶段，由于并发症症状与其他疾病相似，古人往往将并发症归于其他疾病范畴。因此，古代消渴只是糖尿病发展到一定程度的一个自然病理阶段，不能概括糖尿病的全部过程。故仝教授根据《素问·奇病论》中"肥者令人内热，甘者令人中满，故其气上溢，转为消渴"

及糖尿病的现代研究，重新归纳糖尿病的自然演变过程，将其分为郁、热、虚、损四个阶段。

1. 郁证阶段　代表疾病的早期，多数肥胖糖尿病患者在前期肥胖阶段，因过食和少动形成以食郁为先导的气、血、痰、火、湿、食六郁。过食则谷气壅滞中焦，胃纳太过，脾运不及，土壅而致木郁，肝气郁滞不行，加之少动，全身气机不畅，肝之疏泄不能，脾胃升降受阻，土壅木郁更甚。临床表现为肥胖、多食、不耐疲劳等。消瘦糖尿病患者因脏腑柔弱，机体调节能力较差，于内则食入易积，遇事易郁，于外则易受邪气，故机体常处于郁滞状态。临床表现为消瘦、情绪波动、精神抑郁、易外感。糖尿病前期多属于郁的阶段。

2. 热证阶段　代表疾病的发生，肥胖者在中满的基础上化生内热，消瘦者则因脾虚运化无力，中焦郁滞日久化热。此阶段患者常表现出一派火热之象，临床可见易怒口苦（肝）、消谷善饥（胃）、便秘（肠）、大渴引饮（肺）等。糖尿病早、中期多处于热的阶段，其中肥胖型以实热为主，肝胃郁热最为常见；消瘦型以实热兼有本虚为主，胃虚脾热最为常见。

郁热阶段的病理基础是以胰岛素抵抗为主，胰岛 β 细胞损伤轻微，表现为 β 细胞数量增加，分化作用丧失，但 mRNA 水平基本正常，对葡萄糖诱导的急性时相胰岛素分泌消失，但对其他刺激物诱导的分泌反应仍存在。

3. 虚证阶段　代表疾病的发展，前一阶段火热未除，脏腑功能持续亢进，耗散脏腑真气，则脏腑经络等组织器官功能活动无力、气血津液生成及代谢障碍，加之火热灼津、燥热伤阴，故气阴两伤为始，进而阴损及阳，阴阳两虚，同时痰浊瘀血等病理产物积聚内生。如《证治要诀·三消》曰："三消得气之实，血之虚，久久不殆，气尽虚。"此阶段以虚为主，兼有标实，既有气虚、阴虚，甚或阳虚，又常有火热未清，还可夹瘀、夹湿、夹痰等。肺、胃、肝、肾阴虚多与肺燥胃热俱现。由脾运不健渐至脾气亏虚，水饮失运，聚而生湿，水谷精微不归正化，注于脉中成痰成瘀，痰热湿瘀既是病理产物，也是促使疾病进一步发展的重要原因。古代所论消渴即属虚的阶段，消渴病机"阴虚燥热"亦与此阶段病机本质一致，此阶段病理特点为胰岛 β 细胞损伤加重，表现为 β 细胞肥大，脱颗粒，胰岛素储备下降，胰岛 mRNA 水平下降，对精氨酸等非糖刺激物的分泌反应亦受损。

4. 损证阶段　代表疾病的终末，糖尿病后期，诸虚渐重，或因虚极而脏腑受损，或因久病入络，络瘀脉损而成，此期根本在于络损（微血管）

和脉损（大血管）导致脏腑器官的损伤。《证治要诀·三消》云："三消久之，经血既亏，或目无视，或手足偏废无风疾，非风也。"《圣济总录》曰："消渴病久，肾气受伤，肾主水，肾气虚衰，开阖不利，能为水肿。"此期火热之势已渐消退，虚损之象进一步加重，多以气血精津亏损、脏腑功能衰败立论。此期多见阴阳两虚，各种并发症相继而生。病理上，胰岛素抵抗较前一阶段减轻，β细胞损伤愈加严重，表现为胰岛形态结构改变，有胰淀粉酶样蛋白沉积、糖原和脂滴，出现胰岛纤维化，β细胞凋亡速度加快，功能衰竭。郁、虚、损证于本书中其他案例均有提及，此处仅介绍热证案例。

医案举例

患者，男，72岁。

初诊：2008年3月27日。

主诉：发现乙型病毒性肝炎病史15年，血糖升高8年余。

病史：2000年患者因消瘦至医院查空腹血糖8.2 mmol/L，经实验室检查确诊为2型糖尿病，给予口服降糖药治疗，由于血糖控制不佳及转氨酶异常改予胰岛素治疗。目前使用精蛋白锌重组人胰岛素70/30，早12 U、晚8 U，餐前30分钟皮下注射；阿卡波糖片50 mg，每日2次，血糖控制不佳。

现症见：胸闷，憋气，右胁胀满，烦躁，情绪波动后加重，大便干结、一二日一行，小便时有泡沫，纳可，寐安，苔厚腐，舌底瘀，脉弦小滑数。肝色浮于面，色隐黄。

辅助检查：空腹血糖11.5 mmol/L，餐后2小时血糖18.6 mmol/L，糖化血红蛋白（HbA1c）10.3%，乙肝表面抗体（＋），乙肝e抗体（＋），乙肝核心抗体（＋）。

西医诊断：2型糖尿病合并乙型肝炎。

中医诊断：脾瘅。

辨证：肝胃郁热，肝络瘀滞。

治法：清热祛湿，解毒保肝。

处方：大柴胡汤合抵挡汤加减。

柴胡15 g，黄芩30 g，黄连30 g，知母60 g，枳实15 g，大黄6 g，水蛭粉3 g，赤芍30 g，丹参30 g，生姜25 g。水煎服，每日1剂，早晚温服，服用1个月。

二诊：2008年5月13日。患者已服药1个多月，大便正常，日行二三次，胸闷、憋气好转，小便可，纳可，寐安。现注射优泌林，早16 U，晚

14 U；阿卡波糖 50 mg，每日 2 次。复查空腹血糖 9.25 mmol/L，餐后 2 小时血糖 14.1 mmol/L，糖化血红蛋白 8.3%。血糖下降明显，但仍不理想。

处方：原方去丹参，加葛根 60 g，天花粉 30 g，继服 1 个月。

三诊：2009 年 1 月 19 日。患者近 1 周纳差，反胃，少量饮食即感腹胀，时反酸、恶心，无胃痛，食入即打嗝、有味，胸闷不适，右胁肋下偶有发胀，无疼痛。复查空腹血糖 8.1 mmol/L，餐后 2 小时血糖 12.3 mmol/L，糖化血红蛋白 6.6%。面色好转，脉细弦，舌淡、舌底瘀，苔厚腐。患者血糖已逐步降低，症状好转，应进一步侧重保肝治疗，故调整处方。

处方：黄连 30 g，生姜 10 g，赤芍 30 g，丹参 30 g，五味子 30 g，虎杖 15 g，茵陈 30 g，酒大黄 6 g（单包），清半夏 30 g。继服 1 个月。

四诊：2009 年 2 月 9 日。口苦消失，食量增加，胃部不适消失，右胁肋下发胀较之前好转。现口微干，右胁肋仍有胀感。2009 年 2 月 1 日查肝功能见丙氨酸氨基转移酶（ALT）292 U/L，天冬氨酸氨基转移酶（AST）125 U/L。空腹血糖 9.29 mmol/L，餐后 2 小时血糖 13.1 mmol/L。苔黄厚，舌底红。

处方：上方加田基黄 15 g，土茯苓 30 g，苦参 15 g，生姜 15 g。继服 3 个月。

五诊：2009 年 4 月 30 日。诸症好转，但乏力突出，精神欠佳，汗出，纳可，寐安，大便调。2009 年 4 月 10 日查 ALT 90 U/L，AST 45 U/L，糖化血红蛋白 6.8%，当日查空腹血糖 7.27 mmol/L，餐后 2 小时血糖 13.1 mmol/L。舌暗红，苔薄黄，脉细弦。

处方：酒大黄 6 g，黄连 30 g，赤芍 30 g，三七粉 15 g（冲），茵陈 30 g，五味子 30 g，黄芩 30 g，西洋参 9 g，生姜 15 g，灵芝 15 g，黑蚂蚁 15 g。继服半个月后，将上方生姜改为干姜 9 g，制水丸，每丸 9 g，3 次/日，继服 3 个月。

六诊：2009 年 10 月 30 日。乏力好转，右上腹胀闷不适消失，纳眠可，大便基本正常。2009 年 10 月 11 日曾查 ALT 29 U/L，AST 20 U/L，糖化血红蛋白 6.1%。当日查空腹血糖 6.96 mmol/L，餐后 2 小时血糖 12.7 mmol/L。

处方：柴胡 180 g，黄芩 540 g，赤芍 540 g，醋鳖甲 270 g，灵芝 270 g，黑蚂蚁 270 g，三七 270 g，茵陈 270 g，五味子 270 g，田基黄 270 g，虎杖 180 g，鬼箭羽 270 g。配水丸，继服 3 个月善后。

按语：肝脏是人体中葡萄糖代谢的重要器官，当各种肝病导致了肝脏功能受损，常影响正常的糖代谢，甚至出现糖耐量减退或糖尿病，所以这种继发于慢性肝实质损伤的糖尿病称为肝源性糖尿病。临床上，肝源性糖尿病的治疗应首先治疗原发病，其次是对糖尿病血糖的控制，血糖在一定程度上反映了肝功能的水平，二者呈相辅相成的关系。肝源性糖尿病属于中医学"消渴""消瘅"等范畴。其病位在肝，根据症状和舌脉，判断证属肝胃郁热，毒损肝络，病机关键为湿、热、瘀，而湿、热、瘀等病理产物蕴积日久，均酿为"毒"，侵袭肝脏本体。正如尤在泾在《金匮要略心典》中曰："毒，邪气蕴结不解之谓。"《素问·五常政大论》言："夫毒者，皆五行标盛暴烈之气所为也。"故总的治疗原则为清热利湿，活血化瘀，解毒保肝。患者初诊时，血糖偏高，急则治标，以调控血糖为主，后血糖下降，改以治疗原发病为主，行保肝治疗。仝教授先后应用大柴胡汤、抵挡汤、小半夏汤、大黄黄连泻心汤、茵陈蒿汤等方剂"治肝"。肝硬化是慢性乙肝的主要结局，故本病例预防肝硬化便十分重要。

经验方：仝教授认为脾瘅多见于肥胖 2 型糖尿病患者的前期和早期阶段，常因饮食不节或过食肥甘而造成脾胃气滞，或因情志失调形成肝郁气滞，病机为气郁脾滞所致内热中满，此期证候以郁滞为主，热象不显，治疗原则为开郁清热，常选用辛开苦降、解郁散结为主的方剂，如半夏泻心汤或大柴胡汤加减治疗。本类方剂往往以柴胡、半夏等行气开痞的药物为主药，清热药物常选黄芩、黄连、栀子等清中上焦热为主的苦寒清热药物，以少量或中等剂量为臣药，配合枳实、大黄等理气导滞的药物为佐使，辛开苦降，在内热深结之前使热随郁滞而去，截断病程进展。

二、袁长津"中满内热"说

中满指因饮食停滞所致的脘腹胀满，内热指体内脏腑阴阳偏胜之热。袁教授认为肥胖之人喜食肥甘厚腻之品，若过食，则水谷积滞于中焦脾胃，可发为中满；纳食过多，脾胃运化功能失司，水饮痰浊内生，脾土壅滞而酿生内热。脾滞则肝郁，肝气郁结不行，加之肥人少动，全身气机不畅，肝之疏泄受阻，脾胃气机升降失常，土壅木郁亦更重。消瘦之人常因脏腑较于常人更为柔弱，纳食于内则更易产生积滞，遇事易郁，且机体调节能力较差，于外则易感受邪气，故机体常处于郁滞状态。袁教授根据《素问·奇病论》中"肥者令人内热，甘者令人中满"并结合自身临床经验，采用"中满内热"一说来解释肝郁气滞型糖尿病患者的病因病机。

医案举例

患者，男，36 岁。

初诊：2012 年 10 月 21 日。

主诉：发现血糖升高 1 年余。

病史：患者于 1 年前单位体检时发现血糖升高，糖化血红蛋白 11.2%，诊断为 2 型糖尿病，先后使用二甲双胍、格列齐特等药物及胰岛素注射控制血糖，血糖控制不佳。现用西药：二甲双胍 0.5 g，每日 3 次；吡格列酮 1 mg，每日 1 次；艾塞那肽注射液早、午各 5 μg，重组甘精胰岛素注射液睡前 12 μg。

现症见：易汗出，易上火，面部痤疮，唇周多见，纳佳，喜食肥甘厚腻，食后亦腹胀，夜寐可，大便溏稀，每日 2 次，小便偏黄，少量泡沫，夜尿 1 次。舌红，苔黄腻，脉沉弦滑、偏数。

西医诊断：2 型糖尿病。

中医诊断：脾瘅。

辨证：湿热中阻，肝郁气滞。

治法：清热利湿，疏肝解郁。

处方：半夏泻心汤加减。

柴胡 15 g，黄连 12 g，半夏 12 g，知母 30 g，赤芍 30 g，红曲精 6 g，茵陈 30 g，生大黄 6 g，西洋参 6 g，生姜 12 g，大枣 6 g。共 14 剂，水煎服，每日 1 剂，早晚温服。

二诊：2012 年 11 月 20 日。易上火症状缓解，面部痤疮较前明显减少，仍易汗出。糖化血红蛋白 7.5%。现用西药：二甲双胍 0.5 g，每日 3 次；吡格列酮 1 mg，每日 1 次；艾塞那肽注射液早、午各 5 μg。

处方：生大黄加至 9 g。嘱停用吡格列酮。

三诊：2012 年 12 月 23 日。糖化血红蛋白 6.2%，空腹血糖 7.43 mmol/L。现用西药：二甲双胍 0.5 g，每日 3 次；艾塞那肽注射液早、午各 5 μg。

处方：上方加山茱萸 12 g，枸杞子 6 g，黄芪 15 g。

四诊：2013 年 1 月 25 日。易汗出症状较前明显好转。糖化血红蛋白 5.5%，空腹血糖 8.02 mmol/L。现用西药：二甲双胍 0.5 g，每日 2 次；艾塞那肽注射液 10 μg，每天 1 次。

按语：该患者以"湿热郁滞"为主，同时又兼有"虚损"，故在治疗时，袁教授牢牢把握脾瘅的发展过程及"中满内热"这一病机，从肝脾着手，辛开苦降，清热利湿，疏肝解郁，兼以益气养阴，固表敛汗。通过4个月的治疗，糖化血红蛋白由11.2%降至5.5%。空腹血糖在停用重组甘精胰岛素注射液、吡格列酮后曾反弹上升，后又稳定下降，易汗出、易上火、腹胀等症基本消除。

经验方：袁教授认为"中满内热"之脾瘅、消渴患者，兼有腹胀大便秘结者可加槟榔、莱菔子；纳呆者加焦山楂、神曲、麦芽；情志不畅者加牡丹皮、赤芍；寐差者加炒酸枣仁、五味子；脾气亏虚者加山药、黄精；口渴者加西洋参、石斛、麦冬；气滞者加青皮、川楝子；大便干结者加生地黄、火麻仁；湿热下注、肢体酸重者加秦皮、威灵仙、防己；湿热伤阴者加天花粉、生牡蛎；心烦者加黄连；乏力、汗出者多加西洋参、乌梅、桑叶；肝火上炎者加用夏枯草、黄芩；火热动风者加天麻、钩藤、罗布麻；痰湿较重者加苍术、半夏；肥胖者加莱菔子、决明子；关节疼痛者加络石藤、忍冬藤；有肝功能异常者加五味子、虎杖，若合并肥胖、血脂升高加红曲、何首乌。

三、毛以林喜用"黄连、黄芩"苦寒清热

毛以林教授是湖南省著名中医，湖南省中医院大内科主任、主任医师、博士研究生导师。14岁问道岐黄，熟读经典及各家学说，曾访遍名师，师从国医大师朱良春、张学文教授和湖南省名中医熊继柏、旷惠桃教授，今已临证30余年，诚可谓学验俱丰。擅长以中医药治疗甲状腺疾病、乳腺疾病、消渴病、顽固性心力衰竭、心律失常、扩心病、类风湿性关节炎、慢性肾炎、外科妇科常见病、内科疑难杂症。重视升补宗气，强调宗气—中气—肾气的协同作用，强调调补阴阳须谨守病机，不宜偏颇，重视经络辨证，衷中参西，在辨证基础上运用中医现代研究成果，审证求因，知常达变。

《内经》认为五脏虚弱、过食肥甘、情志失调是引起消渴的原因，而内热是其主要病机。《外台秘要·消中消暑肾消》引《古今录验》说："渴而饮水多，小便数……甜者，皆是消渴病也。"又有"每发即小便至甜""焦枯消瘦"，对消渴的临床特点做了明确的论述。《证治准绳·消瘅》在前人论述的基础上，对三消的临床分类做了规范，"渴而多饮为上消（经谓膈消），消谷善饥为中消（经谓消中），渴而便数有膏为下消（经谓肾消）"。

情志失调或长期过度的精神刺激，如郁怒伤肝、肝气郁结，或劳心竭虑、营谋强思等，以致郁久化火，火热内燔，消灼肺胃阴津而发为消渴。正

如《临证指南医案·三消》说："心境愁郁，内火自燃，乃消症大病。"肝主疏泄，调畅气机，若肝的疏泄功能正常，则气机条畅，水津输布正常；如肝失疏泄，则气机不畅、水津输布失常，如在此基础上，或五志过极，或肝郁化火，则上损肺津，中伤胃液，下耗肾水，可发为消渴。故认为，肝气郁结是消渴的主要病机之一，治当重视疏肝解郁、调畅气机。

医案举例

患者，男，57 岁。

主诉：口干多饮 1 年。

病史：口渴多饮，多食善饥，反酸嘈杂，胸骨后灼痛，两胁胀闷，心烦易怒，口干口苦，小便味甘，大便秘结，形体消瘦。舌质红，苔黄腻，脉弦滑。

辨证立法：胃为水谷之海，主腐熟水谷，脾为后天之本，主运化，为胃行其津液。脾胃受燥热所伤，胃火炽盛，脾阴不足，则口渴多饮，多食善饥；肝经病变，则两胁胀闷，心烦易怒；犯胃则胃失和降，反酸嘈杂，胸骨后灼痛；脾胃运化无力，津液不能上承则口干口苦；脾气虚不能转输水谷精微，则水谷精微下流注入小便，故小便味甘；脾虚传送无力，糟粕内停，致大肠传导功能失常，肝主疏泄气机，肝气郁滞，气滞不行，腑气不能畅通，则大便秘结；水谷精微不能濡养肌肉，故形体日渐消瘦。舌质红，苔黄腻，脉弦滑，乃肝经火郁之候。

中医辨证：肝胃郁热，胃失和降。

治法：疏肝解郁，和胃降逆。

方药：加味左金丸。

黄连 6 g，吴茱萸 5 g，栀子 10 g，黄芩 10 g，乌贼骨 20 g，煅瓦楞 30 g。共 14 剂，水煎服，每日 1 剂，早晚温服。

按语：左金丸出自《丹溪心法》卷一，为泻火剂。具有泻肝火、行湿、开痞结之功效。主治肝火犯胃，嘈杂吞酸，呕吐胁痛，筋疝痞结，霍乱转筋。消渴病发病机制多为阴虚燥热，以肾阴不足为本。但同时燥热之邪又可伤阴耗气，导致阴阳俱损；脾阳虚弱，升清降浊无权，精微不布而致水湿痰浊之邪内生，阻滞气机，气滞血行不畅而成本病。方中黄连为君，一则与吴茱萸相伍，亦可入肝经而清肝火；二则善清胃热；三则泻心火，寓"实则泻其子"之意。栀子泻火除烦，清热利湿，凉血解毒；黄芩清热燥湿，泻火解毒；乌贼骨涩精止带，制酸止痛；煅瓦楞消痰化瘀，软坚散结，制酸止痛。诸药合用，共奏辛开苦降，肝胃同治之功；寒热并用，主以苦寒。

毛以林强调中医治病之精妙在于调整阴阳，恢复人体之内稳态，因此补阴补阳均应以平为期，方可谓治病必求于本。他在专著《步入中医之门4——火神派热潮之冷思考》中对滥用温补进行了批评，认为中医治病不应固执一法，而应坚守"辨证论治"之准则。谨守病机同样是辨治消渴疾病的基本原则。消渴病日久，易发生以下两种病变：一是阴损及阳，阴阳俱虚。消渴虽以阴虚为本，燥热为标，但由于阴阳互根，阳生阴长，若病程日久，阴损及阳，则致阴阳俱虚。其中以肾阳虚及脾阳虚较为多见。二是病久入络，血脉瘀滞。消渴病是一种病及多个脏腑的疾病，影响气血的正常运行，且阴虚内热，耗伤津液，亦使血行不畅而致血脉瘀滞。血瘀是消渴病的重要病机之一，且消渴病多种并发症的发生也与血瘀密切相关。

《沈氏尊生书》中也指出："郁火凝结，久成痰毒。"毛教授认为毒邪、痰浊、膏浊、水湿、瘀血等病理产物常相互搏结，只有化解其胶结，破散血块，开通闭结，才能使血液正常运行。

清热化瘀适用于热毒入血分，常用清热解毒药与具有活血化瘀作用而性味辛凉之品配伍，如丹参、牡丹皮、栀子、赤芍、凌霄花、落得打、地龙、紫草、白蔹、鱼腥草、鬼针草、败酱草、地耳草、人中白、山慈姑、七叶一枝花、漏芦、白花蛇舌草等，可配生地黄、玄参、水牛角、金银花、连翘、黄芩、黄连、大蓟、小蓟等，常用方有大黄牡丹汤。

清热解毒法适用于瘟疫、温毒及多种热毒病证或疮疡疔毒，症见高热烦扰、口燥咽干、便秘尿黄，或吐衄发斑，或红肿热痛，舌红苔黄，脉数有力等。常用黄连、黄芩、黄柏、石膏、金银花、板蓝根、大青叶、连翘、蒲公英等药物来寒凉解毒、苦寒解毒、甘寒解毒。寒凉解毒常用的药物有黄连、大黄、黄芩、山栀子、黄柏，其清热解毒之力最强，故颇受临床医师重视。

（李　萍　范彬杨　欧阳意）

参 考 文 献

[1] 仝小林. 糖络杂病论 [M]. 2 版. 北京：科学出版社，2014：324－325.

第九节 热盛伤津证

一、仝小林大剂量苦寒直折热势

基于糖尿病以"热"为病机本质及糖尿病的常见临床症状，仝小林认为糖尿病的基本病机是火热盛极，灼阴耗气。因此，治疗应以苦寒直折、清热泻火为首务，辅以滋阴生津益气。此时一般的清热滋阴之治无力取效，必须以大剂苦寒，峻急专攻，直折热势，方能收效。

医案举例

患者，男，26 岁。

主诉：口干、消瘦 3 周。

病史：口干渴甚，极欲饮水，易汗出，小便频多，乏力，消瘦明显，20 日内体重下降 10 kg，胸闷，胃胀，视物模糊，矢气多，大便干燥。舌质暗，苔少，舌下静脉增粗，脉沉略数。当日空腹血糖 20 mmol/L。

中医辨证：三焦火毒，热灼津伤证。

治法：苦寒直折，泻火涤痰滋阴。

方药：三黄汤合白虎汤、小陷胸汤。

黄连 90 g，黄芩 60 g，生大黄 6 g，生石膏 60 g，知母 60 g，天花粉 30 g，清半夏 9 g，瓜蒌仁 30 g，生山楂 30 g，干姜 12 g。共 21 剂，水煎服，每日 1 剂，早晚温服。

二诊：服药 21 剂，自诉口渴明显减轻，胸闷、胃胀及矢气多的症状消失，大便已正常。当日空腹血糖 6.3 mmol/L，餐后 2 小时血糖 5.6 mmol/L。调整处方：知母 30 g，生石膏 30 g，葛根 30 g，天花粉 30 g，黄连 30 g，干姜 6 g，生大黄 3 g，水蛭粉 9 g。水煎服，每日 1 剂，早晚温服，服用 2 个月。

三诊：服用 2 个月后，血糖平稳，空腹血糖 6.3 mmol/L 左右，餐后 2 小时血糖 6.6 mmol/L 左右，糖化血红蛋白 6.2%。故可改以丸剂缓慢调理。调整处方：干姜 1 g，黄连 6 g，黄芩 4 g，西洋参 3 g，知母 5 g，天花粉 4 g，生大黄 1 g，水蛭粉 3 g。制水丸，每次 9 g，每日 3 次，服用 3 个月。

按语：方中黄芩、黄连、生大黄合为三黄汤，三药均为苦寒之品，擅于清泻火热，为苦寒直折之剂。尤其黄连，苦寒降糖之功甚著，以之为君，用量高达90 g，冀其大剂苦寒直击病本，以苦制甜而降糖。同时合用60 g黄芩，用量亦远超常规，其意皆在增强苦寒清泄之力，直折火势。若纯以苦寒直折，恐为冰伏热势，非长久之策。故一方面以大黄通腑泄热，使直折之火热随粪便而出，不至冰伏体内，又有急下存阴之意，使热去而不伤阴；另一方面反佐干姜辛温守中，护脾胃之阳，安其内则可放胆用三黄之苦寒而攘其外。此外，清半夏、瓜蒌仁合黄连成小陷胸汤，涤痰除热，使热无所附；生石膏、知母取白虎汤意，合天花粉清热生津，使津有所生；山楂合芩、连苦酸制甜，消膏降浊。诸药合用，泄其鸱张遍野之热，复其焚烬涸泽之津，热去津生则糖自降。此案初以三黄、白虎、陷胸合方加减，苦寒直折；继以白虎汤加减，泻火滋阴；后用干姜黄芩黄连人参汤加减，清热补气养阴，调理善后。由最初以大剂苦寒之药直折火势，渐至以小量苦寒甘凉之味清润调补。初用汤剂涤荡除疾，后以丸剂缓图固本。全程体现刚柔之道，病重势急，当重拳出现，大剂克敌；病轻势缓，则微调久服，小剂治世。

经验方：仝小林——干姜黄芩黄连人参汤。

组成：干姜6~9 g，黄连15~45 g，黄芩15~45 g，太子参15~30 g。

功效：清热降浊，益气养阴。

主治：瘦型糖尿病（消瘅）。

煎服法：急性期，水煎服，每日2次；缓解期，配水丸，3 g/次，每日3次。

方解：太子参性平和，益气生津，或可用西洋参益气养阴，黄连、黄芩苦寒清热，干姜护胃。"苦酸制甜"，黄连最苦，最能降糖，临证治疗血糖控制欠佳的糖尿病患者，常重用苦味药黄连30~60 g，降糖效果显著，未见明显不良反应，干姜6 g反佐，以制黄连、黄芩之苦寒，又与二黄构成"辛开苦降"手法。本方出自《伤寒论》359条："伤寒本自寒下，医复吐下之，寒格，更逆吐下；若食入口即吐，干姜黄芩黄连人参汤主之。"临床适用于瘦型糖尿病，降糖效果明显，同时可以改善症状。

加减：证病结合。针对病：伴高血脂，加红曲15 g，五谷虫30 g，生山楂30 g，化橘红30 g；伴高尿酸血症，加威灵仙15 g，汉防己30 g；伴高血压，加地龙30 g，怀牛膝30 g，葛根30 g。

针对证：伴血瘀，加三七6~15 g，鸡血藤30 g，水蛭粉3~6 g（冲），酒军 3 g；伴阴虚，加花粉 30 g，生牡蛎 30 ~ 120 g；伴阳虚，淡附片 6 ~ 30 g，肉桂 6 ~ 15 g。

二、衡先培清热生津方

衡先培，福建省人民医院内分泌科主任，福建中医药大学教授，医学博士后，现任福建省中西医结合学会糖尿病学分会主任委员，中华中医药学会糖尿病分会常务委员，国家中医药管理局重点学科内分泌科负责人，国家自然科学基金项目同行评议专家，国务院学位委员会及教育部学位与研究生教育发展中心函审专家，中华医学科技奖第三届评审委员会委员。其对于中药治疗糖尿病颇有研究，临床常用清热生津方加减治疗 2 型糖尿病热盛津伤证，药方组成为桑白皮 10 g，地骨皮 10 g，白芍 10 g，五味子 6 g，石膏 10 g，知母 10 g，荔枝核 15 g，玉竹 10 g，石斛 10 g，葛根 15 g，天花粉 10 g。衡先培治疗消渴颇具特色，如善用药对，三消兼顾，用药轻柔，注重酸味药物的应用，巧用荔枝核除烦止渴等。

（一）善用药对，三消兼顾

衡教授认为糖尿病患者三消症状夹杂存在，故临床用药不可截然分开，要兼顾所有并有所侧重。在治疗热盛津伤型糖尿病患者时兼顾肺、胃、肾三脏，并根据侧重的脏腑调整药量，既符合整体观念，又符合辨证论治；既做到统筹兼顾，又抓住主要矛盾。对于阴津不足、燥热偏盛的患者，治疗思路是既要清热，又要生津，清热是祛除病因，生津是治疗目的，从根本上缓解患者消渴症状。善用药对，清热从肺热、胃热、肾中虚火三方面着手：桑白皮、地骨皮相配可清泄肺热及肝肾虚火，对于阴液不足导致的虚热，如潮热、盗汗等效果甚好；石膏、知母均入肺胃二经，配伍后可增强清热止渴除烦之功，二药配伍，清中有润，润中有散，透邪外出，用于缓解糖尿病患者口干舌燥、口渴多饮、多食易饥、大便偏干、舌红苔黄或苔少津亏等症状。

（二）注重酸味药物的应用

1. 酸甘化阴　酸甘化阴法是指将酸味药与甘味药配伍后产生滋养阴液、生津益气功效的一种治法，属于"养阴法"范畴。与一般养阴法相比，其优点在于两种性味的药物一敛一滋，既能滋阴生津，又能防止津液丢失。甘味药滋生津液，酸味药固摄津液，发挥协同作用，较单纯应用一种性味的养阴药物效力更佳。衡教授采用白芍、五味子等药物收敛阴津，除白芍外其他药物均为甘性药物，性味甘平、甘寒或甘凉。成无己释云："酸以收之，甘以缓之"，故酸甘合用以补阴血，这是关于酸甘化阴的最早论述之一。

2. 疏肝柔肝，以酸制甘　肝主疏泄，具有调畅气机的生理功能，与脾主运化的生理功能密切相关。肝木条达，气机调畅，脾主运化的功能才可正常发挥，津液才能正常化生、输布。《素灵·微蕴消渴解》云："消渴之病，则独责肝木而不责肺金。"意在强调补肝调肝对治疗消渴病的重要性。白芍性酸，主归肝、脾经，有补血柔肝、平肝止痛之功。肝气得以濡养，疏泄有度，津液化生、输布方可正常。"酸能胜甘，酸能克甘"是中医五行五味理论与中药四气五味学说的基本观点。从五行来讲，即木克土；从五味来讲，即酸胜甘。中医五行五味理论认为：各种性味的药物之间相生而化，相克而制。这里的制是制约，为良性克制。五味在疾病发生发展过程中具有重要作用，正如《金匮要略》中所说"五脏病各有所得者愈"。从人体五脏的关系来讲，肝对脾的克制在于调畅脾胃气机，使脾土不壅。酸为肝之本味，能补肝体、调肝用，使肝有所藏、肝木调达，则脾运化健旺，津液得以化生、输布正常。同时，脾的运化功能恢复，方可消肥甘厚腻之积，防止内热产生及阴津进一步损耗。

医案举例

患者，女，59 岁。

主诉：发现血糖升高 12 年，口干多饮加重 1 周。

病史：2015 年 1 月 27 日初诊，糖尿病病史 12 年。曾就诊于福州市某医院，服用格列齐特、二甲双胍片治疗，偶有在社区医院注射维生素 B_1 治疗。近 1 周来口干多饮加剧，夜尿每晚 2～3 次，四肢末梢麻木，上半身皮肤瘙痒，伴头晕、乏力，饮食一般，睡眠欠佳，大便二三日一行。舌红，舌苔无，脉微数。

中医辨证：热盛津伤证。

治法：清热养阴，生津止渴。

方药：清热生津方。

桑白皮 10 g，地骨皮 10 g，白芍 10 g，五味子 6 g，石膏 10 g，知母 10 g，荔枝核 30 g，玉竹 10 g，石斛 10 g，天花粉 10 g，牡丹皮 10 g，葛根 10 g，芦根 10 g。共 14 剂，水煎服，每日 1 剂，早晚温服。并嘱患者禁食寒凉油腻食物，加强体育锻炼。

二诊：2015 年 2 月 3 日。口干稍减，脉平，舌苔有所好转。上方葛根至 15 g，以舒郁生津、升阳化津，嘱患者服用 1 个月后再来复诊。

三诊：2015 年 3 月 20 日。口干明显减轻，夜已经能小卧，精神亦有好转迹象，后随证调治，最终康复。

按语：在消渴的初期阶段，或消渴长期失治，或疗程不足而断续诊治，患者出现口干喜饮，舌质红，苔薄或无苔，或有多食易饥等，即属燥热伤津。此燥热为本，津伤为标。但临床表现主要由津伤直接引发，患者常以口干为第一主诉症状。因此，衡教授认为治疗时控制症状重在养津生液。津液虽为阴质，但津液亏虚与阴虚有本质的不同，临床在处方时要注意将养津生液与补阴区别开来，这是提高临床疗效的重要方面。要使养津生液疗效持续，就必须同时清除燥热，以护津液。方中葛根、知母、天花粉、芦根清热不伤津兼能生津，是标本兼治之剂；玉竹、石斛生津养胃液，使液足能化津；五味子酸甘化津，为止渴最善之品，加白芍，亦取其酸甘生津之效；用牡丹皮走血分，一可透热外出，二可防邪热深入营血分，具有既病防变的意义；石膏、知母均入肺胃二经，配伍后可增强清热止渴除烦之功，二药配伍，清中有润，润中有散，加桑白皮、地骨皮，加强泄热之力又不至于苦寒伤津。荔枝核性温，擅行散滞气，《本草纲目》中有"荔枝属阳，主散无形质之滞气"的记载，用于糖尿病的治疗，当是取水液"得温则行"之意，气行津散，水精四布而渴自愈。

经验方：衡先培清热生津方适用于以烦渴多饮、口干舌燥、尿量频多、舌尖红、苔微黄、脉数为主症的热盛津伤证。药用：葛根 15 g，天花粉、知母、玉竹、石斛、桑白皮、地骨皮、白芍各 10 g，荔枝核 15 g，石膏 10 g。其中葛根、知母、天花粉、芦根清热生津，标本同治；玉竹、石斛滋阴润燥；白芍酸甘化津；若烦热者，加桑白皮、地骨皮，《脏腑药式补正》云："地骨皮，能清骨中之热，泄火下行；以视桑皮，则寒凉又胜一筹，而清肺热、导气火……则与桑皮异曲同工。"桑白、地骨二皮此药对源于《小儿药证直诀》，桑白皮偏入气分，可泄肺中邪热，地骨皮擅入血分，主去肺中伏火，二药皆寒凉、味甘，相须为用，一气一血，可达清肺热而不伤阴、滋阴液而不收敛邪气之功，两药合用，共奏清热滋阴之效。若气滞者加荔枝核行气化痰；若燥热炽盛，大便不通者加石膏清泄肺胃热盛。

（李　萍　欧阳意）

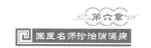

第十节 其他证

一、吴深涛"浊毒启变"论

吴深涛教授系天津中医药大学第一附属医院内分泌科主任，博士生导师，天津市名中医，国家中医药管理局确定的第六批全国老中医药专家学术经验继承工作指导老师。长期从事临床、教学及科研工作，学验俱丰，辨证精当，临证推崇经方，擅治疑难杂症。吴教授结合多年临床经验，认为糖尿病早期阶段的病机多为饮食、情志等因素引发的机体气机不畅、代谢失常，水谷不化精微，反生壅滞之气，内郁血分而生成病理产物——血浊，而浊邪胶着黏滞之性又决定了其蕴于阴血之中且极易酿致毒性，即由浊致毒，浊与毒两者常相生相助为虐而变生他疾，是变生多种病证的核心所在。故浊毒是贯穿糖尿病病变之始终的启变要素，血浊内瘀为高血糖之启动因素，而浊毒损害则是糖尿病病机转变之要素。

浊毒作为病邪，属性虽为实邪，但因其由浊致毒的过程贯穿糖尿病病变之始终，即使在虚证阶段亦缠绵其中，故糖尿病患者无论虚实体内均始终有浊毒缠绵。临床表现可分为三个阶段，以下分别介绍。①隐匿阶段：以壅滞之气化生血浊为主要病理变化，此阶段往往临床症状不显，或仅现尿浊多沫，或尿液黏稠，或可能伴有口黏或干苦、多饮等症状。②显现阶段：此阶段病理变化为浊毒内蕴或化热，多伴伤阴，而临床开始显现包括"三多一少"在内的各种症状。常见的浊毒的主要表现为口干苦黏腻，乏力和头身困重无力，大便欠畅或干燥，双腿胫前皮肤现褐色斑，舌暗红，苔黄腻或燥，肥胖或单腰腹肥，血糖多居高不下或伴脂代谢紊乱，或伴皮肤及外阴瘙痒，或伴疔疮肿痛，或伴潮热。③变异阶段：高血糖的毒性作用是引发多种并发症的重要因素，随浊毒所伤脏腑经络不同而变证多端。

吴教授认为浊毒隐匿、显现、变异三阶段分别存在于糖尿病中医分期中的脾瘅期（糖耐量减低、异常）、消渴病期（2型糖尿病）和消瘅病期（糖尿病并发症）三期，分期运用化浊解毒法可取得良好疗效。在脾瘅期，脾不散精或散精力弱，使水谷精微不得被运化利用而产生壅滞之气，须修复脾主散精之功以断浊毒之源。消渴病期最重要的是控制血糖、祛除浊毒、扶助正气、预防并发症的出现，施治时可在养阴清热或益气养阴，甚至益肾温阳的方剂中，酌加化浊解毒之品，化浊解毒与扶正兼顾。在消瘅病期需注意辨病与辨证结合、整体与局部结合，祛局部之毒，促保护因素，祛邪与扶正兼顾。

医案举例

患者，男，42岁。

主诉：乏力、口干1个月。

病史：体检时发现血糖、血脂升高，空腹血糖7.9 mmol/L，三酰甘油3.1 mmol/L，糖化血红蛋白7.1%，彩超示中度脂肪肝。未曾服用西药。

现症见：周身乏力，晨起觉口干、口苦、口中黏腻，多饮，多食，大便黏滞不爽，小便黄，夜寐尚可，舌红、苔黄腻，脉弦滑。

辨证立法：浊邪久积易化热酿毒，则见口中黏腻，小便黄；津液不布，致上焦津燥则口干、口苦；脾胃受燥热所伤，胃火炽盛，脾阴不足，则多饮、多食；浊毒胶着壅滞，蕴结于肠腑，则大便黏滞不爽；舌红、苔黄腻，脉弦滑，乃浊毒内蕴之候。

中医辨证：浊毒内蕴证。

治法：化浊解毒。

处方：大柴胡汤加减。

北柴胡20 g，黄芩15 g，枳壳20 g，黄连20 g，清半夏15 g，白芍30 g，干姜10 g，熟大黄6 g，僵蚕10 g，玄参20 g，丹参20 g，赤芍20 g，佩兰30 g。共7剂，水煎服，每日1剂，早晚温服。

二诊：服药7剂，诸症好转，自觉神清气爽，大便通畅。查空腹血糖7.9 mmol/L，舌红、苔黄，脉弦。诸症缓解，考虑患者血脂偏高，故上方加红曲20 g以降血脂，继服14剂。

三诊：患者诸症皆无，期间查空腹血糖6.0 mmol/L，三酰甘油2.2 mmol/L，上方加鬼箭羽20 g以稳定血糖，继服14剂。嘱患者注意控制饮食、加强运动，如无不适可停药观察。1年后因感冒来诊，血糖平稳，血脂亦正常。

按语：此患者诸症乃浊毒内蕴，影响气机运行。脾不散精，升清降浊失司，水谷精微壅滞而瘀生血浊，血浊内蕴而致诸症，用大柴胡汤通腑泄浊，推陈致新，升降散，升清降浊，化浊解毒，恢复正常气机运行。黄连解毒燥湿；玄参凉血养阴，解毒散结；佩兰化湿浊之邪；僵蚕祛风止痉、化痰散结；并加丹参、赤芍活血化瘀；全方可达血行津布、热清、浊化、毒解之功。复诊加红曲，现代药理研究证实红曲有很好的降血脂作用，且可健脾益气，消食化滞。浊毒非独伤脾胃，浊性黏滞，缠绵难去，易化热酿毒；浊性胶着，易夹痰夹湿、瘀滞气血；浊邪害清，易伤阴损阳、耗伤气血；浊邪弥散，故致病广泛。故此，临床浊毒所致杂病亦较多见。浊毒作为致病因素具有特定的病理特点，或昭然于表，或隐匿于中，或为致病之源，亦或夹杂助病，临证还需细辨审度，才能有的放矢，药到病除。

经验方：吴教授根据糖尿病的演变过程将其分为脾不散精、血浊内生和由浊转毒、浊毒内蕴两个过程，脾不散精、血浊内生相当于糖耐量异常阶段，由浊转毒、浊毒内蕴相当于糖尿病阶段。治疗中应区分不同阶段施治。在脾不散精、血浊内生阶段遵循运脾散精，行滞化浊原则；在由浊转毒、浊毒内蕴阶段遵循化浊解毒原则。脾不散精、血浊内生阶段：临床表现不明显症状，或见尿浊多沫，或尿黏浊，或口干、口渴、多饮、多食，体胖身重，周身困乏，倦怠无力，舌淡或红、苔黄腻，脉滑数或弦数。予运脾散精、行滞化浊之七味白术散（《小儿药证直诀》），药用：白术、茯苓、人参、木香、藿香、葛根、甘草。方解：白术、茯苓、人参、甘草健脾益气；木香理脾消滞；藿香化浊健脾；葛根取其升清之力。全方以运脾生清、助散精微为首要。气虚者可加适量黄芪以益气健脾；口干、口渴明显者加麦冬、花粉以养阴生津。由浊转毒、浊毒内蕴阶段：口苦黏腻，尿液混浊，消瘦或肥胖，头身困重，神疲乏力，腰膝酸软，大便不爽或干燥，伴有口干、多饮、多食、尿多，或皮肤及外阴瘙痒，或疔疮肿痛，或潮热，或双腿胫前皮肤可见褐色斑、舌暗红、苔黄厚腻或燥，脉细数或涩。化浊解毒，自拟化浊解毒方，药用：苍术、玄参、武靴藤、黄连、丹皮、生黄芪、丹参、佩兰、生地。方解：武靴藤集清热凉血解毒于一身，辅以黄连更能解毒燥湿；玄参配丹皮、凉血养阴，解毒散结；生黄芪健脾升清解毒；苍术可化浊扬清；佩兰可化湿浊之邪；丹参合生地化瘀护阴。全方可达血行津布、热清、浊化、毒解之功。口干、口渴者，可加知母、花粉养阴生津；如表现口大渴、易饥、便秘等阳明腑实证者，则可加白虎汤化裁；当表现口干、多饮、多尿、虚烦等阴虚燥热证者，可加增液汤化裁。临床可以根据不同兼证加减。

二、熊曼琪泄热逐瘀

熊曼琪认为泄热逐瘀法与单纯清热、通下及祛瘀法有不同的意义和治疗作用。单纯的清热法虽可一时减轻"三多"症状，但作用短暂；单纯通便法，如用开塞露清洁灌肠，虽可达到通便的目的，但没有明显的治疗作用；单纯的祛瘀法亦难达到逐瘀活血的目的，此乃瘀热互结在里之故。本泄热逐瘀法，泄热通下与逐瘀活血并用，通导瘀热下行，针对瘀热互结在里之病机特点，使邪去正安，病情得以控制。

医案举例

患者，女，38岁。

初诊：1987年4月25日。

主诉：反复多饮、多食、多尿3年半，加重半年。

病史：患者反复多饮、多食、多尿3年半，服用消渴丸、苯乙双胍（降糖灵）以及中药治疗，未规律服用药物。

现症见：患者多饮、多食、多尿，多汗，视物模糊，双下肢麻木、疼痛，乏力，大便干，三四日一行，舌暗红，苔薄黄，舌下络脉青紫，脉弦涩。

诊查：血糖为14 mmol/L，尿糖（＋＋＋）。

临床诊断：2型糖尿病。

辨证：瘀热互结，气阴两虚。

治法：泄热逐瘀，益气养阴。

处方：桃核承气汤加味。

桃仁12 g，桂枝9 g，大黄10 g，芒硝6 g，甘草6 g，北黄芪20 g，生地15 g，玄参15 g。共14剂，水煎服，每日1剂，早晚温服。

二诊：患者多饮、多食、多尿明显改善。其他未诉特殊不适，查血糖为11 mmol/L，尿糖（＋）。守前方半月余，此时患者饮食小便可，诸症将愈，复查血糖6 mmol/L，尿糖（－）。

按语：熊教授认为"瘀热互结"是2型糖尿病的主要病机之一，认为糖尿病病机以胃肠燥热为多。胃肠燥热易灼阴血，血受灼而稠，稠则血行不畅，络脉瘀阻，以致瘀血燥热互结，故见舌暗红、舌下络脉青紫，脉涩等瘀象。因此，针对瘀热互结之机，并据《伤寒论》"血自下，下者愈"及"下血乃愈"之意，选《伤寒论》泄热逐瘀法的代表方桃核承气汤为主方泄热逐瘀。方中桃仁活血化瘀，桂枝通经活血，调胃承气汤攻下阳明之燥热内结。于桃核承气汤中加养阴清热之生地、玄参养阴，可除"三多"之症及便秘之苦。加用黄芪以益气护脾，防承气之伤中。全方配伍，共奏泄热通下、逐瘀活血之功。

经验方：熊教授认为"瘀热互结"是2型糖尿病的主要病机之一，临床见三多之症、便干便秘、口唇紫黯、舌质暗红、边有瘀斑等，即辨为瘀热互结，治用桃核承气汤，方中桃仁活血化瘀，桂枝通经活血，大黄、芒硝、甘草即调胃承气汤，攻下阳明燥热内结，全方配伍，共奏泄热通下、逐瘀活血之功。便秘严重者，大黄、芒硝后下，便秘较轻者，大黄同煎，并去芒硝。然胃肠燥热，每易灼伤阴津，加之消渴之病，阴虚为本，燥热为标，故临证仿增液汤之意，常加养阴清热之生地、玄参兼顾其阴虚之本，既可除"三多"之症及便秘之苦，又可针对阴虚燥热病机。

三、谭海彦清热燥湿

谭海彦教授认为消渴病可因过食肥甘厚味，导致脾胃功能失司，中焦不化，内存积热湿滞，耗伤津液，而发为消渴。本病以中满内热兼杂湿滞为核心病机，葛根芩连汤始载于《伤寒论》："太阳病，桂枝证，医反下之，利遂不止，脉促者，表未解也，喘而汗出者，葛根黄芩黄连汤主之"，为太阴湿热、阳明风燥方，具有清里解表、坚阴止利、生津柔润的功效，所治属太阳表证入里传变而致热利证者，亦契合消渴湿热内盛之证，谭海彦教授善于在葛根芩连汤原方基础上临证加减，临床收获颇多。

医案举例

张某，男，48岁。

初诊：2018年8月5日。

主诉：发现血糖升高5年，纳差、乏力半个月。

现病史：5年前因"口干、多饮、多尿"就诊于当地医院，经检查诊断为"糖尿病"，后予以二甲双胍、格列美脲控制血糖，未规律监测血糖，血糖控制情况不详。近半个月来，纳差，口干多饮，乏力，动则尤甚，身体困倦，精神不振，夜寐欠佳，小便多、偏黄，大便黏。舌质红，苔厚腻，脉弦。实验室指标：随机血糖8.8 mmol/L，糖化血红蛋白7.3%，肝肾功能（－），尿糖（－），BMI 28 kg/m^2。

中医辨证：热盛伤津，湿热蕴结。

治法：清热利湿，生津止渴。

处方：葛根芩连汤加减。

葛根 60 g，黄连 30 g，黄芩 30 g，天花粉 10 g，甘草 8 g，鬼箭羽 10 g，干石斛 10 g，山楂 10 g，生石膏 30 g，川芎 10 g，黄芪 30 g。上方 7 剂，日一剂，水煎服，早晚温服。嘱其自我监测血糖，勿进食肥甘厚腻之品。

二诊：2018 年 8 月 12 日。诉口干、身重困倦等症较前好转，夜间休息尚可，仍感乏力、动则加剧，纳食不佳，自测空腹血糖在 6～8 mmol/L，餐后在 11 mmol/L 左右。续以上方，加用西洋参 10 g，红曲 6 g，砂仁 10 g，再进 7 剂。

三诊：2018 年 8 月 19 日。诉诸症好转，纳食精神可，大小便正常，稍感口干，自测空腹血糖在 6～7 mmol/L，餐后在 10 mmol/L 左右。故以原方再服 7 剂，以固疗效。

按语：本例患者体型超重，素来饮食不节，酷爱肥甘及凉食，滋腻碍胃，损伤气机，中焦不利，湿热内盛，进一步加重气机不畅，故见口干多饮、纳差、乏力身重等症状，结合舌脉，辨证准确。谭教授运用葛根芩连汤加减治疗此证，方用葛根甘辛而凉为君，根入阳明经，可清胃肠内热，生津润燥；黄芩、黄连性味苦寒，是为臣药，入大肠经，清泄胃肠实热，解毒燥湿；且谭教授善于加大黄芩、黄连用量，实则加强苦寒直中、清热泻火之功效；葛根配黄连以制约其苦燥，避免药量过重耗津伤气。黄芪行气化滞，干石斛、天花粉、生石膏清热生津止渴，川芎、鬼箭羽活血化瘀，山楂消积食、促消化，共为佐药；炙甘草甘缓调中，调佐诸药。诸药合用清泄实热、养阴生津。二诊患者仍感乏力、动则加剧，纳食不佳，故加用西洋参滋阴补气，红曲砂仁行气消食，故诸证向愈。现代医学研究表明，葛根芩连汤中的关键化合物成分（主要为槲皮素、山奈酚、β-谷甾醇等）具有抗氧化、抗炎、调节肠道菌群、改善胰岛素抵抗、维持血糖稳定等作用，在多种疾病中均运用广泛。

临证加减：在原方基础上，若兼有瘀血者，可加用鬼箭羽 10 g、降香 10 g、川芎 10 g 等活血化瘀；兼有食积不化者，可加用山楂 10 g、红曲 10 g 等，亦有行气导滞之功效；兼有气虚乏力者，加用黄芪 30 g、西洋参 10 g，以益气健脾；兼有热盛伤津、口干明显者，加用干石斛 10 g、天花粉 10 g、生石膏 30 g，以清热生津止渴。

（李　萍　欧阳意　吴秋生）

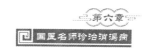

参 考 文 献

［1］熊曼琪，朱章志．仲景论消渴病的理论探讨［J］.广州中医学院学报，1994（3）：121－124.

［2］熊曼琪，朱章志．泻热逐瘀法治疗Ⅱ型糖尿病的依据与作用探讨［J］.江西中医药，1996，27（2）：20－21.

［3］曹绍兰，张效科．葛根芩连汤降糖作用机制研究进展［J］.山东中医杂志，2020，39（1）：87－91.

［4］赵金龙，汤顺莉，陈国铭，等．基于系统药理学的葛根芩连汤治疗2型糖尿病作用机制探讨［J］.中国实验方剂学杂志，2018，24（12）：199－208.

第七章　国医名师诊治糖尿病微血管病变

糖尿病肾病是糖尿病患者的常见慢性并发症之一，是指由糖尿病引起的慢性肾脏病，表现为尿蛋白水平升高（尿白蛋白/肌酐比值≥30 mg/g）和（或）估算肾小球滤过率（eGFR）<60 mL/（min·1.73 m²）并持续超过3个月，同时需排除其他病因引起的慢性肾脏病。糖尿病肾病是糖尿病主要微血管并发症之一，主要表现为高血压、水肿、泡沫尿、乏力等，严重者还可出现贫血等并发症，在世界范围内已成为导致终末期肾脏病的首要原因。

糖尿病肾病属于中医学"消渴病"继发的"水肿""膏淋""肾消""关格"等。早期可表现为乏力倦怠、腰膝酸软、夜尿多；临床期表现为颜面肢体水肿，甚至有胸腔积液、腹水；晚期可表现为眼睑苍白、面色萎黄或黧黑、口中异味、皮肤瘙痒、恶心呕吐、少尿或无尿等。糖尿病肾病是消渴病日久、失治误治、病情发展的结果，属于"消渴病"之"消瘅期"，即糖尿病并发症阶段。其病位在肾，属本虚标实之证候，发病原因与体质、饮食失节、情志失调等因素有关。《太平圣惠方·三消论》云："三消者，一名消渴，二名消中，三名消肾……斯皆五脏精液枯竭，经络血涩，荣卫不行，热气留滞，遂成斯疾也。"文中指出"消肾"的病性为本虚标实，本虚为五脏精液枯竭，标实为血脉瘀结、热气留滞。其基本病机为肾体受损，肾用失司。肾主藏精，肾气不固，精微外泄则可见蛋白尿或夜尿频多；肾主水，肾气不化，或阴损及阳，阳气不化，水湿气化不利，水液滞留，溢于肌肤，故可见水肿胀满。病情继续发展，肾体劳损，肾元虚衰，气血俱伤，气化不行，浊毒内留，则诸症纷起，终成肾元衰败，五脏俱病，升降失调，三焦阻滞，水湿浊毒泛滥，一身气机升降出入俱废，则为关格危证。糖尿病肾病的治疗应遵循"防治结合，寓防于治，分期辨证，综合治疗"。

流行病学统计，我国现有糖尿病肾脏病患者逐年增加，此外，国内近20年的透析数据统计表明由糖尿病肾病引起的终末期肾脏病比例也在上升。如果不予以重视，未来势必将给我国医疗体系带来沉重的负担，除了疾病负担外，也会给国家卫生体系带来难以估计的经济负担。因此需要重新审视糖尿病肾病防治的重要性，开展早期诊断和干预，从而有效降低糖尿病肾病带来的风险和负担。近年来，有关中医中药对糖尿病肾脏病干预治疗的文献报道诸多，普遍认为在基础治疗的同时采用中医辨证治疗，具有延缓其进程的作用，有关医案如下。

一、吕仁和化瘀散结之法治疗糖尿病肾病蛋白尿二则

案 1：患者，男，57 岁。

初诊：2013 年 4 月 2 日。

主诉：发现血糖升高 17 年，尿蛋白（＋＋）8 个月。

病史：患者于 17 年前体检发现血糖 12.0 mmol/L，诊断为 2 型糖尿病，间断服用二甲双胍、阿卡波糖片、格列美脲等控制血糖，效果不佳，遂改用胰岛素控制。目前应用诺和灵 30R 早 28 U，晚 22 U，空腹血糖波动在 7 ~ 8 mmol/L，餐后血糖波动在 8 ~ 9 mmol/L。体重 80 kg（标准体重 65 kg）。

症状：视物模糊，急躁易怒，纳眠可，大便偏干，小便有泡沫，腰酸痛，双下肢无水肿。舌尖红，舌质暗，苔薄黄，脉沉。尿蛋白（＋＋）。尿微量白蛋白 700 mg/L。

西医诊断：2 型糖尿病；糖尿病肾病；糖尿病视网膜病变。

中医诊断：消渴病肾病、消瘅期。

辨证：肝肾亏虚，心肝火旺，瘀热内生。

治法：养肝益肾，清心肝火，凉血活血。

嘱诺和灵 30R 改为早 26 U、晚 20 U 皮下注射，监测血糖。

处方：菊花 10 g，枸杞子 10 g，川牛膝 30 g，鬼箭羽 15 g，丹参 30 g，丹皮 25 g，赤芍 25 g，龙胆草 10 g，黄连 10 g，川芎 15 g，白芍 20 g。

二诊：2013 年 5 月 10 日，服上方后，腰酸痛较前减轻，尚感乏力，口中异味，舌红，苔黄腻，脉沉滑。空腹血糖 6 ~ 8 mmol/L，餐后血糖 8 ~ 10 mmol/L，尿蛋白（＋＋），尿微量白蛋白 668 mg/L。嘱诺和灵 30R 改为

早 24 U、晚 18 U 皮下注射。

处方：4 月 2 日方加太子参 30 g，茵陈 30 g，炒栀子 10 g。

三诊：2013 年 6 月 21 日，服上方后，口中已无异味，尚乏力明显，舌质暗红，苔薄白，脉沉。空腹血糖 4～8 mmol/L，餐后血糖 8～11 mmol/L，尿蛋白（＋＋），尿微量白蛋白 518 mg/L。嘱诺和灵 30R 改为早 22 U、晚 16 U 皮下注射。

处方：4 月 2 日方加生黄芪 30 g，当归 10 g，太子参 20 g。

四诊：2013 年 8 月 2 日，服上方后，乏力改善，偶尔头晕，舌红，苔黄腻，脉沉滑。空腹血糖 7～8 mmol/L，餐后血糖 9～10 mmol/L，尿蛋白（±），尿微量白蛋白 121 mg/L。诺和灵 30R 改为早 20 U、晚 14 U 皮下注射。

处方：4 月 2 日方加太子参 30 g，茵陈 30 g，炒栀子 10 g。

五诊：2013 年 9 月 5 日，服上方后，头晕、乏力好转，近日着凉，左下腹冷痛，胸闷，腹胀，偶尔恶心，舌体胖大，苔白腻，脉弦细。空腹血糖 6～7 mmol/L，餐后血糖 8～9 mmol/L，尿蛋白（±），尿微量白蛋白 124 mg/L。诺和灵 30R 改为早 18 U、晚 12 U 皮下注射。

处方：香附 10 g，乌药 10 g，香橼 10 g，佛手 10 g，陈皮 10 g，姜半夏 10 g，九香虫 10 g，猪苓 20 g，茯苓 20 g。其后病情长期稳定。

按语：吕仁和教授习惯称糖尿病肾病为消渴病肾病。并基于《黄帝内经》"脾瘅""消渴""消瘅"的论述，提出分期论治。其中"脾瘅"相当于糖尿病前期，"消渴"相当于糖尿病临床期，"消瘅"相当于糖尿病并发症期，那么本医案中糖尿病肾病就属于消瘅期。《灵枢·五变》中"怒则气上逆，胸中蓄积，血气逆留，髋皮充肌，血脉不行，转而为热，热则消肌肤，故为消瘅"，明确指出消瘅期的病机为血脉不行。在 20 世纪 70 年代祝谌予教授便率先提出应用活血化瘀之法治疗糖尿病及其并发症，且在临床应用中取得了比较好的疗效。吕仁和教授师从祝谌予教授，继承其学术思想，在临床中治疗糖尿病肾病时也很重视活血化瘀法。糖尿病肾病是吕教授倾注心力最多的研究领域，他在整理古代文献的基础上，参照西医学有关知识，并结合自身的临床经验提出了糖尿病肾脏病"微型癥瘕"病理学说。吕教授通过临床证候研究发现，糖尿病肾病的病位始终不离肾脏，从尿中出现微量蛋白直到终末期肾衰，皆属肾病范畴，而这种肾病是继发于消渴病的，可称为"消渴病肾病"。病位在肾，肾元受损，脉络瘀阻贯穿本病始终。其基本病机为消渴病治不得法，迁延不愈，热伤气阴，气虚、阴虚、气阴两虚甚至阴阳俱虚，久病入络，痰、热、郁、瘀诸多病理产物，在肾之络脉形成"微型癥瘕"，最终导致肾体受损，肾用失司。因此，吕仁和教授提出化瘀散结法治疗糖尿病肾病，可以说是对活血化瘀治法的进一步发展。化瘀散结应该是糖尿病肾病贯穿始终的重要治法。

本医案为消渴病肾病，属消瘅期，其病机特点为虚实夹杂。结合本患者情况，肝开窍于目，肝肾亏虚，目窍失养故见视物模糊；肝主疏泄，肝气郁结化火故急躁易怒；舌尖红为心火上炎所致，舌质黯为血瘀之象。"腰为肾之府"，肾虚故可见腰酸痛乏力。综合舌苔脉象，四诊和参，辨证为肝肾亏虚、心肝火旺、瘀热内生。病性为本虚标实，肝肾亏虚为本，瘀热、肝火为标，应治以养肝益肾、清心肝火、凉血活血。一诊考虑患者腰酸痛、视物模糊，以枸杞子、川牛膝、菊花滋补肝肾；患者急躁易怒、舌尖红，考虑心肝火旺，予以龙胆草、黄连以清心肝之火；并予以赤白芍、丹参、丹皮、川芎凉血活血；联合鬼箭羽化瘀散结。诸药合用，扶正祛邪，标本兼治。二诊患者仍有乏力，予以加用太子参益气扶正；口中异味，舌红，苔黄腻，脉沉滑，考虑湿热并存，加用茵陈、炒栀子清利湿热。三诊患者口中已无异味，苔薄白，脉沉，考虑湿浊基本已除，不再用茵陈、炒栀子；但患者仍乏力明显，予以加用生黄芪、当归、太子参加强益气养阴扶正之效。四诊以舌苔黄腻、脉沉滑为辨证要点，再次加入茵陈、炒栀子清利湿热，乏力较前改善，继续予以太子参益气扶正。五诊因患者近期受凉，导致寒凝气滞，《金匮要略》云："夫病痼疾加以卒病，当先治其卒病，后乃治其痼疾也。"故以香附、乌药、香橼、佛手疏肝理气；陈皮、姜半夏燥湿化痰；九香虫散寒和胃，兼以解郁；猪苓、茯苓利湿健脾，提高免疫力。吕仁和教授认为，胰岛素的用量不仅要关注血糖变化，还应重视体重情况。体重超标者，在控制饮食的基础上，胰岛素用量应逐渐减少；体重不达标者，胰岛素用量可以适当增大，最终使其体重达到标准。只有这样，才有利于把血糖控制平稳，减轻动脉硬化程度，延缓糖尿病并发症的发生。本患者体重严重超标，故在控制饮食的基础上，逐渐减少胰岛素用量。服用中药一方面可缓解症状；另一方面可改善胰岛素抵抗和肾脏血流，减轻肾小球高滤过率，延缓肾小球硬化进程，故尿微量蛋白逐渐减少，取得了较好疗效。

案2：患者，女，60岁。

初诊：2013年7月30日。

主诉：发现血糖升高16年，蛋白尿6年。

病史：患者于1996年因外阴瘙痒就诊于当地医院，查空腹血糖12 mmol/L，诊断为2型糖尿病，予二甲双胍口服治疗（具体剂量不详），血糖控制不佳。2007年发现尿中有泡沫，在当地医院查尿蛋白（＋），服用多种药物（具体不详），症状未见改善。目前应用诺和灵30R早18 U、晚16 U控制血糖。既往高血压病史20年。

现症见：乏力，腰酸腿疼，口干，口黏，纳眠可，小便有泡沫，夜尿3次，双下肢水肿，大便可，舌质黯，苔黄腻，脉弦数。

检查：尿蛋白（＋＋＋＋），随机血糖9.9 mmol/L，血肌酐113 μmol/L，尿素氮7.08 mmol/L。

西医诊断：①慢性肾功能不全（代偿期）；②糖尿病肾病；③糖尿病视网膜病变；④高血压。

中医诊断：消渴病肾病。

辨证：气血两虚，血脉不和，湿热内阻。

治法：益气养血，活血化瘀，清热利湿。

处方：生黄芪50 g，当归10 g，丹参30 g，茵陈30 g，栀子15 g，炒苍术10 g，白术10 g，茯苓30 g，猪苓30 g，白芍30 g，泽兰30 g，川牛膝30 g，甘草10 g。每日1剂，水煎服，早晚温服。

二诊：2013年8月13日。口干口黏、双下肢水肿好转，尚腰酸腿疼，小便多泡沫，舌质黯，苔黄腻，脉弦数。查尿蛋白（＋＋＋＋），血肌酐89.4 μmol/L，尿素氮5.16 mmol/L。

处方：狗脊10 g，川续断10 g，川牛膝30 g，丹参30 g，川芎15 g，赤芍10 g，丹皮10 g，枳实10 g，熟大黄10 g，土茯苓30 g，泽兰30 g，猪苓30 g，茵陈30 g，栀子10 g。

三诊：2013年9月6日。服上方后腰酸腿疼好转，小便尚多泡沫，大便稀，每日2~3次，尿蛋白（＋＋）。上方加减继续服用，血肌酐维持在80 μmol/L左右。

按语：吕仁和教授认为，糖尿病肾病是消渴病久治不愈，久病及肾，久病入络，络脉瘀结，形成"微型癥瘕"而使肾体受损，肾用失司所致。"聚者，聚也，聚散而无常也""瘕者，假也，假物以成形也""积者，积也，积久而成形也""癥者，征也，有形而可征也"，意思是说，癥瘕为病，初为瘕聚，有聚散无常、假物成形的特点，易治；终为癥积，有积久成形、有形可征的特点，难治。在肾络系统中，当聚强盛时事物就会向着聚的状态发展，形成气滞、湿热等无形之病理产物，造成肾脏结构破坏；如果散仍然不能与之抗衡，聚会继续发展下去，产生血瘀、痰浊，阻于肾络成积，肾体失司，相当于西医的肾纤维化。当散强盛时，事物会向着散的方向发展，造成络虚不荣，导致肾用失司；如果聚仍然不能与之抗衡，散就会发展下去成为亏，相当于西医的肾功能衰退。糖尿病肾病发生发展的过程，实际上就是肾之络脉病变，微型"瘕聚"渐成"癥积"的过程。肾主藏精，肾气不固，精微外泄，则可见尿蛋白或夜尿频多等。肾主水，肾气不化，或阴损及阳，阳不化气，水湿气化不利，水液滞留，溢于肌肤，故可见水肿。肾元既虚，湿浊邪毒内生，更伤肾元，耗伤气血，败坏脏腑，阻滞气机升降，进而形成关格危候，所以临床治疗不仅要重视补肾，同时要重视活血化瘀散结。狗脊、川续断、川牛膝、杜仲是吕仁和教授临床常用药串，可以补肾通督，配合当归补血汤可以益气养血，熟大黄、土茯苓可以泄浊排毒。本患者属糖尿病肾病导致血肌酐升高早期，辨证属气血两虚、血脉不和、湿热内阻，治以当归补血汤益气养血。丹参活血化瘀，茵陈、栀子、茯苓、猪苓、泽兰清热利湿消肿，苍、白术健脾化湿，芍药甘草汤缓急止痛，川牛膝补肝肾。二诊水肿减轻，尚有腰酸痛，小便多沫，加用狗脊、川续断补肝肾，土茯苓利湿浊，熟大黄、枳实泄浊毒。纵观全方，标本兼治，虚实同调，故取得较好疗效。

二、仝小林治疗糖尿病肾病病案二则

案1：患者，女，48岁。

初诊：2008年5月8日。

病史：患者有糖尿病病史17年，现用胰岛素（诺和灵R）早6U，中6U，晚8U；诺和灵N晚11U。

现症见：双腿水肿，眼睑肿，面色萎黄，咳嗽有痰，痰中带血，腰酸痛，怕冷，左手麻木，眠差，多饮多尿，夜尿频8次/日，大便调。舌黯、苔干苔少，舌底瘀滞，脉细弦。

诊查：餐后2小时血糖18.2 mmol/L，酮体（＋＋），糖化血红蛋白7.3%，24小时尿蛋白排泄率33.31 mg/min，血压130/80 mmHg。

西医诊断：2型糖尿病；糖尿病肾病。

中医诊断：水肿。

辨证：阴阳两虚。

治法：温阳化气，补肾滋阴。

处方：金匮肾气丸加减。

方药：附子 15 g，肉桂 30 g，熟地黄 30 g，山茱萸 30 g，芫蔚子 30 g，泽兰 30 g，泽泻 30 g，芡实 30 g，金樱子 30 g，水蛭粉 6 g，生大黄 2 g，黄连 30 g，干姜 9 g，知母 30 g，天花粉 30 g。14 剂，水煎服，每日 1 剂，分 2 次口服。

二诊：患者服上方 13 剂后复诊，双腿水肿症状显著改善，仍咳嗽但已无痰，上方加淮山药 30 g，葛根 30 g，续服 28 剂。

三诊：2008 年 7 月 16 日。查空腹血糖 3.8 mmol/L，餐后 2 小时血糖 7.2 mmol/L，糖化血红蛋白 6.8%，24 小时尿蛋白排泄率 24.17 mg/min，血压 110/70 mmHg，双腿水肿症状基本消失，夜尿 4 次/日，眠可。

按语：《圣济总录》说："消渴病日久，肾气受损，肾主水，肾气虚衰，气化失常，开阖不利，水液聚于体内出现水肿。"此案中患者年近半百，肾本不足，加之患病多年，病久及肾，肾气亏虚，统摄无力，则水湿泛滥化为水肿。《素问·六节藏象论》云："肾者，主蛰，封藏之本，精之处也。"肾气受损，封藏失司，则夜尿频多；多尿则水液大失，水肿则水液旁蓄，故府中干涸，多饮以自救。肾气虚衰，不荣其府，则腰酸冷痛。肾之阴阳，互根互用，阳气之亏如此，其阴必不足。舌之少苔，脉之弦细，亦为肾阴亏虚之据。故本案用附子、肉桂、熟地黄、山茱萸，以阴阳双补，化气摄水；并以知母、天花粉加强滋阴之功效；佐以芫蔚子、泽泻、泽兰，以利水活血消肿；芡实、金樱子，为水陆二仙丹，涩精秘气，《医方考》称"此主精浊之方也。金樱子味涩，故能滋少阴而固其滑泄。芡实粉枯涩而味甘，故能固精浊而防其滑泄"。精微漏失，肾之虚损更甚，则水肿加剧，故二药于此益肾涩精缩尿，为塞因塞用之法；生大黄、水蛭粉，以活血通经利肾络。以上诸药共用，则肾元得固，肾气得复，水循常道，夜尿可减，精微固涩，水肿当消。

案 2：患者，男，55 岁。

初诊：2008 年 4 月 10 日。

病史：患者血糖升高 10 年，肾功能不全 5 个月。1997 年患者因多饮、多尿、视物模糊于当地医院检查空腹血糖 10.7 mmol/L，餐后血糖 18.0 mmol/L，诊断为 2 型糖尿病，口服二甲双胍、格列吡嗪、消渴丸等，血糖控制不佳。2005 年发现血压升高，当时血压 170/100 mmHg，自服降压 0 号、倍他乐克，血压控制不稳，波动于 140～180/80～110 mmHg。2007 年 6 月出现间断性双下肢水肿，久坐加重，10 月查尿常规示尿蛋白（+++）。2007 年 11 月查 24 小时尿蛋白定量 4.99 g/24 h，血肌酐 3.12 mg/dL，血红蛋白 106 g/L，尿沉渣红细胞 5.4×10^5/mL，遂诊为糖尿病肾病，肾功能不全。

现症见：眼睑及下肢水肿，面色萎黄，腰酸，夜尿 2～3 次，视物模糊，迎风流泪，盗汗，手足麻木，皮肤瘙痒，大便质黏，眠可。舌暗红，苔薄黄腻，脉沉弦略滑数。2008 年 3 月 12 日查 24 小时尿蛋白定量 2.32 g/24 h，尿浓缩功能 463 mOsm/kg（＞800）。生化检查见血尿素氮 78.8 mg/dL，血肌酐 4.33（0.51～1.24）mg/dL，静脉葡萄糖 6.56 mmol/L，血尿酸 436 μmol/L，三酰甘油 7.91 mmol/L，胆固醇 6.32 mmol/L，糖化血红蛋白 7.1%。血常规示血红蛋白 100 g/L。现口服硝苯地平控释片（拜新同）30 mg，每日 1 次；缬沙坦 160 mg，每日 2 次；比索洛尔 5 mg，每日 1 次；单硝酸异山梨酯 40 mg，每日 2 次；阿卡波糖 50 mg，每日 3 次；呋塞米 20 mg，每日 2 次。

西医诊断：糖尿病肾病；尿毒症期。

中医诊所：水肿。

辨证：浊毒内蕴，湿热瘀结，肾脏虚损。

治法：排解毒邪，清热利湿，扶正祛邪。

处方：大黄附子汤加减。

方药：淡附片 15 g（先煎 8 小时），生大黄 15 g（单包），生黄芪 30 g，茯苓 120 g，苦参 15 g，土茯苓 60 g，荆芥 9 g，防风 9 g，淮牛膝 30 g，地龙 30 g，黄连 30 g，干姜 6 g。30 剂，水煎服，每日 1 剂。

二诊：2008 年 5 月 12 日。症见眼睑及双下肢水肿消失，自诉皮肤瘙痒已基本消失，夜尿减少，每晚 1 次（原 2～3 次），仍盗汗，迎风流泪，左手示指及双足跟麻木，腰痛，乏力，头痛，大便略稀，2～3 次/日（未减大黄）。当日血压 160/90 mmHg（未服药）。2008 年 5 月 8 日，当地医院查血尿素氮 21.5 mmol/L，血肌酐 367 μmol/L，静脉葡萄糖 7.2 mmol/L，血尿酸 470 μmol/L，三酰甘油 4.05 mmol/L，胆固醇 4.49 mmol/L，低密度脂蛋白 1.3 mmol/L，糖化血红蛋白 4.8%。舌胖，苔黄白相间、微腻，脉沉细弦略数。于上方加生薏苡仁 30 g，茺蔚子 30 g，钩藤 30 g，天麻 30 g；茯苓、土茯苓均减为 30 g；去防风，加蝉蜕 6 g。30 剂，水煎服，每日 1 剂。

三诊：2008 年 6 月 18 日。自诉乏力、盗汗消失，手足麻木好转 50%，迎风流泪好转 30%，腰痛好转 30%，头痛未见好转，夜间泛恶，面色萎黄，血色素 10.3 g。现未服降糖西药，注射胰岛素诺和灵 30R 早 19 U，晚 10 U。此诊时，已出现浊毒犯胃，故改用小半夏汤合大黄附子汤加减：清半夏 15 g，生姜 l5 g，淡附片 15 g（先煎 8 小时），生大黄 15 g（单包），茯苓 60 g，土茯苓 30 g，蝉蜕 9 g，荆芥 9 g，熟地黄 30 g，砂仁 6 g（杵）。同时加用药浴泡洗方：生麻黄 30 g，川桂枝 30 g，葛根 30 g，透骨草 30 g，川芎 30 g。每周药浴 1 次，边饮水边洗浴，汗出辄止。

四诊：2008 年 7 月 21 日患者再次复诊，生化检查示血尿素氮 20.5 mmol/L，血肌酐 321 μmol/L，静脉葡萄糖 5.9 mmol/L，三酰甘油 3.23 mmol/L，糖化血红蛋白 5.1%。腰痛、头痛等症状减轻，血压控制较前稳定，但仍较高。故于方中加泽兰、泽泻各 30 g，加强活血利水之力。后患者未再复诊。

按语：仝小林教授认为糖尿病肾病后期出现浊毒内蕴，应根据湿、浊、毒的不同，分而治之。本案主要表现为浊毒为主，浊毒内蕴，损伤肾脏，开阖失司，水湿泛滥，则导致水肿；浊毒侵犯皮肤，则致皮肤瘙痒，反入于血，则可见肌酐、尿素氮等生化指标异常。消渴日久，肾气受损，肾虚腰府失养，则腰酸痛。脾肾虚损，脾虚气血生化不足，肾虚精不化血，以致气血亏虚，而见面色萎黄。体质虚弱，风邪犯上，则迎风流泪。久病络脉损伤，血络瘀阻，以致视物模糊，手足麻木。大便黏，苔薄黄腻，脉沉弦滑数则为湿热内蕴之象。

故本案用淡附片、生大黄排毒通腑；苦参、土茯苓清热燥湿解毒，二者为临床治皮肤瘙痒之佳药；生黄芪补气利水，茯苓健脾利水，且大剂量应用，一则利水之功著，二则培补后天之本而无腻滞之弊；荆芥、防风御表祛风，提高机体抵抗力，预防感冒；地龙清热平肝利尿，怀牛膝引火下行，活血利水兼具补益之功，二者相合，为降压之常用药；黄连清热燥湿，苦寒降糖，配干姜辛热以护胃。二诊从患者症状改善及舌脉表现看，湿热浊邪已有化解之势，故可守方。于原方上加生薏苡仁渗湿化浊；头痛可能因血压不稳，故加茺蔚子、钩藤、天麻，平肝降压；水肿及皮肤瘙痒已消，故茯苓与土茯苓均减为 30 g；去防风，加蝉蜕 6 g，明目祛风。三诊加熟地黄增强滋肾之力，同时配砂仁防其滋腻壅滞，以促进代谢与循环，加强排泄毒邪之力。

三、周仲瑛治疗糖尿病肾病一则

患者，男，58 岁。

初诊：2005 年 8 月 22 日。

病史：患者于 1993 年 8 月出现尿频尿急、小便不畅，诊为前列腺增生、尿潴留，同时发现有糖尿病，起初服用优降糖、二甲双胍等控制血糖，2005 年 5 月开始用胰岛素，血糖控制尚可，空腹血糖 7.5 mmol/L，餐后 2 小时血糖 12.5 mmol/L。曾发现尿蛋白阳性、尿素氮偏高，查食管、胃、直肠有慢性炎症。

现症见：目前形体渐瘦，腿软乏力，口干唇燥，咳嗽痰多，小便不畅，尿黄有沫，大便偏溏，日行 3 次。舌苔黄腐腻，舌质黯紫，中有裂纹，脉弦。B 超示双肾、输尿管无明显异常。

西医诊断：糖尿病（糖尿病肾病）。

中医诊断：消渴（消肾）。

辨证：肾虚阴伤，湿热内郁，久病络瘀。

治法：滋肾养阴，化湿清热，活血通络。

方药：生地黄 12 g，泽兰 12 g，泽泻 12 g，玉米须 15 g，地骨皮 15 g，桑白皮 15 g，山药 l5 g，牡丹皮 9 g，茯苓 10 g，南沙参 10 g，北沙参 10 g，山茱萸 10 g，桑叶 10 g，玄参 10 g，炙僵蚕 10 g，天花粉 10 g，黄柏 10 g，鬼箭羽 20 g，炙水蛭 3 g，知母 6 g，炒苍术 6 g。

二诊：2005 年 9 月 12 日。二便通畅，但大便不成形，咳嗽隐痛，咳白色块状样痰、量多，口干，咽痛，胃脘嘈杂，腿软无力，背痛。舌苔黄薄腻，舌质黯紫，脉细弦。检查空腹血糖 6.7 mmol/L，餐后 2 小时血糖 8.6 mmol/L，尿素氮 8.1 mmol/L。

方药：8 月 22 日方加蒲公英 15 g，麦冬 10 g，桔梗 5 g。

三诊：2005 年 9 月 26 日。二便通畅，咳嗽痰多，胃脘嘈杂基本缓解，腰酸，腿软乏力，舌苔薄黄腻，舌质暗红，脉小细滑。餐后 2 小时血糖 7.1 mmol/L，尿素氮 6.5 mmol/L。服药 4 周，湿热、燥热消减，气阴本虚渐复，血糖基本控制，守方再进。

方药：8 月 22 日方去泽泻，改玄参 15 g，加丹参 12 g，鸡血藤 15 g。

按语：周仲瑛教授认为糖尿病基本病机为阴液亏少，燥热偏盛。然而阴阳互根，消渴日久，又会阴损及阳，而见脾肾阳气不足，或因肾虚蒸腾气化无权，瘀血、痰浊阻络，水湿泛滥成肿；或见肾气失于固摄之遗尿、蛋白尿、多尿。本案患者形体消瘦、口干唇燥，均为阴虚火旺之相。阴虚燥热，耗伤津血，无以充养肌肉，故形体消瘦。阴虚火旺，上炎肺胃伤津，则口干唇燥。舌有裂纹亦为阴虚之相，符合消渴"阴虚为本，燥热为标"之基本病理。阴阳互根，消渴病迁延日久，肾阴耗伤，甚则阴损及阳。苔黄腐腻，大便偏溏，日行 3 次，为内有湿热。

本案以六味地黄汤（生地黄、山茱萸肉、山药、牡丹皮、泽泻、茯苓）为主方滋阴固肾。合南北沙参、天花粉、知母滋阴润肺，以治燥热；炒苍术、黄柏、泽兰、玉米须等清中化湿醒脾，以治湿热，并可利尿；鬼箭羽、炙水蛭、炙僵蚕，化瘀通络，以治瘀热（水蛭仅 3 g，旨在活血，不在破血）；桑叶、桑白皮、地骨皮化痰清热，以治痰热；玄参清热凉血，滋阴降火。二诊患者由咳嗽痰多变为咳嗽隐痛，咳白色块状样痰、量多、口干、咽痛，胃脘嘈杂，加用麦冬滋阴润肺；并予以蒲公英、桔梗，加强清热化痰之功。三诊患者仍舌质暗红，予以增加玄参剂量，并加用鸡血藤、丹参凉血、活血，以加强化瘀通络之功效。纵观治疗全过程，用药仅 1 月余，气阴双补，湿热、燥热、瘀热、痰热"四热"同治，各症状及指标均有明显好转，标本兼治，体现了中医辨证论治的优势。

四、王耀献治疗糖尿病肾病水肿病案一则

患者，男，51 岁。

初诊：2013 年 7 月 10 日。

病史：患者于 2007 年因多饮、多尿，空腹血糖 13 mmol/L，诊断为"2 型糖尿病"，予口服降糖药治疗。2011 年起间断出现泡沫尿伴下肢水肿，未予诊疗。2013 年 5 月诊断为"糖尿病肾病Ⅳ期、慢性肾脏病 3 期"，24 小时尿蛋白 7.89 g，血红蛋白 98 g/L。高血压病史 1 年。

现症见：乏力，腰腿酸软，畏寒，纳可眠安，便溏，小便泡沫，无下肢水肿，舌淡，苔薄白腻，脉沉细。

西医诊断：糖尿病肾病。

中医诊断：消渴病，水肿。

辨证：肾阳衰败，浊毒停滞，水瘀互结。

治法：温肾补气，泄浊解毒，行气化瘀。

方药：生黄芪 50 g，当归 10 g，海藻 10 g，生牡蛎 30 g，三七 5 g，川

芎 10 g，白芍 15 g，茯苓 30 g，炒白术 10 g，仙茅 10 g，巴戟天 10 g，熟大黄 10 g。30 剂，每日 1 剂，水煎服。同时服用雷公藤多苷片、硝苯地平控释片、卡维地洛片、呋塞米，规律使用胰岛素。

二诊：2013 年 8 月 15 日。患者头汗、身冷，复查 24 小时尿蛋白 7.0 g，血红蛋白 112 g/L。舌淡暗、有瘀斑，苔白腻，脉沉弦。前方去仙茅、巴戟天，生黄芪用量改为 120 g，当归用量改为 30 g，加用杜仲 30 g，炒栀子 10 g，垂盆草 30 g，炒薏苡仁 30 g，金樱子 30 g，桑叶 30 g。30 剂，每日 1 剂，水煎服。

三诊：2013 年 10 月 25 日。患者诸症好转，24 小时尿蛋白 3.91 g。舌暗胖、苔白腻，脉沉弦。前方去巴戟天、海藻、生牡蛎、三七、川芎、桑叶，生黄芪用量改为 150 g，加用党参 30 g，山萸肉 30 g，丹参 30 g，地龙 30 g，黄蜀葵花 30 g。60 剂，每日 1 剂，水煎服。

四诊：2014 年 1 月 20 日。患者病情平稳，复查 24 小时尿蛋白 2.71 g。舌体大，苔白腻，脉沉弦。前方去党参、山萸肉，加海藻 10 g，生牡蛎 30 g。60 剂，每日 1 剂，水煎服。随访至今，病情稳定。

按语：王耀献教授认为"热"是糖尿病肾病的初始病因。热壅气滞，炼血为瘀，痰、郁、热、瘀相互搏结，充斥肾络，肾之络脉瘀结肿胀，形成肾络癥瘕。早期为热入肾络、肾络郁闭之郁热；中期为热伏肾络、结为癥瘕之积热；晚期为肾气衰败、浊热次生之浊热。根据此患者临床表现及检查结果，考虑为糖尿病肾病晚期。王耀献教授认为此期病机属肾之络癥已久，肾体严重受损，肾元逐渐衰败，浊毒水气不能正常外泄而内潴。

本案取当归补血汤之意，予生黄芪、当归益气补血，同时配以海藻、生牡蛎润燥软坚，三七、川芎活血化瘀、改善肾功能，白芍、茯苓、炒白术、仙茅、巴戟天补益正气，熟大黄泄浊解毒。现代药理研究表明，大黄具有抑菌、抗炎、增加纤维蛋白的降解、保护肝肾、免疫调控、抑制血小板聚集、改善微循环、清除自由基、降压利尿、调节血糖、血脂等作用。临床研究表明，大黄能显著减低糖尿病肾病蛋白尿、改善胰岛素抵抗、减轻系膜扩张和肾小球肥大，改善肾衰患者高凝状态，延缓肾小球硬化。二诊时，针对血瘀之象，加大当归、生黄芪用量以增强行气、活血、化瘀之力，同时予金樱子益气固涩、减轻蛋白尿，炒栀子、垂盆草、炒薏苡仁、桑叶清热解毒。三诊时，患者病情已有改善，加用黄蜀葵花清利湿热。现代药理研究证实，黄蜀葵花具有抗血小板聚集、降血脂、清除氧自由基、提升超氧化物歧化酶的活性、减轻免疫炎症反应及显著降糖的作用。四诊时，患者病情已趋于稳定。

五、谭海彦治疗糖尿病肾病验案一则

患者，女，63 岁。

初诊：2017 年 1 月 6 日。

主诉：反复口干多饮 8 年余，双下肢浮肿 4 个月，加重 1 周。

病史：精神疲倦，口干多饮，双下肢浮肿，畏寒，间有头晕，腰膝酸冷，纳食少，眠可，大便稀溏，小便量少。舌淡胖，边有齿痕，苔薄白，脉沉细无力。辅助检查：HbA1c 6.9%，随机血糖 8.15 mmol/L，血尿素氮 11.2 mmol/L，血肌酐 141 μmol/L；尿蛋白（＋＋），尿糖（＋）；24 h 尿蛋白定量 8.38 g/24 h；肝功无异常；血脂：总胆固醇 9.27 mmol/L，三酰甘油 3.54 mmol/L，高密度脂蛋白 1.49 mmol/L，低密度脂蛋白 4.8 mmol/L。

西医诊断：糖尿病肾病Ⅳ期。

中医诊断：消渴病，水肿。

辨证：脾肾阳虚证。

治法：温肾健脾、行气化湿。

处方：真武汤合鸡鸣散加减。

熟附子（先煎）10 g，茯苓 60 g，白术 30 g，白芍 30 g，炙甘草 6 g，干姜 10 g，桂枝 15 g，槟榔 15 g，陈皮 6 g，木瓜 15 g，吴茱萸（包煎）10 g，紫苏叶 10 g，桔梗 10 g，益母草 15 g，泽兰 15 g，黄芪 40 g。共 7 剂，日 1 剂，水煎服。

二诊：2017 年 1 月 13 日。患者精神好转，小便量稍增，无头晕，晨起稍口干，进食后稍腹胀，无恶寒、腰膝酸冷，大便成形。续上方，加厚朴 30 g，炙甘草增至 15 g，共 7 剂。

三诊：2017 年 1 月 20 日。患者双下肢水肿较前消退，胃纳好转，二便调。续上方加减服药 1 个月，水肿消退。复查肾功：血尿素氮 4.69 mmol/L，血肌酐 57 μmol/L；24 h 尿蛋白定量 0.14 g/24 h；尿蛋白（－），尿糖（－）；血脂：总胆固醇 5.8 mmol/L，三酰甘油 2.67 mmol/L，高密度脂蛋白 1.01 mmol/L，低密度脂蛋白 2.15 mmol/L；肝功无异常。

按语：糖尿病肾病患者随着病情的发展，往往阴损及阳，常见尿少、尿蚀、肿满、畏寒、倦怠乏力，甚至关格等表现，与《伤寒论》少阴病篇提纲"少阴之为病，脉微细，但欲寐"及原文条"少阴病，二三日不已，至

四五日，腹痛，小便不利，四肢沉重疼痛，自下利者，此为有水气。其人或咳，或小便不利，或下利，或呕者，真武汤主之"中所描述的症状，以及真武汤证的病机大致相符，故谭海彦教授选用真武汤加味治疗本病。消渴病久，肾阳衰微，脾失运化，水湿泛溢肌肤发为水肿；湿邪不得外达，故见小便不利。本案药用熟附子温肾壮阳，化气行水，兼暖脾土以助运水湿，桂枝温通行气；重用淡渗利水之茯苓，合白术、芍药，祛湿以利小便。脾肾阳衰，阴寒内盛，易生姜为干姜，增强熟附子补火助阳、温阳散寒之功。《景岳全书》有："凡治肿者，必先治水；治水者，必先治气。"谭海彦教授选用槟榔、陈皮行气以助水液运行；木瓜、吴茱萸化湿邪；紫苏叶宽中理气；桔梗宣肺利水。气能生津，津血同源。《金匮·水气病脉证并治》云："血不利则为水"，治水先治血。故酌加泽兰、益母草活血化瘀、利水消肿。血脉通则水有出路，肿自可消退。佐以黄芪益气，桂枝温阳通络。二诊中患者出现腹胀，故加用厚朴行气，并加大炙甘草剂量健脾益气。

《灵枢·五变》云："五脏皆柔弱者，善病消瘅"，糖尿病肾病发病涉及五脏六腑，与气血阴阳相关。《素问·阴阳应象大论》云："治病必求其本。"故谭海彦教授认为，治疗上当以温肾补脾、益气滋阴温阳为主，疏调气机、利湿邪浊为辅。病虽相同，然临床证候表现却各有差异。故在临证中尚需根据脏腑具体虚实证候，辨证施药。药食同源，药物治疗固然重要，日常生活调护必不可少。糖尿病肾病以控制血糖为基础，日常还需少食多餐、定时定量、适当运动、心情舒畅等。

（洪　思　尚婉娟）

参 考 文 献

[1] 北京大学医学系糖尿病肾脏病专家共识协作组 . 糖尿病肾脏病诊治专家共识 [J].中华医学杂志，2020，100（4）：247－260.

[2] 赵进喜，王世东，肖永华 . 国医大师吕仁和诊疗糖尿病"二五八六三"经验 [M].北京：中国中医药出版社，2018：122－123，137－140.

[3] 赵进喜，王世东，傅强，等 . 吕仁和教授诊治糖尿病与肾病学术思想与传承 [J].现代中医临床，2016，23（3）：1－3.

[4] 刘文科 . 全小林经典名方实践录 [M].北京：人民军医出版社，2010：150－158.

[5] 苏克雷，朱垚，郭立中 . 国医大师周仲瑛治疗糖尿病肾病经验 [J].中华中医药杂志，2012，27（11）：2854－2857.

［6］姚洁琼，王耀献．王耀献从热分期治疗糖尿病肾病经验［J］.国医论坛，2016，31（3）：32－33.

［7］金丽霞，金丽军，栾仲秋，等．大黄的化学成分和药理研究进展［J］.中医药信息，2020，37（1）：121－126.

［8］刘英猛．雷根平用大剂量黄芪治疗糖尿病肾病验案1则［J］.湖南中医杂志，2016，32（5）：131－132.

［9］刘春光．张琪教授应用茯苓导水汤加减治疗顽固水肿三则［N］.黑龙江中医药，2015，44（3）：38－39.

第二节　糖尿病视网膜病变及眼部并发症

糖尿病视网膜病变是指由于长期高血糖及与糖尿病有关的其他代谢异常（如高血压、高血脂等）所引起的以视网膜微血管损伤为特征的慢性、进行性视力损伤的眼病，是糖尿病严重的微血管病变之一，已成为成人糖尿病致盲的主要原因。其病理机制主要为毛细血管肿胀变形、黄斑水肿、新生血管形成、玻璃体出血及视网膜脱离，临床上可分为增生型视网膜病变及非增生型视网膜病变，而病变一旦发展为非增生型视网膜病变则意味着视力损伤不可逆转。糖尿病视网膜病变的发生与糖尿病发病年龄以及病程、血糖控制情况密切相关，在2型糖尿病中，病程5年内糖尿病视网膜病变发生率为24%~40%，病程＞10年者，其发生率可高达53%~84%，严重影响患者的生存质量。此外，糖尿病尚可引起颅神经病变影响眼部神经，其中引起第三、四、六、七颅神经病变而致眼肌麻痹较为常见。患者可因为一条或多条眼肌麻痹，使眼球运动受限，出现复视，痛苦异常。

本病在中医理论中尚无特异性病名，可归属于"暴盲""雀目""视瞻昏渺""云雾移睛"及"蝇翅黑花"等眼病范畴，近年来，亦有学者提出"消渴病目病"可作为本病规范化病名。刘河间在《三消论》首次提出消渴可致盲，"夫消渴者，多变聋盲，疮癣……"，又在《黄帝素问宣明论方》中指出"故变为雀目或内障……为肾消也。此之为消病"。中医认为肝开窍于目，目之水轮属肾，脾主升清，濡养清窍，本病的发生皆因消渴病日久，气阴两虚，肝肾亏损，脾气不运所致，是其本虚；而瘀血阻滞眼络，血脉不充，目睛失养，是其主要的实邪致病因素。此为虚实夹杂、本虚标实之证。

糖尿病视网膜病变治疗应在积极治疗原发病糖尿病基础上，严格控制血糖、血压、血脂，调节异常代谢，西医常用改善眼底血管通透性、激光治疗、玻璃体切割手术等方法治疗。中医立足于辨证论治之大法，治疗本病经验源远流长，可较大程度改善患者生活质量，使部分患者免去手术等有创操作，疗效确切。

一、吕仁和治疗糖尿病眼病案例一则

患者，男，62 岁。

主诉：烦渴、多饮 16 年，视物模糊 2 年。

病史：消渴病史 16 年，近 2 年觉视物模糊，未经系统诊治，目前降糖方案为"二甲双胍 + 格列美脲"联合，未遵糖尿病饮食，间断监测血糖（空腹在 10 mmol/L 左右，餐后未监测）。有高血压病史，间断口服降压药。有吸烟史，平均 20 支/天。

现症见：视物模糊，时觉眼前有黑点闪烁，口苦咽干，烦躁易怒，大便干，小便黄，夜间休息欠佳。舌质略黯，苔薄白而干，脉弦细。

诊查：眼科会诊示糖尿病眼底改变并有新鲜出血点。随机血糖 13 mmol/L。

诊断：糖尿病视网膜病变。

辨证：肝火上炎、气机郁滞。

治宜：清肝泻火，调达气机。

方用：加味四逆散。

处方：醋柴胡 6 g，赤芍、白芍各 20 g，枳壳、枳实各 6 g，甘草 3 g，栀子 10 g，生地黄 12 g，牡丹皮 10 g，枸杞子 15 g，石斛 10 g，谷精草 12 g，青葙子 10 g，葛根 10 g，天花粉 20 g。上方 7 剂，水煎服，每日 1 剂。

二诊症状大减。原方继进 20 剂，三诊时患者诉症状基本消失，复查眼底出血基本吸收。

按语：消渴病是一种终生性疾病，其病程长、变化多，病久不仅血瘀且多气郁，逐步进入消瘅期（糖尿病并发症期）。消渴目病为消渴病消瘅期的一种常见并发症，吕仁和教授认为消瘅的基本病因有三：一是五脏柔弱，正气不足；二是过食肥甘，陈气未除；三是抑郁多怒，血脉不行。基本病机有三：一是气阴虚；二是火热；三是瘀血。肝开窍于目，受血而能视，肝主气，喜条达。本例患者素有烦躁易怒，肝气不舒，故郁而化热，肝火上炎，

肝阳上扰于目，血为热迫，溢于脉外。吕教授治疗此类患者常用四逆散加减。惯用醋柴胡，因醋炒可加速药物入肝；赤芍、白芍同用，既可柔肝，又可凉血活血；枳壳、枳实同用，使郁滞之气从上而降，以免单用枳实下气破结而使中、上焦气不能下降形成下虚上实。组方为加味四逆散，药用醋柴胡6～10 g，赤芍、白芍各15～30 g，枳壳、枳实各3～10 g，炙甘草3～6 g。体弱便溏者用较小量，体壮便干者用较大量。

二、程益春治疗糖尿病视网膜病变案例一则

患者，女，65岁。

主诉：口干、多饮、多尿5年，视物模糊半年。

病史："2型糖尿病"病史5年，初始予以"二甲双胍"等口服药降糖。半年前因视物模糊于外院就诊，经眼底镜确诊为糖尿病视网膜病变，予以"诺和锐30R 早20 U、晚18 U"餐前皮下注射控制血糖，自诉空腹血糖8～10 mmol/L，餐后2小时血糖8～14 mmol/L。

现症见：双目干涩，迎风流泪，视物模糊，伴口干思饮，五心烦热，腰膝酸软，纳可，夜寐欠佳，大便干，夜尿增多。舌红少苔，脉细数。

诊查：空腹血糖10.3 mmol/L，糖化血红蛋白8.4%。视力左0.3、右0.4（国际标准对数视力表），眼底检查示大量的出血点及微血管瘤，后极部及黄斑部少量硬性渗出。

诊断：糖尿病视网膜病变。

辨证：肝肾阴亏，虚火灼络。

治法：滋阴降火，活血止血。

处方：糖视明方。

药物组成：黄芪30 g，山药15 g，生地黄30 g，山萸肉15 g，枸杞子20 g，女贞子30 g，旱莲草30 g，炒槐米15 g，石斛15 g，密蒙花15 g，丹参30 g，三七粉3 g（冲服），牡丹皮9 g，知母12 g。水煎服，每日1剂。服药30剂。

二诊：患者诉诸症明显好转，诉视物较前清晰，感目涩稍刺痛。视力略有提高，复查眼底见：出血及渗出大部分吸收，未见新的出血。上方加赤芍、白芍各15 g，谷精草15 g，继服30剂，诸症尽消，视力提高至0.6～0.8，眼底仅见少量的微血管瘤，空腹血糖降至8.6 mmol/L。以上方制水丸服用半年，血糖及视力明显改善，眼底未见有新的出血及渗出，病情稳定。

按语：古人认为本病为消渴病日久，阴虚燥热，阴精亏损，目窍失养所致，《证治要诀》指出："三消久之，精血既亏，或目无所见，或手足偏废"。程益春教授认为糖尿病视网膜病变之发病病机以气阴两虚为基础，气虚不能行血，阴虚则血化生无源，则目失于濡养，气虚阴虚又可加重瘀血形成，形成本病早期的病理改变；病情发展，可见肾精亏虚，肝血不足，精血不能上荣于目，目络失养；病情更甚者，肝肾阴亏难复，阳亢之火上炎，灼伤目络；或气虚摄血无权，目络血溢脉外，导致本病难止难愈。程教授提出气阴两虚、肝肾阴亏为病之本，目络瘀阻与出血为病之标，并根据疾病的发展过程分为4型辨证施治。根据多年的临床经验总结，得出"糖视明"这一验方，方中黄芪、山药健脾补肾，益气养阴；生地黄、山萸肉、枸杞子及女贞子、旱莲草滋补肝肾之阴，益精养血而明目；石斛、密蒙花养肝明目；炒槐米凉血止血，丹参、三七粉活血养血，又能化瘀止血，三药相配具有活血不破血、止血不留瘀之功效。本例患者阴虚火热之象显著，故加用牡丹皮、知母滋阴清热。诸药配合，标本同治，补虚祛邪，攻补兼施，切合病机。二诊患者症状缓解，视力轻度改善，目涩稍刺痛，故原方加用赤芍、白芍、谷精草清肝泻火，柔肝明目，故诸症向愈。程老认为本病为慢性病，迁延不愈，故以丸剂巩固疗效，以防止复发。

三、仝小林治疗糖尿病合并眼睑下垂一则

患者，男，64岁。

初诊：2013年2月25日。

主诉：因血糖升高伴眼底病变7年余，眼睑下垂加重1月余。

病史：患者于2006年因视物模糊、复视、眼睑下垂，于当地医院检查空腹血糖9 mmol/L，检查眼底示双眼糖尿病视网膜病变，曾服格列齐特、阿卡波糖治疗。近1个月眼睑下垂复发并加重。

现症见：眼睑下垂，复视，视物模糊，眼干，多饮，易饥，心烦，胸闷，烘热盗汗，睡眠差，大便干，每日1次，夜尿1次。舌苔白厚腐腻，脉细弦数、尺弱。既往有高血压30年。

诊查：2013年1月30日空腹血糖9.32 mmol/L，餐后2小时血糖17.2 mmol/L。心电图示完全性右束支传导阻滞。眼底检查示左眼动眼神经麻痹，双眼糖尿病视网膜病变。现用药：格列齐特160 mg，每日1次；阿卡波糖50 mg，每日3次；苯磺酸氨氯地平片5 mg，每日1次；雷尼替丁

0.15 g，每日2次；维生素 B_{12} 10 mg，每日3次。

诊断：2型糖尿病；糖尿病动眼神经麻痹。

辨证：肝肾阴虚证，风痰阻络证。

治法：滋补肝肾，祛风化痰通络。

处方：鸡血藤30 g，夜交藤30 g，川芎30 g，半夏30 g，羌活5 g，桂枝9 g，黄连6 g，全蝎粉、蝉蜕粉各1.5 g（冲）。水煎服，每日1剂。

二诊：2013年3月26日，患者服上方28剂，双眼睑下垂基本消失，视物模糊、眼干均明显好转。双眼迎风流泪，心烦，胸闷，盗汗，饮食尚可，睡眠欠佳，大小便正常。舌苔白腻，脉细弦偏数。2013年3月21日空腹血糖8.84 mmol/L。现用药：自服用中药起停用雷尼替丁，其余药物种类及剂量不变。处方：知母45 g，黄柏、生地黄、煅龙骨（先煎）、煅牡蛎（先煎）、川芎各30 g，全蝎粉、蝉蜕粉各1.5 g（冲）。患者服用上方28剂后，双眼睑下垂消失，盗汗、睡眠差、心烦均明显好转。

按语：糖尿病动眼神经麻痹的常见临床表现是眼睑下垂，眼睑下垂在古代又被称为"胞垂""胞合""睥倦""睑废"等。历代医家对眼睑下垂的病机认识主要有3种。一为筋热驰缓，目纲失司；二是脾胃气虚，升阳无力；三是气血亏虚，风邪乘客。《诸病源候论》记载："目，是腑脏血气之精华……然则五脏六腑之血气，皆上荣于目也。若血气虚，则肤腠开而受风，风客于睑肤之间，所以其皮缓纵，垂覆于目，则不能开，世呼为睢目，亦名侵风。"文中认为眼睑下垂是由气血亏虚、风邪乘虚而客所致。本例患者过食肥甘，致中满内热，脾胃壅滞，而成脾瘅，中焦不能升清降浊，故营气不清，清化为浊，所泌津液，注于脉中，化为血浊。脾失运化而致清阳不升、浊阴不降、清浊难分，故湿浊内困、痰浊内生。脾瘅日久，痰浊瘀血凝聚脉络，聚于脉，则为大血管病变；聚于络，则为微血管病变，属于"络瘀"的范畴。患者年过半百，加之糖尿病病程日久，自觉心烦、睡眠差、盗汗、眼干等均是肝肾亏虚的表现。肝为风木之脏，开窍于目，肝肾亏虚，虚则生风，加之患者舌苔白厚腐腻，风邪夹痰，痰浊瘀血阻络，络脉不通，胞睑失养。因此辨证属于风痰阻络为本，肝肾亏虚为标。治疗先以祛风化痰、活血化瘀通络为主，继则培补肝肾。初诊处方川芎、全蝎、蝉蜕、羌活祛风通络，其中川芎为血中气药，具有活血行气、祛风止痛之功，王好古认为其"搜肝风，补肝血，润肝燥，补风虚"；全蝎息风镇痉、通络止痛，《本草正》记载其能"开风痰"；蝉蜕归肝、肺经，具有散风除热之功；羌活祛风除湿，《本草备要》谓其"泻肝气，搜肝风，治风湿相搏"；川芎、全蝎配伍善祛内风，蝉蜕、羌活相伍善祛外风；夜交藤、鸡血藤补血活血通络，夜交藤养心安神、祛风通络，鸡血藤养心安神、祛风通络。两者和川芎相配寓"治风先治血，血行风自灭"之意。桂枝温经通络，"入肝家而行血分，走经络而达荣郁。最善解风邪，最调木气……通经络而开痹涩，甚去寒湿"（《长沙药解》）。黄连用量小，配半夏辛开苦降，化痰散结，佐以通络。全方以祛风化痰、活血化瘀通络为主，药专力宏。患者服用28剂后眼睑下垂基本消失，视物模糊、眼干、眼涩症状均明显好转。眼睑下垂改善后，治以滋补肝肾，处方予以知柏地黄汤加减，兼顾活血化瘀通络。

四、丁学屏治疗糖尿病视网膜病变验案一则

患者，男，63岁。

初诊：2009年7月7日。

主诉：糖尿病病史16年，右眼失明、左眼模糊7天。

病史：发现血糖升高16年，目前口服药物治疗（格列齐特片80 mg，每日2次；二甲双胍缓释片1.0 g，每日2次），自诉空腹血糖在9~10 mmol/L，餐后2小时血糖在12~14 mmol/L，未遵糖尿病饮食。1年前反复出现右眼眼底出血，在外院行玻璃体切割手术，术后视力稍有提高。近7天来，右眼视力无，左眼视物模糊。舌淡红、苔黄腻，脉细弦。

诊查：眼科检查示右眼视力光感，左眼0.4，外眼（-）；晶体混浊，右眼玻璃体积血；左眼视网膜散在出血、渗出，黄斑水肿。

诊断：糖尿病视网膜病变。

辨证：真水不足，血灌瞳神。

治法：凉肝息风，疏瘀宁络。

处方：桑叶9 g，桑白皮30 g，决明子9 g，夏枯草12 g，白薇9 g，白芍15 g，玄参15 g，枸杞30 g，玉竹30 g，女贞子9 g，墨旱莲15 g，炒蒲黄15 g（包煎），茜草12 g，三七粉2 g（吞服），百合15 g，知母9 g，菟丝子12 g，蝉衣15 g，茺蔚子9 g，生石决明30 g（先煎），珍珠母30 g（先煎），白茅根15 g，乌梅12 g，川黄连3 g，炮姜3 g。

二诊：2009年7月21日。右眼视力恢复至眼前指数，玻璃体积血部分吸收，眼底见机化膜，出血、渗出散在分布；左眼视力亦有提高。盖黄斑为脾所属，黄斑水肿，故于上方加健脾利水药，以崇土制水，祛湿下行；且厥

阴少阳相火，从小肠火腑而下泄，为釜底抽薪之善策。予上方加淮山药30 g，茯苓30 g，制苍术9 g，荷叶15 g，藕节12 g。

三诊：2009 年 8 月 25 日。右眼视力恢复至术后视力，左眼视物较前清晰；夜尿 2 次，大便溏薄，汗多；舌淡红而胖、苔腻，脉细。右眼视力0.04，左眼视力0.5；眼部检查示右眼玻璃体积血吸收，视网膜同前；左眼视网膜散在渗出较多，出血较前吸收，黄斑水肿。此肝肾精血已渐充，脉络安宁，但凉润之药影响脾胃运化功能致大便溏薄，营卫失调致出汗较多。故上方去凉润之药，合黄芪桂枝五物汤加减，以补肝益肾、甘温补中、调和营卫。上方去决明子、玉竹、百合、知母、茅根，加血竭2 g，车前子30 g，桑椹子30 g，生地12 g，山萸肉9 g，炙黄芪15 g，桂枝9 g，密蒙花9 g，青葙子9 g。

此后，患者每个月来诊 1 次，均以上方为基础随证加减。至 2010 年 1 月 22 日，双眼未再出现视网膜出血及玻璃体积血，视力稳定，夜尿及汗出、大便溏薄等诸症亦好转。

按语：患者患糖尿病多年，上焦热象未除，下焦虚象已露；口干、多饮、多尿，为阳明热盛之征；湿热蕴结不化，清不升而浊不降，舌苔黄腻是辨证关键。其口渴并非肺胃燥热，乃系中州湿困，津不上乘之故。湿热已久，化燥化火，消灼肝肾精血，肝阳化风激越，阴络受伤，则血内溢。目为肝窍，相火之下，阴精承之，真水不足，血灌瞳神，则目无所见。故治疗采用滋养肝肾、柔肝息风、疏瘀宁络之法，取效良好。

丁学屏教授在治疗糖尿病视网膜病变上有丰富的临床经验，其辨治经验主要有以下几点。

1. **重视活血化瘀** 明代《证治要诀》指出"三消既久，精血既亏，或目无所见，或手足偏废如风疾……"丁教授认为，糖尿病日久，可致肝肾阴亏，目失濡养，加之阴虚内热，气阴耗伤，气虚则帅血乏力，阴虚则津血耗伤，津不载血，血行滞涩，均可导致眼络瘀阻，引发血灌瞳神等一系列病变。故丁教授强调在发病早期，除辨证用药纠正其阴虚、气虚、湿热倾向外，在还没有明显瘀血证候之时，也应适当加用活血化瘀的药物，尤喜用鬼箭羽30 g，凌霄花9 g，三七粉2 g。鬼箭羽有活血散瘀、通经止痛作用，凌霄花可行血祛瘀、凉血祛风，三七止血散瘀、消肿定痛，且鬼箭羽和三七均可增加胰岛素的分泌。如患者唇舌紫黯，再加用生蒲黄15 g，茜草15 g，以加强凉血止血、活血祛瘀之力，使活血不溢血，止血不留瘀，对伴有视物模糊、眼前有飞蚊状物者，效果更佳。

2. 运用滋补肝肾治疗视网膜病变　早期常用杞菊地黄丸、金髓煎丸（出自《御药院方》）。日久病及肝肾，精血不足，气津两伤，血虚络空，视衣失养，治宜毓养肝肾、疏瘀和络，常用明目地黄汤（出自《饲鹤亭集方》）或明目益肾丸（出自《集验良方》）。后期气不摄血，血虚生热，阴络受伤，而血灌瞳神，治宜固护卫气、毓养肝肾、化瘀宁络止血。如视网膜出血，可用乌羊肝丸（出自《集验良方》）；玻璃体积血，可用鹿肝丸（出自《集验良方》）。

3. 运用柔肝息风法治疗眼病神经病变　丁教授认为，糖尿病所致的动眼神经麻痹以消渴病机为基础，主因肝肾阴虚，肝阳上亢，阳亢风动，上扰清窍，阻滞经络，而致目珠偏视；故在全身辨证施治基础上，重用柔肝息风药，并加用通络之品，其中尤喜用蝉蜕（用量可达 15～30 g）。丁教授取其疏风清热退翳作用时，常用 4.5 g；取其祛风止痒解痉作用，用于糖尿病神经病变时，则用 15 g；而合并脑梗死，肢体活动不利时，取其祛风止痉通络的作用，可用至 30 g，获效良好。

五、张健教授运用滋阴润燥法治疗糖尿病视网膜病变一则

患者，男，48 岁。

初诊：2015 年 1 月 21 日。

主诉：双眼视物模糊 1 年，加重 1 个月。

病史：患者近 1 年来视物不清，近 1 个月来双眼视物模糊加重，眼前黑影飘动，口渴多饮，小便多，困倦乏力。糖尿病病史 8 年，间常服“二甲双胍”“阿卡波糖”等药，未能坚持服药，亦未能控制饮食。

诊查：右眼视力 0.2，左眼视力 0.2。双眼晶状体轻度混浊，玻璃体混浊，视盘大小、颜色正常，A：V＝2：3，视网膜可见微血管瘤（＋＋＋）及小片状出血。空腹血糖 12.4 mmol/L。眼底血管荧光造影示双眼后极部可见散在大量动脉瘤性强荧光及斑片状视网膜出血遮蔽荧光。舌质红，苔薄黄，脉细数。

诊断：糖尿病视网膜病变（双眼）。

辨证：阴虚火旺证。

治法：滋阴润燥。

方剂：知柏地黄汤（《医宗金鉴》）加减。

处方：熟地黄 15 g，山茱萸 5 g，山药 10 g，泽泻 10 g，茯苓 10 g（去皮），牡丹皮 10 g，知母 15 g，黄柏 10 g，女贞子 10 g，墨旱莲 10 g。7 剂。水煎服，每日 1 剂，分 2 次温服。

医嘱：①按时服用降血糖药，监测血糖。②饮食宜清淡，禁辛辣炙煿之品。

二诊：2015 年 1 月 28 日。双眼视物较前清楚，口渴多饮好转，空腹血糖 7.4 mmol/L。右眼视力 0.3，左眼视力 0.4。原方加丹参 10 g、郁金 10 g，以凉血化瘀。水煎，每日 1 剂，分 2 次温服。7 剂。

三诊至十一诊：2015 年 2 月 4 日至 2015 年 4 月 1 日。原方先后加麦冬 10 g，五味子 5 g，以养阴生津；加三七粉 3 g（冲服），以活血散瘀。共服药 56 剂。双眼眼前黑影减少，视物较明，口渴多饮，小便多，困倦乏力，逐渐好转，血糖控制在 6.5 mmol/L 以下。检查视力右眼 0.4，左眼 0.5。改服麦味地黄口服液，一次 10 mL，一日 2 次，连服 2 个月，以巩固疗效。

按语：《秘传证治要诀·三消》认为"三消久之，精血既亏，或目无视，或手足偏废如风疾。"患者久病伤肾，肾阴不足，阴虚火旺，虚火上炎，灼伤脉络，血溢络外，故眼底出血、渗出，视物模糊；口渴多饮，小便多，困倦乏力，舌质红，苔薄黄，脉细数均为阴虚火旺之候。知柏地黄汤加减方中熟地黄补益肝肾；山药补脾养胃，生津益肺，补肾涩精；山茱萸补益肝肾，涩精固脱；泽泻利小便，清湿热；牡丹皮清热凉血，活血化瘀；茯苓利水渗湿，健脾宁心；知母清热泻火，生津润燥；黄柏清热燥湿，泻火除蒸；女贞子、墨旱莲补益肝肾，滋阴止血。诸药合用，以解消渴日久肾阴亏损、阴虚火旺、血不循经之证。

六、仝警安教授治疗糖尿病视网膜病变一则

患者，女，61 岁。

初诊：2018 年 5 月 14 日。

主诉：双眼视力下降 3 个月。

病史：既往"2 型糖尿病"病史 18 年。

现症见：双眼视力模糊，伴口干，倦怠乏力，眠差，小便频，大便干，舌质红，脉细涩。

诊查：右眼视力 0.2，左眼视力 0.15。双眼眼前节（-）。右眼后极部网膜可见散在微血管瘤，并有片状环形排布的硬性渗出，鼻侧可见大量棉绒

斑，黄斑区可见 1 PD（1 PD＝1.5 mm）大小的片状出血；左眼玻璃体腔见大量血细胞，眼底模糊窥不入。

中医诊断：消渴目病（阴虚络瘀）。

西医诊断：①双眼糖尿病视网膜病变（右Ⅲ期，左Ⅳ期）；②左眼玻璃体积血；③2 型糖尿病。

治法：滋阴清热，理气活血。

方剂：通脉增视方加减。

方药：葛根 15 g，三七 6 g，女贞子 12 g，生地黄 12 g，麦冬 12 g，墨旱莲 9 g，昆布 12 g，海藻 9 g，石决明 12 g，远志 9 g，大黄 3 g，芒硝 6 g，蒲黄炭 8 g，槐米 6 g，娑罗子 5 g。

二诊：2018 年 6 月 16 日。双眼视力较前清晰，视物稍变形，眠可，大便软。右眼视力 0.3，左眼视力 0.2。右眼硬性渗出较前吸收，黄斑区出血面积较前减少；左眼玻璃体积血较前吸收，可见机化膜。查双眼黄斑 OCT 示右眼黄斑囊样水肿。舌质红，脉细缓。前方去大黄、芒硝，加茯苓、泽泻、车前子以利水消肿，去昆布、海藻，加牡蛎、鳖甲加大软坚散结之功。

三诊：2018 年 7 月 10 日。患者自觉双眼视力较前提高，无视物变形。右眼视力 0.5，左眼视力 0.4。右眼黄斑区出血消失；左眼玻璃体机化膜变少，玻璃体腔无新鲜出血。舌淡红，脉沉细。

按语：消渴病患者多食甘美而肥，早期阳明内热、胃火炽盛、脾阴亏虚，运化失司，水谷精微不能充养四肢百骸，如若误治迁延加调养作息不当，可致肾阴不足，虚火上炎，灼伤肺阴，肺肾阴伤，则治节失职，固摄无权；阴虚易生燥热，燥热必灼阴津，二者互为因果。燥热循经上承，蒸灼目窍，眼底微细脉络可被灼伤出血，病久气血往来受阻，致目络瘀滞。故肺、胃、肾阴虚，脉络瘀阻为糖尿病视网膜病变的主要病机，即阴虚络瘀。全教授总结多年诊疗体会，以"滋阴清热，理气活血"为大法，自创"通脉增视方"，应证加减治疗。通脉增视方药物组成有：葛根、三七、槐米、娑罗子。葛根，性甘凉，于清热之中鼓胃气上升，达生津止渴之功。《本草经疏》言"解散阳明温病热邪之要药也，故主消渴"，葛根素具有改善微循环、降低外周血管阻力、增加血流量、扩张血管及降低血糖等作用。三七，善治各种出血，且止血不留瘀，其皂苷类成分可有效提高缺血缺氧细胞的生存率，改善视网膜微循环。槐米，性寒凉，凉血止血效佳。现代药理学表明，槐米能降低毛细血管通透性，改善毛细血管脆性，防止渗透性出血，使血管恢复正常弹性。娑罗子，可理气宽中和胃。娑罗子皂苷能降低毛细血管通透性，具有抗炎消肿，抑制新生血管生成等功效。患者为老年人，阴虚不足，复加消渴病史18年，精血愈亏。高年元气已虚，相火无制，阴虚火旺，灼伤脉络，致血不归经，瘀阻目络，故有右眼黄斑区出血及左眼玻璃体积血。方中女贞子、生地、墨旱莲均为养阴清降之品，葛根、麦冬益胃生津，三七、蒲黄炭化瘀止血，娑罗子、槐米理气凉血，昆布、海藻软坚散结，石决明、远志益志安神，大黄、芒硝以泻下。患者二诊时左眼玻璃体积血渐有吸收，但病情尚不稳定，出现右眼黄斑水肿、左眼玻璃体机化膜，加茯苓、泽泻等利水消肿，去昆布、海藻，加牡蛎、鳖甲使软坚散结之力更甚。三诊时可见患者眼底无新鲜出血，视力提高较著，嘱口服前方维持3个月以稳定病情，后做随访，未见复发。

七、唐由之教授治疗糖尿病视网膜病变一则

患者，女，30 岁。

初诊：2007 年 10 月 15 日。

主诉：双眼视物模糊 2 年余。

病史：患者有 1 型糖尿病病史 14 年，2 年前患者无明显诱因出现双眼视物模糊，在外院诊断为糖尿病视网膜病变。2006 年曾行激光治疗（右眼 2 次，左眼 4 次），但仍有反复出血现象，慕名找唐教授诊治。

现症见：面色少华，神疲乏力，少气懒言，咽干，五心烦热，纳食减少，夜寐尚安，大便干结，舌淡红、苔少，脉细虚无力。

诊查：双眼视物模糊。眼科检查示右眼视力 0.1（矫正 0.3），玻璃体混浊，下方大片积血，后极部眼底窥不清，周边眼底视网膜可见散在出血斑及微血管瘤，网膜大片激光斑；左眼视力 0.15（矫正 0.6），视网膜可见较多出血斑及微血管瘤，大片激光斑，黄斑部中心凹反光不见。

中医诊断：消渴目病（气虚血瘀）。

西医诊断：双眼糖尿病视网膜病变。

治法：补气养阴，止血活血，化瘀明目。

处方：生蒲黄汤合二至丸加减。

生蒲黄、姜黄、墨旱莲、女贞子各 20 g，生黄芪、丹参各 30 g，枸杞子、山萸肉、菟丝子各 15 g，川牛膝、川芎各 10 g。20 剂，每日 1 剂，水煎服，分 2 次服。

二诊：2007 年 11 月 9 日。经上方治疗 20 天后，双眼视物稍清晰，眼科检查右眼视力 0.15（矫正 0.4），玻璃体混浊较前减轻，下方大片积血部分吸收，后极部眼底清，周边眼底视网膜仍见散在出血斑及微血管瘤，视网膜大片激光斑；左眼视力 0.3（矫正 0.8），视网膜出血斑及微血管瘤有所减少。治初见效，守原方继用 90 剂。

三诊：2008 年 2 月 10 日。右眼视物又较前清晰，左眼同前。双眼视网膜出血基本吸收。眼科检查右眼视力 0.2（矫正 0.4），玻璃体混浊又较前减轻，下方大片积血吸收大部分，后极部眼底清，周边眼底视网膜仍见散在出血斑及微血管瘤，但明显减少，视网膜大片激光斑；左眼视力 0.3（矫正 0.8），视网膜出血斑及微血管瘤明显减少。仍守原方，加生侧柏叶 15 g 以凉血止血；浙贝母、半夏各 15 g 以软坚散结。

四诊：2008 年 10 月 17 日。双眼视物较前清晰。眼科检查右眼视力 0.3（矫正 0.5），玻璃体混浊又较前减轻，下方大片积血基本完全吸收，后极部眼底清，周边眼底视网膜未见出血斑及微血管瘤，视网膜大片激光斑；左眼视力 0.4（矫正 0.9），视网膜未见出血斑及微血管瘤。病情维持稳定。守前方加天花粉、党参、大蓟、小蓟各 15 g。

五诊：2010 年 3 月 5 日。双眼视物清晰。眼科检查右眼视力 0.4（矫正 0.6），左眼视力 0.5（矫正 1.0），视网膜未见有明显出血斑及微血管瘤。病情仍维持比较稳定。

按语：唐由之教授指出糖尿病视网膜病变虽然是严重的眼部并发症，但仍是一种可防治的眼底病，早期进行预防治疗，预后一般较好。他根据自己的临床经验将其看作一种眼科的血证，主张分早、中、晚 3 期治疗。早期处于出血期，以清热凉血止血为主；中期因离经之血多为瘀血，治当加大活血化瘀之力；晚期患病日久，正气多虚，应在活血化瘀治法基础上酌加扶正益气之药。故唐教授治疗糖尿病视网膜病变的基本治法为补气养阴、凉血止血、活血化瘀明目。在整个治疗过程中还是以凉血止血、补气养阴药物为主，佐以活血化瘀药物，慎用破血逐瘀药物，以防破血太过引起再次出血。此外，玻璃体混浊、眼底纤维增生明显的可加软坚散结药物；肝肾亏虚明显者加补肝肾药物；血虚明显者还需加强补血。唐教授治糖尿病视网膜病变的经验方为生蒲黄汤合二至丸加减。基本处方：生蒲黄、姜黄、墨旱莲、女贞子、丹参、枸杞子、生黄芪、牛膝、山萸肉、菟丝子、赤芍。本方主要由两组药组成，一组为益气养阴药，如黄芪、墨旱莲、女贞子、枸杞子、菟丝子、山萸肉等；另一组为止血活血药，如生蒲黄、姜黄、丹参、牛膝、赤芍等。玻璃体混浊、眼底纤维增生明显者，加浙贝母、法半夏；肝肾亏虚明显者，加生地、熟地、金樱子、楮实子、五味子等；血虚明显者，加当归。唐教授治眼病喜欢重用黄芪，黄芪为每方必用之药。《黄帝内经》云"百病生于气也""血气不和，百病乃变化而生""气脱者目不明"。目之所以能够视万物，全赖于气血调和。在补气药的选择上唐教授尤爱黄芪。他认为，眼居高位，易受邪侵，非轻清上扬之品引导药物则不容易到达病所，而黄芪在补气的同时又有升阳之功，能载药上行，促进药物发挥作用。因此，在治疗外障眼病如结膜炎、角膜炎及葡萄膜炎时，常配合柴胡、薄荷、升麻等药应用；治疗内障眼病如后发性白内障、视网膜色素变性时，则选择与柴胡、密蒙花等为伍。黄芪和这些药物联合应用，一方面可明目退翳，消退后囊的混浊或减少视网膜上的骨细胞样色素的沉积；另一方面，考虑到治疗眼底疾病，特别是先天性、遗传性或萎缩性疾病，多是以滋补肝肾药物为主，这些药物味多醇厚，性较滋腻，喜走中下焦，而不能上行头目，黄芪配合柴胡等能载药上行，起到引经报使的作用，从而有利于药效的发挥。在炮制方面，黄芪分生黄芪和蜜炙黄芪两种。《审视瑶函》中云："药之生熟，补泻在焉，利害存焉。盖生者性悍而味重，其攻也急，其性也刚，主乎泻。熟者性醇而味轻，其攻也缓，其性也柔，主乎补。"对于先天性疾病、萎缩性疾病、退行性疾病及虚损性疾病，如视网膜色素变性、视神经萎缩、缺血性视神经病变等，常选用炙黄芪以增补益之力；而对于一般的外障疾病或内障眼病实证者常用生黄芪，取其药性平和，载药上行之效；若虚实间杂亦可生黄芪、炙黄芪并用以增强疗效。

八、廖品正教授治疗糖尿病视网膜病变一则

患者，女，59岁。

初诊：2008年6月22日。

主诉：糖尿病11年，左眼视物模糊7年。

现症见：左眼视物模糊，纳眠可，大便溏，小便可。舌质淡红，苔薄黄少津，脉弦细。眼科检查示右眼视力1.0（矫），左眼视力0.4（矫），双眼晶体后囊轻度混浊，右眼底后根部网膜散在黄白色渗出灶和微血管瘤，大片状出血，左眼底视盘周围大片状出血，网膜散在微血管瘤，大片黄白色渗出。

诊断：双眼糖尿病视网膜病变（重度非增生期）。

中医辨证：气虚肾亏，阴损阳衰，血瘀痰凝。

治法：益气补肾，化瘀通络，消痰散结。

处方：黄芪20 g，山药20 g，茯苓15 g，枸杞子20 g，山萸肉15 g，墨旱莲30 g，生蒲黄15 g（包），茜草15 g，生三七粉4 g（冲服），地龙15 g，瓦楞子15 g，7剂，患者自服30剂。

二诊：2008年7月29日，视力有所改善，全身无不适，舌脉同前，右眼视力1.2（矫），左眼视力0.8（矫）。眼底出血较前减少。辨证同上，上方减墨旱莲、地龙、瓦楞子，加菟丝子15 g、葛根30 g、花蕊石15 g。14剂。

三诊：2008年9月17日，眼症稳定，全身无不适，舌脉同前。右眼视力1.2（矫），左眼视力0.8（矫）。眼底出血进一步减少。辨证同上，二诊方加佩兰15 g、昆布15 g，7剂。患者自服20剂。

四诊：2008年8月26日，眼症稳定，全身无不适，舌脉同前。右眼视力1.2（矫），左眼视力0.9（矫）。眼底出血同三诊。处方：黄芪20 g，山药30 g，茯苓15 g，枸杞子20 g，山萸肉15 g，墨旱莲30 g，生蒲黄15 g（包），茜草15 g，生三七粉4 g（冲服），葛根30 g，花蕊石15 g，地龙15 g，佩兰15 g，昆布15 g，苍术15 g。10剂。

按语：廖品正教授指出糖尿病视网膜病变在眼睛的局部病变多种多样，其主要病变为视网膜微循环障碍、微血管瘤、出血、水肿、渗出、新生血管和机化物等，从中医的病理来看，概属"瘀血"和"痰湿"的范畴，故治法不离活血化瘀、祛痰除湿。痰瘀互结者，更当兼用软坚散结。不过，眼症系糖尿病中、晚期，气阴两虚，肝肾亏损，甚或阴阳两虚，目失濡养，因虚而致之"血瘀"和"痰湿"所引起。其证标实而本虚，因而论治时，祛病攻邪又当时刻顾护正气，扶正祛邪，防眼症出现大反复。临床具体当以眼睛局部病变与全身病情相结合，辨证分型论治，大体分以下四型。

1. 气阴两虚、脉络不利　全身症状为多饮、多尿、多食不典型，而见口咽干燥、神疲乏力、少气懒言、眠少汗多、大便干结，或头晕耳鸣、肢体麻木、舌淡红苔薄白或舌红少苔中有裂纹、脉细或细而无力。眼症见视力减退，视网膜病变多为轻中度非增生期（如见或多或少的视网膜微血管瘤并有小点片状出血或黄白色硬性渗出），由于糖尿病日久累及肝肾，引起视网膜病变。而视网膜属肾，故本型之阴虚应侧重于肾阴虚。阴虚血行滞涩，气虚血行无力，因而治当益气生津、滋阴补肾为主，兼以活血通络。用芪明颗粒（黄芪、葛根、生地、枸杞子、决明子、茺蔚子、生蒲黄、水蛭）或予生脉散合杞菊地黄丸方加减，酌情选加知母、天花粉、墨旱莲清热养阴、生津润燥，或茺蔚子、丹参、牛膝、生蒲黄、地龙活血通络。

2. 气阴两虚、脉络瘀阻　全身症状为多饮、多尿、多食不明显，而见口干乏力、心悸气短、头晕耳鸣、腰膝酸软、肢体麻木，或双下肢微肿、大便干燥与稀溏交替出现、舌体胖嫩、舌色紫黯或有瘀斑、脉细乏力或弦细。眼症见视物模糊，或视物变形，或自觉眼前黑花飘移，甚至严重视力障碍。视网膜病变多为非增生期或由非增生期向增生期发展（如见或多或少的视网膜微血管瘤，新旧杂陈的点片状和火焰状出血，黄白色的硬性渗出及白色的棉絮状斑，或黄斑水肿渗出，视网膜新生血管等。眼底出血多时可融合成片，或积聚于视网膜前，或形成玻璃体积血）。由于眼底病变加重，急则治标，应以针对眼局部病变为主，结合全身病情予以治疗。

（1）眼底病变属糖尿病视网膜病变非增生期：宜予益气滋肾，化瘀通络或化瘀止血。服芪明颗粒合血塞通胶囊，或予生脉散合六味地黄丸方加减，酌情选加地龙、茺蔚子、丹参、生蒲黄、三七、墨旱莲等。

（2）眼底病变属糖尿病视网膜病变增生期：眼底出血量多，甚至有玻璃体积血。①出血期：常予滋阴凉血，化瘀止血，可用生蒲黄汤（《中医眼科六经法要》）：生蒲黄、墨旱莲、荆芥炭、生地、丹皮、郁金、丹参、川芎加减，可去郁金、丹参、川芎，选加玄参、地骨皮、三七、茜草、花蕊石等，以增加凉血止血之功；选加黄芪、太子参、三七，则可增加益气止血之效。②出血静止期：治宜活血化瘀为主，常用桃红四物汤加减，可酌加黄芪、太子参、枸杞子、墨旱莲，益气滋肾；若选加茯苓、白术、猪苓、泽泻，则可增强实脾利水消肿的功效。

3. 阴损及阳、血瘀痰凝　全身症见神疲乏力、心慌气短、腰膝酸软、头晕目眩、记忆力减退或痰多、畏寒肢冷、下肢水肿、大便溏泻与便秘交替出现、唇舌紫黯、脉沉细。眼症见视力模糊或严重障碍，视网膜病变多为增生期，除具气阴两虚、脉络瘀阻型眼底表现外，还可见视网膜玻璃体纤维增生，甚至纤维膜或条带收缩牵引视网膜脱离。眼底渗出物或机化组织属中医之痰浊。新痰常为脾肾阳虚、水湿痰浊上流于目，或眼底血络瘀阻、水液外渗、凝聚成痰。痰浊日久不化，阻塞气机，常与瘀血互结，使眼底病变进一步恶化。治当化瘀散结，补肾益脾，标本兼治。常用补阳还五汤合肾气丸方加减，酌情选加瓦楞子、浙贝母、海藻、昆布等化痰散结；选加三七、生蒲黄、血余炭等化瘀止血，以减少眼底反复出血选加枸杞子、仙灵脾、白术、薏苡仁等增强补肾益脾之效。

4. 阴阳两虚、痰瘀互结 全身症见面色苍黄晦暗、气短乏力、腰膝酸软、畏寒肢冷、颜面或下肢水肿、食欲减退、大便溏泻或溏泻与便秘交替、夜尿频数且混浊如膏、舌淡苔白、脉沉细无力。眼症见视力严重障碍，甚至盲无所见。视网膜病变多为增生期，眼底所见同前阴损及阳、血瘀痰凝型。本型眼与全身病情俱重，治宜阴阳双补为主，兼以逐瘀化痰，软坚散结。常用方：以右归饮方为基础，选加太子参、茯苓、菟丝子、淫羊藿、三七、生蒲黄、当归、益母草、瓦楞子、海藻、昆布等。本案所用为廖教授治疗糖尿病视网膜病变经验方（优糖明 3 号方）。其中黄芪、枸杞子、山萸肉、墨旱莲益气补肾治其本（针对糖尿病全身症状），生蒲黄、茜草、生三七粉、地龙、昆布化瘀通络、消痰散结治其标（考虑视网膜局部病变）。此方随证加减化裁：昆布可换为瓦楞子；山药、茯苓或太子参可替黄芪；益母草可代茜草；无腰膝酸冷去仙灵脾；有失眠加夜交藤、龙骨、牡蛎，既安神助眠又消痰散结。

九、祝谌予治疗糖尿病视网膜病变一则

患者，女，24 岁。

主诉：视力下降 3 个月。

病史：1 型糖尿病病史 10 年，一直使用胰岛素注射治疗，眼科诊为双眼糖尿病视网膜病变Ⅴ期（视网膜脱离），左眼视力为 0.2，右眼视力为 0.08，拟行激光治疗。目前胰岛素每日总量 64 U，空腹血糖 9.3 mmol/L。

现症见：乏力多饮，燥热多汗，下肢发凉，伴可凹性水肿，视物模糊，视力下降，月经两个月未至。舌边红，苔黄腻，脉弦滑。

中医诊断：消渴目病。

西医诊断：糖尿病视网膜病变。

辨证：气阴两虚，瘀阻目络。

治法：益气养阴，活血化瘀，清热明目。

处方：降糖活血方加减。

广木香 10 g，当归 10 g，益母草 30 g，赤芍、白芍各 10 g，川芎 10 g，葛根 15 g，丹参 30 g，黄连 5 g，桂枝 10 g，鸡血藤 30 g，苍术 15 g，玄参

30 g。每日 1 剂，水煎服。

二诊至四诊：守法治疗 3 月余，诸症消失。左眼视力 0.9，右眼仅见手动，空腹血糖 8.7 mmol/L，尿糖（−）。胰岛素用量每日 50 U，仍以上方继续治疗。实践证明，诚如本案，降糖活血方对长期注射胰岛素治疗的胰岛素依赖型患者有良效，常可使部分患者胰岛素用量减少甚或停用，而病情仍控制满意。

按语：祝谌予教授通过多年研究发现，糖尿病发展到一定程度，尤其是合并有慢性血管、神经病变，或长期使用胰岛素治疗的患者常伴有瘀血表现，诸如面有瘀斑、肢体刺痛、痛处固定不移、心区疼痛，或肢体麻木、半身不遂，或妇女月经量少、经期延后、闭经，舌质淡暗，舌边有瘀斑或瘀点，舌下络脉青紫、怒张等。他认为糖尿病血瘀证主因气阴两虚所致：气虚推动无力则血液运行不畅而致"气虚瘀留"；阴虚津亏液少则血液黏稠不畅而致"阴虚血滞"。瘀血形成后又可阻滞气机，使津液失于敷布，进一步加重气阴两虚；而糖尿病视网膜病变亦为血瘀证的表现之一。对此，祝教授自拟降糖活血方（方药组成为广木香、当归、益母草、赤芍、川芎、丹参、葛根、苍术、玄参、生地、生黄芪，即免疫Ⅰ号方合降糖方）治疗糖尿病血瘀证。针对糖尿病视网膜病变，早期病变出现视物不清、视力下降者，常加川芎、白芷、菊花、青葙子、谷精草、密蒙花以益气养阴、活血化瘀、祛风明目；晚期病变出现眼底出血、视物发红甚或失明者，常加大蓟、小蓟、茜草根、三七粉、生蒲黄、槐花以止血凉血、活血消瘀。祝教授指出，治疗糖尿病眼底出血不宜应用一派敛涩止血之药，因敛涩止血药可加重瘀血阻络，则血不循经而外溢。瘀血不去则新血不生，故其习用川芎、白芷、菊花、大蓟、小蓟、茜草根、槐花、生蒲黄、三七粉等辛凉散风、化瘀止血之品，以促进瘀血吸收，防止机化物形成，以免再次出血。

（曹　雯　吉杏媛　彭智远）

参 考 文 献

[1] TARR J M, KAUL K, CHOPRA M, et al. Pathophysiology of Diabetic Retinopathy [J]. ISRN Opthalmology, 2013, 2013（1）：1 – 13.

[2] 倪青. 糖尿病中医循证治疗学 [M].北京：科学技术文献出版社，2015：305.

[3] 曾庆华. 中医眼科学 [M].北京：中国中医药出版社，2003：201.

[4] 尹义辉，张洪．名老中医程益春学术经验辑要：糖尿病临床治验［M］．济南：山东科学技术出版社，2002．

[5] 李希岭．程益春治疗糖尿病视网膜病变临床验案［J］．临床合理用药，2017，10（9A）：89 - 90．

[6] 全锡艳，刘阳，赵锡锋，等．全小林从风痰阻络论治糖尿病动眼神经麻痹1例分析［J］．安徽中医药大学学报，2014，33（1）：34 - 35．

[7] 任建萍，朱军．丁学屏治疗糖尿病眼病经验［J］．上海中医药杂志，2011，45（11）：14 - 16．

[8] 殷志武．葛根素治疗糖尿病视网膜病变的效果分析［J］．中国现代医药杂志，2012，14（2）：91 - 92．

[9] 杜文杰，石召华，叶利春，等．娑罗子本草考证［J］．中成药，2018，40（2）：425 - 428．

[10] 钟舒阳，周尚昆．国医大师唐由之教授治疗糖尿病性视网膜病变经验简介［J］．新中医，2010，42（9）：130 - 131．

[11] 周尚昆，唐由之．国医大师唐由之运用黄芪的经验［J］．光明中医，2011，26（9）：1769．

[12] 李翔，路雪靖，叶河江，等．廖品正治疗糖尿病视网膜病变经验［J］．辽宁中医杂志，2011，38（2）：228 - 229．

[13] 李翔，路雪婧，周华祥，等．名中医廖品正教授治疗糖尿病视网膜病变经验方及典型病案［J］．中医眼耳鼻喉杂志，2012，2（1）：1 - 2．

[14]《中国社区医师》编辑部．祝谌予消渴兼症验案（三）［J］．中国社区医师，2010，26（17）．

[15] 朱世增．近代名老中医经验集：祝谌予论糖尿病［M］．上海：上海中医药大学出版社，2009：68 - 69．

第八章　国医名师诊治
糖尿病神经病变

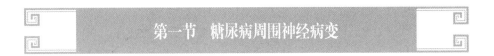
第一节　糖尿病周围神经病变

　　糖尿病周围神经病变是糖尿病所致神经病变中最常见的一种，其主要临床特征为四肢远端感觉、运动障碍，表现为肢体麻木、挛急疼痛、肌肉无力和萎缩、腱反射减弱或消失等。早期呈相对可逆性，后期发展为顽固性难治性神经损伤。

　　中医学无糖尿病周围神经病变之病名，现代研究将糖尿病周围神经病变归属于"消渴病痹证""消渴病痿证"等范畴。历代医家对消渴病导致的并发症早有认识，《王旭高医案》云："消渴日久，但见手足麻木、肢凉如冰"。元代张子和《儒门事亲·三消论》中说"夫消渴者，多变聋盲、疮癣、痤痱之类""或蒸热虚汗，肺痿劳嗽"。中医认为，糖尿病周围神经病变的病机较为复杂，多因病久失治、饮食不节、情志失调、劳欲过度等因素，导致气阴损伤，经脉失其濡润，不荣则痛，或阴虚内热，耗津灼液，血行瘀滞，不通亦痛。其病机主要为阴虚血瘀，病理可概括为虚和瘀，虚为气阴亏虚，瘀为瘀血阻络，因虚致瘀，虚瘀错杂，以虚为本，以瘀为标，贯穿糖尿病周围神经病变始终，病位涉及络脉、脾、肾、肝、心、肺等。

　　目前西医对于糖尿病周围神经病变的发病机制的认识尚不完全，且缺乏有针对性的治疗手段，而因中医中药在糖尿病周围神经病变的诊治中具有疗效显著、不良反应少等特点，近年来其优势逐步突出。具体案例如下。

　　一、仝小林诊治糖尿病周围神经病变案

　　患者，男，50岁。

初诊：2011 年 5 月 30 日。

主诉：双下肢发麻、发凉、疼痛半年。

病史：患者于 1995 年因口渴于当地医院检查，发现血糖升高，后一直口服二甲双胍治疗，于 2006 年开始注射胰岛素降血糖，半年前因双下肢麻木、发凉、疼痛而住院治疗，但疗效不佳，遂来中医门诊就诊。

现症见：双下肢发麻、发凉、疼痛，全身乏力，下肢痒甚、活动不利，手指发麻、手面发红，纳眠可，大便成形，每日 2 次，小便正常。舌有裂纹、苔黄厚腐腻，脉数。

既往史：既往有高血压，母亲有糖尿病。

西医诊断：糖尿病、糖尿病周围神经病变。

中医诊断：血痹。

辨证：脏腑热、经络寒。

治法：补虚清热、温通络脉。

处方：黄芪 45 g，桂枝 30 g，白芍 30 g，鸡血藤 30 g，制川乌 30 g（先煎 2 小时），黄连 30 g，生姜 5 大片，三七 6 g。

二诊：2011 年 9 月 5 日。患者精神状态较前好转，双下肢发麻、发凉、疼痛均较前改善，走路时间久则头晕，有脚踩棉花感，纳眠可，二便调。舌偏红，苔黄厚腐腻，脉偏数、尺弱。双下肢血管超声提示双下肢动脉内中膜增厚，伴多发斑块形成。

处方：黄芪 30 g，桂枝 30 g，鸡血藤 30 g，制川乌 30 g（先煎 2 小时），葛根 30 g，黄芩 30 g，黄连 30 g，天花粉 30 g，三七 9 g。

三诊：2011 年 11 月 28 日。双下肢疼痛、发凉、麻木减大半，手指麻木已基本消失，脚踩棉花感减轻，现仍有凉感，视物模糊，纳眠可，二便调。

处方：上方加荷叶 30 g，滑石 30 g，甘草 15 g。

四诊：2012 年 1 月 9 日。双下肢痛、麻木、发凉感较前又有缓解，乏力，有髋部潮湿感，视物模糊，耳鸣，纳眠可，二便调。肌电图示右侧腓总运动神经传导速度轻度减轻。右侧下肢局限轻度周围神经病变。

处方：黄芪 30 g，桂枝 30 g，白芍 45 g，鸡血藤 45 g，黄连 30 g，法半夏 30 g，知母 45 g，瓜蒌仁 30 g，生姜 5 片。

按语：仝小林教授结合多年临床经验，认为在糖尿病周围神经病变中，脏腑热、经络寒常常同时存在。脏腑热会有急躁易怒、消谷善饥、口干口苦、口舌生疮、大渴引饮、便秘、舌苔黄厚腐腻、脉滑数等症状，主要是以脾虚胃热为主。经络寒主要表现为四肢的发麻、发木、发凉、疼痛，是脾气阳虚所致。案中患者既有舌苔黄厚腐腻、脉数的脏腑热表现，又有四肢发麻、发凉、疼痛的经络寒症状，属于典型的脏腑热、经络寒病例。所以治疗以补虚清热、温通络脉为大法。不难发现，病例中用黄芪桂枝五物汤贯穿四诊，在《金匮要略·血痹虚劳病脉证并治》中记载："血痹阴阳俱微，寸口关上微，尺中小紧，外证身体不仁，如风痹状也，黄芪桂枝五物汤主之。"因此，仝小林教授认为具有温通经络、补益脾气的黄芪桂枝五物汤，是治疗经络寒的理想方剂。

首诊方中黄芪益气固表，偏走经络，先补经络气而后补脏腑气；桂枝温经散寒，合黄芪既补脏腑阳气，又能鼓动阳气外达四末；生姜温经通阳，合桂枝温经络之寒，补经络之气；白芍养血通痹，与桂枝合用可调和营卫，增强温通之力；"凡藤类之属，皆可通经入络"，故加鸡血藤以加强活血通络的作用；三七亦如是；制川乌属大温之品，方可温通温散其经络中的沉寒之邪，而起通经止痛之效；而黄连、生姜配伍则是取辛开苦降法治疗脾虚胃热之脏腑热。二诊时患者的症状已经稍有改善，但是下肢血管多发斑块已经形成，因此，难以速效，需要缓攻，所以仍用黄芪桂枝五物汤加制川乌温通经络之寒，黄连、黄芩、天花粉、葛根以清脏腑热。三诊患者症状继续改善，故守方继服，另加荷叶、滑石、甘草以增强清脏腑热之力。患者病久入络，脾虚胃热，痰、湿、浊互结日久，故四诊时用黄芪桂枝五物汤合小陷胸汤以清利湿热，化痰消浊，益气散寒通痹。此案例四诊中寒凉药和辛温药同时配伍，选用辛开苦降、寒热同调法，各药自走一经，脏腑热和经络寒分而治之，故效如桴鼓。

二、周仲瑛诊治糖尿病周围神经病变案

患者，男，67 岁。

初诊：1996 年 6 月 22 日。

主诉：发现血糖升高伴双下肢麻木 3 个月。

病史：患者于 1996 年 3 月因双下肢麻木就诊，经检查发现血糖升高，口服降糖药血糖控制不佳，但多饮、多食、多尿症状不显。因血糖控制不佳，遂前往周仲瑛教授门诊就诊。

现症见：双下肢麻木，时有拘急，双肩酸痛，大便干结，3 日一行，夜

寐差，甚则彻夜不眠，手足心热，舌苔黄薄腻，边尖红隐紫，脉细弦涩。

诊查：空腹血糖 8.6 mmol/L，餐后 2 小时血糖 13.8 mmol/L；血液流变学指标提示血液黏度轻度增高。

西医诊断：糖尿病周围神经病变。

中医诊断：消渴病。

辨证：瘀热互结，阴津亏损证。

治法：清热生津，化瘀通腑。

处方：生地黄 12 g，玄参 12 g，麦门冬 12 g，天花粉 15 g，制大黄 5 g，鬼箭羽 15 g，桃仁 10 g，丹参 15 g，芒硝 5 g（冲），知母 10 g，炙僵蚕 10 g，炙水蛭 3 g，地龙 10 g，木瓜 10 g。7 剂，水煎服，每日 1 剂，分 2 次温服。

二诊：1996 年 6 月 29 日。服药 7 剂后肩痛、腿麻均减轻，拘急抽筋好转，血糖基本降至正常，乏力，夜卧略口干，夜寐仍不佳，初服中药时大便偏溏薄，舌质暗红、苔黄薄腻，脉细涩。空腹血糖 6.6 mmol/L，餐后 2 小时血糖 7.8 mmol/L。

处方：上方去鬼箭羽、木瓜、桃仁，加夜交藤 20 g。14 剂，水煎服，每日 1 剂，分 2 次温服。

三诊：1996 年 7 月 6 日。自觉诸症均已好转，肩痛腿麻明显改善，拘急抽筋未作，血糖正常，精神显振，夜寐已佳，口干不着，大便成形，日行 1 次，舌质偏暗，苔薄黄，脉细涩。空腹血糖 5.6 mmol/L。餐后 2 小时血糖 6.7 mmol/L。

处方：原方去大黄、芒硝，加泽兰 10 g、鸡血藤 10 g。14 剂，水煎服，每日 1 剂，分 2 次温服。后一直守上方加减，治疗 3 月余，临床症状皆除，复查血液流变学指标皆在正常范围，多次复查血糖正常。

按语：综观此验案脉证，乃属瘀热互结于里，阴津极度亏损之证。病机的关键是热邪灼津、津液亏损导致的四个病理变化。一是阴津亏虚，筋脉失养，阴虚风动，故见双下肢麻木，时有拘急；二是津伤血虚，血不养心，心神失养，故见彻夜不眠；三是肠道失濡，腑气不通，故见大便干结，3 日一行；四是津血同源，津伤血滞，血脉瘀阻，故见舌边尖红，隐紫，脉细弦涩。由此可见，治疗应以清热生津、化瘀通腑为大法。故方中生地黄、玄参合用清热泻火、养阴生津为君药。大黄、知母、天花粉合用清热泻火、滋阴润燥为臣药。麦冬、芒硝与大黄、玄参、生地黄合用，为《温病条辨》的增液承气汤，以清热养阴，润肠通便；丹参、桃仁、鬼箭羽、水蛭、地龙通利血脉，凉血化瘀；僵蚕、木瓜合用，息风止痉、舒筋活络、解毒散结，共为方中佐药。诸药合用，共奏清热泻火、养阴生津、凉血化瘀、润肠通便之功，火去津复瘀除，则诸症自解。

周老在此验案的用药组方有三大特点：①清中寓养。该案病机中有火邪内炽，又有阴津亏损。故治宜清热泻火与滋水养阴并举。经云：苦寒相合则清热泻火，甘寒相合则滋水养阴。所以周老在方中用大黄、玄参等苦寒药以清热泻火的同时，又辅以生地黄、麦冬、天花粉等甘寒药以滋水养阴。如此相伍，清中寓养，攻中有补，则火去津复。②补中寓通。案中有腑实不通，但此腑实不通非实热与燥屎内结，而是热伤阴津，津亏失濡，肠道失润所致。故只能治以养阴生津、润燥通便，即"增水行舟"之法。故周老在方中配用了《温病条辨》的增液承气汤以滋阴生津、润肠通便，使方中补中寓通，以补为通，泻下不伤正，使水溢舟行。③活中寓养。热邪灼津，津伤则血亏，阴血亏损，脉道失充而血滞，血滞则脉络瘀阻。治宜活血化瘀，但活血化瘀动血之品又有走窜伤阴之弊。故周老选用丹参、水蛭、桃仁以活血养血。丹参不仅能活血，而且为养血益阴之上品，故有"一味丹参饮，功同四物汤"之佳誉。《本草经百种录》中记载："水蛭最喜食人之血，而性又迟缓善入，迟缓则生血不伤，善入则坚积易破，借其力以攻积久之滞，自有利而无害也。"桃仁味苦性平，归心肝经，善入血分，能散瘀血；不仅能破血祛瘀，而且苦能泄滞，体润滑利，能开结通滞，兼有润肠通便之效。故周老以此三味活血化瘀，在活中寓养，使攻中有补，祛邪而不伤正。

三、栗德林诊治糖尿病周围神经病变案

患者，男，68岁。

初诊：2013年12月23日。

主诉：双侧足趾麻木疼痛半年。

病史：糖尿病病史12年，近半年来出现双侧足趾麻木疼痛，并逐渐加重，在外院经各项相关检查诊为"糖尿病周围神经病变"，服用"甲钴铵片、依帕司他"等药物治疗，但症状无明显改善，遂来寻求中医治疗。

现症见：双侧足趾麻木疼痛，有蚁行感，时呈针刺样疼痛，入夜加剧，神疲倦怠，口干不欲饮，手足心热，大便偏干，一二日一行。舌质淡暗，边有瘀点，舌边前少苔，中根白厚，脉沉细涩。

诊查：双侧足趾肤色正常，局部皮肤痛觉减弱，跟腱反射减弱。

西医诊断：糖尿病周围神经病。

中医诊断：消渴病痹痿。

辨证：气阴两虚，瘀血阻络证。

治法：益气养阴，活血通络。

处方：黄芪30 g，生地15 g，玄参15 g，葛根15 g，苍术10 g，丹参15 g，益母草15 g，当归10 g，川芎10 g，穿山龙15 g，制草乌10 g，分心木15 g，蚕沙15 g，茯苓15 g，鸡血藤20 g，全蝎5 g。7剂，水煎服，每日1剂，分2次温服。

此后守上方随证变化以蚕沙、分心木、全蝎、无柄灵芝、黄连、黄精、蜈蚣、地龙、炙麻黄、制附子、细辛、桂枝、川牛膝、木瓜、独活、路路通、僵蚕等药物加减治疗3月余，各种症状基本消失，血糖控制良好。

按语：患者消渴久病，其气必虚，阴液耗伤，气虚则无力推动血行，阴津亏损亦影响脉管充盈，而致血行不畅，瘀浊阻络，经络不荣则麻木，不通则痛，故见肢端足趾麻木、疼痛；阴液不足，内生燥热，煎熬津液故见口干、手足心热、大便干。其舌脉亦为气阴两虚、瘀血阻络之证，故治疗以益气养阴、活血通络为法。方中黄芪味甘，微温，入脾、肺经，取其升发之性，补气力强又能升阳、通阳，"走经络而益营……善达皮腠，专通肌表"，有医家认为黄芪能补脏腑，尤善补经络，且补经络之力远胜人参，堪称经络补气之圣药；生地、玄参、葛根滋阴清热、生津止渴；丹参、益母草、当归、川芎、穿山龙活血祛瘀生新；舌中根白厚，用苍术、茯苓健脾燥湿化痰，制草乌温经散寒、除湿止痛；分心木、蚕沙是栗教授治疗糖尿病及其并发症常用的对药，药理研究表明它们有降低血糖、血脂的作用；鸡血藤行血补血、舒筋活络，且藤能入络，引药直达病所；无柄灵芝补气扶正，且有较好的降糖作用。另外，由于"久病入络"瘀重，栗教授还选用了全蝎、蜈蚣、地龙、僵蚕等虫类药，因其有更强的搜剔筋骨、通经活络之力。临床还根据病情变化及症状特点，随证加减用药，津伤热甚时酌加黄连、黄精；寒甚时酌加麻黄、附子、细辛；上肢症重加桂枝；下肢症重加川牛膝、木瓜、独活等。本方思维缜密，围绕糖尿病周围神经病变的病机特点，方证对应，诸药合用，共奏益气养阴、活血通络之功。

四、张涛静诊治糖尿病周围神经病变案

患者，男，57 岁。

初诊：2017 年 9 月 19 日。

主诉：发现血糖升高 10 余年，双下肢及足部麻凉 3 年余。

病史：2 型糖尿病病史 10 余年，予口服降糖药物治疗，血糖控制尚可。3 年余前患者出现双下肢及足部麻木、发凉，时有针刺感。于 2016 年 5 月至 2017 年 7 月多次就诊于北京某医院风湿科，西医诊断为"糖尿病周围神经病变"，中医诊断为"消渴病痹证"。治以补肝肾强筋骨、祛湿活血通络为主。处方予以独活、桑寄生、川牛膝、防己、苏木、地龙、全蝎、蜈蚣、丝瓜络、鸡血藤、当归、桑枝、苍术、关黄柏、郁金，水煎服。后曾多次就诊，多以上述处方加减，但患者觉效果不显。2017 年 8 月起就诊于该院周围血管科，医师治以活血化瘀、通络止痛为主，服中药 21 剂，症状改善仍不明显。后遂转诊至门诊就诊。

现症见：患者颜面部油腻，形体适中，双手小指刺痛，双下肢及足部麻木，感寒甚，自觉脚底有凉气上窜，时有针刺感，口干不欲饮，周身乏力，自汗出，手心热，大便质稀不成形，易怒，纳眠可。舌淡暗、苔黄厚腻，脉弦滑。

既往史：既往有下肢动脉硬化闭塞症、高脂血症、高尿酸血症。吸烟史40 余年，10 余支/天；饮酒史 30 余年，50°白酒约 5 两/天。

诊查：体重指数 26.13 kg/m^2，双足肤温减低，双足背动脉搏动减弱，双足针刺觉、温度觉、振动觉阳性，10 g 尼龙丝试验（＋），余查体未见明显异常。近期空腹血糖控制在 8 ~ 9 mmol/L，餐后 2 小时血糖控制在10 mmol/L 左右。

西医诊断：糖尿病周围神经病变。

中医诊断：消渴病痹证。

辨证：湿热内蕴证。

治法：清热除湿。

处方：柴胡 8 g，枳壳 10 g，赤芍 15 g，黄芩 20 g，黄连 6 g，葛根40 g，天花粉 20 g，苍术 12 g，关黄柏 20 g，牛膝 20 g，透骨草 15 g，伸筋草 15 g，水蛭 6 g，郁金 20 g，茵陈 20 g，蒲公英 45 g，甘草 6 g。共 14 剂，水煎服，早晚温服。

中药浴足方：红花 15 g，桂枝 15 g，鸡血藤 15 g，海风藤 15 g，络石藤 15 g，马齿苋 20 g，天山雪莲 3 g，白芷 15 g，泽泻 15 g，连翘 20 g，大黄 20 g，关黄柏 20 g，苏木 20 g，猫爪草 15 g，夏枯草 10 g，透骨草 15 g。共 4 剂，水煎 2000~3000 mL，38 ℃恒温浴足 30 分钟，每日 1 次。

嘱患者低脂低嘌呤糖尿病饮食，忌食辛辣，戒烟限酒，调畅情志，严格控制血糖，规律锻炼，穿鞋袜宜宽松，浴足水温不宜过高，注意足部护理，预防足部溃疡的发生。

二诊：2017 年 10 月 2 日。患者服药后血糖维持稳定，脚部寒感略减轻，大便仍不成形，仍觉手足畏寒，纳眠可，舌红、苔黄腻，脉弦。

处方：前方基础上去水蛭、茵陈，伸筋草、透骨草加量至 20 g，加陈皮 10 g，竹茹 10 g，浙贝母 10 g，羌活 6 g。14 剂。外用浴足方不变。

三诊：2017 年 10 月 16 日。脚底畏寒较前减轻，现觉酸麻、感觉异常，偶有手指及下肢疼痛，矢气多，情绪可，大便日行 2 次，不成形，舌红、苔黄腻，脉左弦右细。

处方：前方基础上去浙贝母、陈皮，赤芍改白芍 15 g，苍术加量至 15 g，加生白术 20 g，广金钱草 30 g，全蝎 6 g。14 剂。外用浴足方不变。

四诊：2017 年 10 月 30 日。近 2 周感觉明显好转，血糖控制可，脚底仍凉，肿胀感，脚心麻转移到脚掌，大便已成形。舌红苔黄厚腻，脉弦右尺浮。

处方：上方加黄芪 30 g，浮小麦 45 g，赤芍 15 g，鸡血藤 20 g。14 剂。外用浴足方不变。

五诊：2017 年 11 月 13 日。患者自觉上身热下身寒，出汗后觉舒，下肢酸麻明显好转，脚底发凉，纳眠可，大便可，乏力明显减轻，舌红、苔黄腻，脉滑数。

处方：上方去黄芪、浮小麦、蒲公英、鸡血藤、全蝎，加清半夏 9 g，茯苓 20 g，狗脊 15 g，防风 6 g，白鲜皮 10 g。14 剂。外用浴足方不变。

六诊：2017 年 11 月 27 日。诸症较前皆减，仍有脚底部不适，双手、双足麻凉好转，纳眠可，大便可，皮肤略瘙痒，情绪略烦躁。舌淡红、苔黄腻，脉略弦。

处方：上方去竹茹、狗脊，防风加至 8 g，加炒白扁豆 20 g，生薏苡仁 30 g、滑石粉 15 g，黄芪 25 g，莲子心 10 g。14 剂。外用浴足方不变。

七诊：2017 年 12 月 11 日。服药后自觉周身舒适，足底感觉异常、仍怕凉，其他均好转，无酸麻刺痛，无肤痒，纳眠可，二便可，口中生津，偶有心烦。舌淡红、苔腻微黄，脉滑数。

处方：柴胡8g，枳壳10g，黄芩20g，黄连12g，关黄柏20g，白术20g，苍术10g，赤芍15g，生薏苡仁30g，滑石粉15g，茯苓20g，猪苓15g，附子3g，黄芪30g，川牛膝20g，羌活8g，独活10g，透骨草20g，伸筋草20g，莲子心10g。14剂。外用浴足方不变。

八诊：2017年12月25日。患者服药后无不适，症状改善明显，继续予上方42剂巩固疗效，后随诊无复发。

按语：结合患者既往史及具体临床表现，以及烟酒史30年以上，长期过食肥甘、醇酒厚味、辛辣香燥之品，损伤脾胃，致脾胃运化失职，积热内蕴，化燥伤津，消谷耗液，而发为消渴。《丹溪心法·消渴》篇云："酒面无节，酷嗜炙煿……于是炎火上熏，脏腑生热，燥热炽盛津液干焦，渴饮水浆而不能自禁。"消渴日久迁延不愈，五脏功能日趋减退，导致机体亏虚，同时气血津液运行不畅，为本病的发生、发展提供了条件。故本例发病根本机制为脏腑亏虚。在脏腑亏虚基础上，又长期饮酒，导致湿邪留着，阻滞经脉气血，发为消渴病痹痿，证属湿热内蕴。湿为阴邪，易损伤阳气，留滞关节经络，故见肌肤不仁、关节疼痛、周身乏力；湿性秽浊，侵袭肌表面部，故患者颜面部油腻、皮肤瘙痒；湿盛则濡泻，故大便质稀不成形；湿浊水饮内阻，津不上承，故见口干不欲饮；湿邪阻滞经络，血行不畅而凝滞，故手指、足底刺痛；舌淡暗、苔黄厚腻，脉弦滑，亦为湿热内蕴证之外候。

治疗以清热除湿为大法，以中药内服加外用浴足的方式，双管齐下去除湿邪。因湿邪黏腻停滞，难以祛除，故该案从健脾利湿、淡渗利湿、清热利湿等多个方面来祛湿，核心以四妙散合葛根芩连汤加减，清利湿热；用茵陈、蒲公英、金钱草加强清利湿热之功；陈皮、茯苓、白术、扁豆、滑石粉健脾渗湿；赤芍、伸筋草、透骨草舒筋活络；羌活、独活、防风以祛风湿、止痛；少量附子温阳化气以助利水；佐以黄芪、浮小麦、葛根、天花粉益气养阴生津；患者平素性情急躁易怒，故用柴胡、枳壳、郁金疏肝行气；皮肤瘙痒，加白鲜皮祛风燥湿止痒；痰湿阻滞用清半夏、竹茹燥湿化痰；手指、足底刺痛，且久病入络，故用水蛭、全蝎活血通络，亦有引经药之意。诸药合用，共奏清利湿热之功。

据"外治之理即内治之理"的原则，加用中药浴足，辅助治疗消渴病痹痿，浴足方中用泽泻、关黄柏、白芷、夏枯草、猫爪草、马齿苋、连翘清

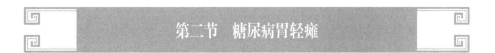

热燥湿；透骨草、红花、苏木、鸡血藤、海风藤、络石藤活血舒筋通络；桂枝、天山雪莲温通经络；用大黄可下瘀血，推陈致新，祛湿浊。诸药通过浸泡双足，直达病所，增强清利湿热、通络止痛之效，更好改善症状。

（孙　玲）

参 考 文 献

［1］中华中医药学会．糖尿病中医防治指南［M］．北京：中国中医药出版社，2007：25.

［2］张永文，韩康生，程燕．糖尿病周围神经病变的中医病因病机及证治［J］．吉林中医药，2014，34（6）：561－564.

［3］王涵，周强，仝小林．仝小林治疗糖尿病并发症应用黄芪经验［J］．环球中医药，2013，6（4）：272－274.

［4］钟柳娜．栗德林教授治疗糖尿病周围神经病变经验［J］．环球中医药，2015，8（6）：737－738.

［5］周仲瑛．论瘀热［J］．南京中医药大学学报，2006，22（5）：273－276.

第二节　糖尿病胃轻瘫

糖尿病胃轻瘫是以胃动力障碍、胃排空延迟为主要特征的常见的糖尿病慢性并发症之一。临床表现为餐后饱胀、呃逆、恶心、呕吐及上腹痛等。本病的发生与糖代谢紊乱引起的胃肠自主神经病变、胃肠道激素分泌异常、幽门螺杆菌感染及胃肠肌运动障碍等相关。

中医古籍中无此病名，但根据其临床特征，当属于中医学"消渴病"兼"痞满""胃痛""胃缓"等范畴。国内学者普遍认为脾胃虚弱是本病的共同病机。

对该病的治疗，西医主要采用促进胃肠动力药物，虽能改善症状但无法根治，复发率高，且药物不良反应往往限制其在临床中的应用，一定程度上影响了糖尿病胃轻瘫的合理治疗。而中医药治疗该病既能改善症状，又能治疗病因，标本兼顾，具有一定的优势。因此，临床采用中医药治疗糖尿病胃轻瘫意义深远。具体案例如下。

一、廖志峰诊治糖尿病胃轻瘫案

患者，男，64岁。

初诊：2016年4月21日。

主诉：血糖升高17余年，心下逆满2个月。

病史：糖尿病病史17余年。近2个月来出现食后心下逆满，遂来就诊。

现症见：食欲不振，纳谷不多，食后心下逆满，腹胀，时见呕吐，经常反酸，大便干结，数日一行，偶有腹泻，身疲体弱，疲乏无力，自觉气短，睡眠欠安，卧而不宁。舌淡、苔白腻，脉细弱、重按无力。

西医诊断：糖尿病胃轻瘫。

中医诊断：消渴兼痞满。

辨证：脾胃虚弱，寒热错杂证。

治法：益气健脾，和胃降逆。

处方：法半夏10 g，干姜10 g，黄连10 g，黄芩10 g，潞党参20 g，白术20 g，茯苓10 g，香附20 g，高良姜5 g，厚朴10 g，枳壳20 g，砂仁5 g，丹参10 g，焦山楂20 g，炒莱菔子20 g，甘草6 g。6剂，水煎服，每日1剂，早晚温服。

二诊：痞闷、腹胀减轻，但仍时见呕吐、反酸，舌淡苔白，脉细弱。

处方：上方加浙贝母15 g，海螵蛸30 g，生炒麦芽各10 g。服用数剂后并炼药成丸，随访至今，未再复发。

按语：糖尿病胃轻瘫，在中医学属"消渴"兼"痞满""腹胀""呕吐"等范畴。此案患者以"食后心下逆满"为主证，所以属"消渴兼痞满"，系脾胃虚弱所致。患消渴病日久，脾胃虚弱，脾胃升降不能维系平衡，清阳不升，脾阴不降，胃肠肌群失润，蠕动阻于中焦，而成痞满之证。《素问·五脏生成篇》有云："脾主运化水谷之精，以生养肌肉，故主肉。"《太平圣惠方》曰："脾胃者，水谷之精，化为气血，气血充盛，营卫流通，润养身形，荣于肌肉也。"《四圣心源》中亦云："肌肉者，脾土之所生也，脾气盛则肌肉丰满而充实。"是故脾气盛，肌肉所主健运，肌肉营养充足，则胃肠肌肉壮实丰满，并能正常发挥其收缩蠕动之功能。而脾胃虚弱，胃肠肌肉得不到水谷精微及津液的滋润濡养，则出现胃肠平滑肌萎弱不用等表现。患者其他症状如食欲不振、呕吐、腹泻、身疲体弱、疲乏无力、自觉气短等亦皆是脾胃虚弱、脾失健运的表现。而患者又有大便不通、腹胀的胃实证表现，所以此案在病机上既有以虚为主的脾虚不运，也有以实为主的胃气不降，所谓虚实夹杂之证也。

故治疗以益气健脾、和胃降逆为法则。方选半夏泻心汤加减，方中法半夏、干姜辛温苦降，散寒除湿而运脾、和胃降逆而止呕；黄芩、黄连苦寒泄降，泄热清胃除痞；潞党参、茯苓、白术、甘草等甘温补气，补益脾胃，以治中焦气虚；患者舌淡、苔白腻，考虑夹有寒邪，故用良附丸（香附、高良姜）以温中散寒；厚朴、枳实、山楂、炒莱菔子理气健脾，加强消积除痞的功效；"初病在经，久病入络"，砂仁、丹参取丹参饮之意，活血祛瘀通络，调理胃脘部气血。诸药合用成方，补泻兼施以调虚实、辛开苦降以复升降、温清并用以调寒热，并紧扣"益气健脾、和胃降逆"的法则，使脾气坚强、肌肉充养，收缩功能亦复，故中焦疏壅，痞满自除。二诊，患者痞闷、腹胀减轻，但仍时见呕吐、反酸，遂守上方，另加浙贝母、海螵蛸、生炒麦芽以抑酸开胃助运。

二、吕仁和诊治糖尿病胃轻瘫案

患者，女，63岁。

初诊：2003年11月2日。

主诉：血糖升高10年，胸脘痞闷反复发作5年。

病史：患者于1993年发现血糖升高，空腹血糖为14 mmol/L，诊断为"2型糖尿病"，一直服用降糖药物治疗，血糖控制良好，但体质量逐渐减轻。1998年无明显诱因出现胸脘痞闷，反复发作，每于情绪急躁时症状加重，为求诊治来诊。

现症见：胸脘痞闷，反复发作，每于情绪急躁时症状加重，颜面及下肢水肿，舌暗苔黄，脉弦滑。

西医诊断：2型糖尿病，糖尿病胃轻瘫。

中医诊断：消渴病痞满。

辨证：肝气郁滞，痰湿内停证。

治法：疏肝行气，化痰利湿。

处方：柴胡10 g，赤芍10 g，白芍10 g，枳实10 g，枳壳10 g，青皮10 g，香附10 g，乌药10 g，苏梗20 g，香橼10 g，佛手10 g，桑白皮20 g，车前子30 g（包煎），陈皮10 g，半夏10 g，丹参15 g，牡丹皮15 g，炙甘草6 g。14剂，水煎服，每日1剂，早晚温服。

嘱患者严格控制饮食，适量运动，舒畅情志，配合按摩治疗。

二诊：2003 年 12 月 1 日。患者诉诸症减轻，继用前方。

按语：患者以胸脘痞满为主症，辨病属于中医"消渴病痞满"范畴。《千金翼方·十六卷》云："食不消，食即气满，小便数起，胃痹也。""痹者闭也，疲也。"故吕仁和教授认为消渴病痞满的基本病机为消渴病日久导致的中气虚弱、脾胃升降失调，以脾气虚弱、运化无力为本，气滞、血瘀、湿阻、痰浊、食积、湿热等引起的胃失和降为标。

此案患者有胸脘痞闷、每于情绪急躁时症状加重、颜面及下肢水肿等症状，故病理产物有气滞、湿阻、痰浊；气机阻滞，肝气乘脾，脾运受损，则出现胸脘痞闷；气机阻滞，水湿不运，聚湿生痰，痰湿内停，溢于肌肤，则出现颜面及下肢水肿；而舌暗苔黄、脉弦滑，则提示有血瘀化热趋势。所以治疗时选用四逆散为主方以疏肝行气，并加用枳壳、香附、乌药、青皮增强疏肝理气作用，苏梗、香橼、佛手理中焦气机，以上共奏行气消痞除满之功；桑白皮、车前子行气利水，陈皮、半夏燥湿化痰，改善颜面及下肢水肿；丹参、牡丹皮清热活血化瘀，针对舌苔脉象提示的血瘀化热之征。吕仁和教授辨证缜密，用药灵活，方证对应，故药后患者诸症缓解。

三、祝谌予诊治糖尿病胃轻瘫案

患者，男，59 岁。

初诊：1986 年 8 月 7 日。

主诉：血糖升高 10 年余，食后腹胀 2 年余。

病史：糖尿病病史 10 年余，曾间断服用格列本脲片降糖治疗，因反复低血糖发生，后改用口服二甲双胍（0.5 g/次，3 次/天）降糖，血糖控制欠佳，空腹血糖控制在 7.0 ~ 7.8 mmol/L，餐后 2 小时血糖控制在 8.5 ~ 11.5 mmol/L，糖化血红蛋白在 6.8% ~ 7.1%。近 2 年来出现食后脘腹胀满，每餐后均需不停走动，约 1 小时脘腹胀满方有所减轻。行上消化道造影示胃排空减慢，诊为糖尿病胃轻瘫。间断服用吗丁啉、西沙比利等药，用药时有所缓解，停药则一如往常。今求中医治疗，遂来就诊。

现症见：食后脘腹胀满，每餐后均需不停走动，约 1 小时脘腹胀满方有所减轻，频繁呃逆，时有反酸，腹中肠鸣，大便不成形，每日 2 ~ 3 次。自觉乏力，进餐时大汗淋漓，餐后汗止。夜眠差，入睡尚可，早醒梦多。体重无明显变化。平素生活欠规律，出差较多，常因工作不顺时感心中烦闷。舌质淡略暗，边有齿痕，舌苔黄厚腻，脉沉滑略弦。

西医诊断：糖尿病合并胃轻瘫。

中医诊断：消渴病痞满。

辨证：胃强脾弱，气郁湿热证。

治法：抑胃健脾，理气解郁，清化湿热。

处方：生地黄 10 g，黄连 10 g，当归 10 g，牡丹皮 10 g，升麻 6 g，党参 10 g，茯苓 30 g，炒白术 15 g，柴胡 10 g，香附 10 g，高良姜 6 g，佩兰 10 g，旋覆花 10 g（包煎），代赭石 30 g（先煎），桔梗 10 g，枳壳 10 g，薤白 10 g，杏仁 10 g。14 剂，水煎服，每日 1 剂，早晚温服。

嘱严格控制饮食，适当活动锻炼，调节情绪，放松心情，二甲双胍继续服用。

二诊：1986 年 8 月 21 日。患者诉服用上方 3 剂，即感觉腹胀有所减轻，餐后走动时间减少到 40 分钟左右。呃逆改善，仍眠差，大便不成形。舌淡略暗，有齿痕，苔黄腻较前变薄，脉沉滑略弦。空腹血糖 7.1 mmol/L，餐后 2 小时血糖 9.5 mmol/L。

处方：上方加藿香 10 g，补骨脂 10 g，炒枣仁 20 g。14 剂，水煎服，每日 1 剂，早晚温服。将二甲双胍改为 0.25 g/次，3 次/天。

三诊：1986 年 9 月 18 日。服药后餐后脘腹胀满继续减轻，走动时间减少至约 10 分钟，大便基本成形，但近 2 日因应酬进食肥腻，加之饮酒，上述症状出现反复，食后腹胀、呃逆加重，口有异味，大便不成形。舌淡略暗，有齿痕，苔厚腻，根部黄厚，脉沉滑略弦。空腹血糖 7.6 mmol/L，餐后 2 小时血糖 11.9 mmol/L。

处方：上方炒白术加至 30 g，旋覆花加至 15 g（包煎），另加生鸡内金 10 g。14 剂，水煎服，每日 1 剂，早晚温服。

嘱饮食清淡，尽量避免饮酒，二甲双胍继续 0.25 g/次，3 次/天服药。

四诊：1986 年 10 月 9 日。餐后脘腹胀满明显减轻，走动时间继续减少，偶有呃逆，进餐时汗出减少，情绪稳定，大便成形、为软便，每日 1 次。舌淡红略暗，有齿痕，苔薄微黄，脉沉滑。

处方：守方 14 剂，水煎服，每日 1 剂，早晚温服。

嘱其继续保持生活规律，严格饮食控制。

五诊：1986 年 10 月 23 日。患者自觉诸症皆明显改善，舌脉同前。自行检测血糖，空腹血糖 6～6.8 mmol/L，餐后 2 小时血糖 7.8～9.0 mmol/L。

处方：守方配成水丸，每次服用6g，3次/天。

按语：本例患者有糖尿病10余年，血糖控制欠佳，近2年出现食后腹胀难忍，上消化道造影示胃排空减慢，加之进餐时大汗淋漓（味觉性出汗），服用胃动力药可缓解，表明糖尿病累及胃自主神经，引起胃轻瘫，诊断明确，亦属中医"消渴病痞满"的范畴。祝老认为本病的发生源于消渴病日久，或因情志不遂，或因久服药物，累及脾胃，使中焦运化失司，气机失常，脾气不升，胃气不降，发为本病，其责之于"气"，诉之于"脾"，咎之于"郁"。

脾胃同居中焦，为气机升降之枢纽。患者患消渴病日久，失治或误治均可导致"气"的功能不足（气虚）或气机运动的失常（气滞），致使气机的升降紊乱，壅滞成痞。所以方中祝老用了四味行气药，以桔梗行上、枳壳行下、薤白行左、杏仁行右，意在调畅全身气机，使其升降出入有序。患者餐后脘腹胀满、呃逆、反酸等症状，多是由胃强脾弱所致。胃强则纳食增多，脾虚则运化不及，导致食滞胃脘，上下不通，阻遏气机，升降功能失常，湿浊中阻，进一步加重脾虚，脾虚则生湿，互为因果，形成恶性循环。故方中用清胃散合四君子汤以抑胃健脾消痞，旋覆花、代赭石和胃降逆止呃，舌苔厚腻，用佩兰化湿醒脾，少量高良姜鼓舞胃气。患者时感心中烦闷，当责之肝，乃肝失疏泄。而脾胃功能的正常运转，赖肝气之疏泄。木郁不达可致胃气不降，脾气不升；木郁化火，克伐太过，胃阴被灼，湿热蕴脾，均可导致胃强脾弱。所以方中还用了香附、柴胡疏肝解郁。纵观全方，祝老从"气""脾""郁"三个方向来治疗该患者，紧扣病机，故疗效显著。

二诊时，餐后饱胀减轻，但仍睡眠不好，大便不成形，考虑"胃不和则卧不安"，所以在上方的基础上加藿香以化湿醒脾、辟秽和中；加补骨脂以补肾固涩止泻；加炒枣仁以安神养心助眠。并考虑二甲双胍有影响胃排空的作用，加之血糖控制尚可，将其减半。三诊，患者因应酬进食肥腻，加之饮酒，症状反复，观其舌苔厚腻，根部黄厚，血糖也比以往增高。故在上方的基础上加生鸡内金消肉化积，加大炒白术、旋覆花用量，增强健脾助运化及降逆和胃的作用。并嘱其饮食清淡，避免饮酒，坚持锻炼，二甲双胍用量不变。四诊至五诊，诸症均减，遂守方制成水丸，巩固疗效。

除药物治疗外，祝老认为治疗糖尿病胃轻瘫患者必须关注血糖变化，因研究表明糖尿病之高血糖本身即具有影响胃排空的作用，应及时调整降糖药物剂量，并强调"三分药物七分调养"。所以告诫患者要生活规律，饮食定时定量，"寒毋沧沧，热毋灼灼"，少量多餐。避免服用对胃动力有影响的药物，并做到远烦戒怒、颐情悦性，以保证气机通畅，气血流通。另外，服药有小效者，则应守法守方，坚持治疗，切勿求愈心切，处方用药，朝更夕改，反致欲速而不达。

（孙　玲）

参 考 文 献

［1］王超，梁晓春. 中西医治疗糖尿病胃轻瘫的研究进展［J］. 世界中西医结合杂志，2017，12（4）：585－588.

［2］文颖娟，张喜德，许爱英，等. "脾主肌肉"实质研究的意义［J］. 陕西中医学院院报，2010，33（4）：16－17.

［3］赵进喜，肖永华. 吕仁和临床经验集：第一辑［M］. 北京：人民军医出版社，2009：132－138.

［4］徐菁菁，曹忠耀，范志勇，等. 高血糖与糖尿病胃轻瘫发生机制的研究现状［J］. 中国中西医结合消化杂志，2011，19（5）：338－341.

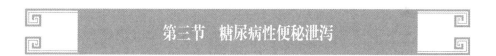

第三节　糖尿病性便秘泄泻

便秘是糖尿病慢性并发症之一，其发病率约占糖尿病患者的 25% 。临床多表现为食欲减退及排便时间长、便数少、便质干并伴有腹胀。糖尿病属中医消渴的范畴，糖尿病性便秘是消渴病的并发症，其基本病机为阴虚燥热，阴虚为本，燥热为标，日久发为便秘。《兰室秘藏·大便燥结门》曰："若饥饱失节，劳役过度，损伤胃气，及食辛热厚味之物，而助火邪，伏于血中，耗散真阴，津液亏少，故大便秘结。"《症因脉治·大便秘结论》云："若元气不足，肺气不能下达，则大肠不得行传导之令，而大便亦结。"便秘的发生，与肺脾密切相关。糖尿病便秘病机是气阴两虚兼湿浊、燥热、瘀血，属本虚标实之证。

糖尿病性泄泻是糖尿病慢性并发症之一，临床较常见，是糖尿病自主神经病变的一种表现，可导致一系列并发症，影响糖尿病患者的生活质量。糖尿病性泄泻常为间歇性，大便呈棕色水样便，每日通常 10 ~ 30 次，不伴有腹痛，偶伴有脂肪泻或里急后重感，可以发生在任何时间，但通常以夜间及早晨多见。糖尿病性泄泻是当代医学的病名，中医传统上没有与之相对应的病名，但是根据其典型的症状，本病始载于《黄帝内经》，《素问·气交变大论》中有"鹜溏""飧泄""注下"等病名。中医一般认为，糖尿病性泄泻病位虽在肠，但病变之脏与胃脾肝肾密切相关，为脾虚湿盛，脾失健运而致本虚标实、虚实夹杂之证。

糖尿病性便秘泄泻可严重影响患者的健康水平，西医对于两者的发病机制尚不明确，在治疗上，西医的对症治疗效果也不理想，远期疗效欠佳；但中医对于糖尿病性便秘泄泻的治疗却可取得良好效果。中医的整体观念、个体化辨证施治可减缓患者的症状、提高患者的生存质量，有临床推广价值。具体案例如下。

一、仝小林教授辨治糖尿病胃肠功能紊乱案

患者，男，52 岁。

初诊：2012 年 3 月 12 日。

主诉：排便异常 8 年，腹泻加重 2 年。

现病史：10 年前因"三多一少"至医院查空腹血糖 10 mmol/L，诊断为 2 型糖尿病，给予胰岛素治疗。至 2007 年开始口服阿卡波糖等药物治疗，血糖控制尚可，夜间仍有低血糖发生。从 2004 年开始出现排便异常，腹泻与便秘交替，2011 年开始以腹泻为主，病情加重。

现症见：腹泻，每日 1 次，大便不成形，乏力明显，小便正常，纳眠可，右侧下肢膝以下发凉，遇冷加重，膝酸软。舌苔黄厚腻、有裂纹、底瘀，脉弦略滑，尺部肤潮。

诊查：糖化血红蛋白 4.9%，空腹血糖 6.4 mmol/L，餐后 2 小时血糖 7.8 mmol/L，三酰甘油 0.43 mmol/L，总胆固醇 3.76 mmol/L。

西医诊断：2 型糖尿病；糖尿病胃肠功能紊乱；糖尿病周围神经病变；糖尿病肾病Ⅲ期。

中医诊断：消渴病，泄泻；脾虚胃热，寒热错杂证。

处方：生姜 30 g，清半夏 15 g，黄连 3 g，黄芩 9 g，黄芪 45 g，黑顺片 30 g（先煎 2 小时），川桂枝 15 g，鸡血藤 30 g，诃子 30 g，灶心土 120 g（煎汤代水），炒白术 15 g，炙甘草 15 g。28 剂，水煎服，早、中、晚饭后

分 3 次服。

二诊：2012 年 5 月 14 日，患者服用上方月余，腹泻稍有改善，仍有乏力，后因饮食不慎，再次发生腹泻。刻下：腹泻加重，最多时 7 次/日，精神不振，纳眠可，小便调。尿微量白蛋白 203.53 mg/24 h，24 h 尿蛋白定量 0.02 g/24 h，近期自测空腹血糖 6.5 ~ 7 mmol/L，餐后 2 小时血糖 7.0 ~ 7.5 mmol/L。

处方：生姜 3 g，黄连 9 g，党参 30 g，云苓 30 g，诃子 30 g，灶心土 60 g（煎汤代水），清半夏 30 g，炒白术 15 g，水蛭粉 3 g（分冲）。28 剂，早、中、晚饭后分 3 次服。

三诊：2012 年 6 月 11 日，服上方之初，大便 2 次/日左右，不成形；1 周后大便半成形；2 周后基本成形，无便秘。服药后乏力症状改善不明显，半月前感冒，现仍有咳嗽，纳眠可，双下肢无力。苔厚腻有裂纹，底瘀，脉沉细。糖化血红蛋白 6.3%，空腹血糖 6.0 mmol/L，餐后 2 小时血糖 7.5 mmol/L，24 小时尿蛋白定量 0.22 g/24 h。

处方：黑顺片 30 g（先煎 2 小时），黄芪 45 g，黄连 6 g，诃子 30 g，灶心土 120 g（煎汤代水），焦三仙各 15 g，云苓 45 g，炙甘草 15 g，水蛭粉 3 g（分冲），酒军 1.5 g，生姜 5 大片。28 剂，早、中、晚、睡前分 4 次服。

四诊：2012 年 8 月 4 日，大便基本正常，一般 1 ~ 2 次/日，量正常，成形，现精神好，乏力减轻。活动后加重。四肢、腰背无力较明显，纳眠可。舌暗，苔黄厚腻，底瘀。6 月下旬出现一次右下肢足跟至小腿酸痛无力，当地医院诊断为"右下肢动脉粥样硬化"。24 小时尿蛋白 0.11 g/24 h，空腹血糖 6.2 ~ 6.7 mmol/L，餐后 2 小时血糖 5.2 ~ 8.7 mmol/L。

处方：黑顺片 30 g（先煎 2 小时），黄芪 45 g，生姜 5 大片，黄连 6 g，诃子 30 g，灶心土 60 g（煎汤代水），焦三仙各 15 g，云苓 30 g，炙甘草 15 g，水蛭粉 3 g（分冲），淫羊藿 15 g，枸杞子 15 g，山萸肉 15 g。28 剂，早、中、晚、睡前分 4 次服。半年后随访，患者大便正常，诸症均痊愈，尿蛋白正常。

病案分析：患者以排便异常 8 年、腹泻加重 2 年前来就诊，诊断为糖尿病胃肠功能紊乱。糖尿病胃肠病变是一种临床综合征，通常发生于有自主神经功能障碍的糖尿病患者，表现为呕吐、腹泻、便秘、腹泻与便秘交替等。本例患者以腹泻为主，属中医"泄泻"范畴。全小林教授认为，中满内热是脾胃运化功能失职的直接因素，热蕴中焦，阻滞气机，升降失常，故而水谷膏浊停滞，清浊不分，混杂而下，变生泄泻。针对此病机，治之当以健脾和胃、平调寒热为主。本案患者糖尿病已有 10 年，乏力肢寒、舌有裂纹等均提示阳气已虚、脾肾不足；而苔黄厚腻，脉弦略滑则为中焦郁滞、变生湿热、肥甘郁于体内之象。虚实相交，寒热错杂，故初诊以生姜泻心汤为主方，辛开苦降，燮理中焦，俾中焦大气一转，气机复常，升降有序，则泄泻止。《伤寒论》载生姜泻心汤："干噫食臭，腹中雷鸣，下利。"全小林教授经方新用，谨守其病机而活用其理法，针对主证，以辛开苦降为指导思想，方中重用生姜，取其辛温之性，温胃和中散寒，宣散水气，并解半夏之毒；半夏辛温，入脾胃经可燥湿散结除痞；黄连燥湿止泻，黄芩性寒味苦，能清热，合苦降之意；甘草缓急和中；又因患者病程较长，阳气渐已虚弱，故用性大热之附子，为补助元阳主药，可治沉寒痼冷、肠冷泄泻；针对腹泻症状，则用诃子酸涩止泻；大剂量灶心土涩肠止泻。因患者右侧下肢膝以下发凉，遇冷加重，为消渴日久、血瘀络损之象，针对此症状，又加用黄芪桂枝五物汤以除痹通经。诸药合用，共奏寒热平调、健脾止泻、通络降糖之效。同时，因为患者腹泻频频，嘱其早、中、晚 3 次服，也有助于患者胃肠道吸收，维持血药浓度，更添药力。患者开始服药时流鼻血，乏力减轻，腹泻加重，出现此现象，多因患者病程较长，久病体虚，脾之健运能力已被削弱，而初诊之方温热药和补益药使用较多，大力施补，恐甘温太过而壅中，气机升降不及反滞，以致首诊收效欠佳。考虑患者消瘦，似有虚不受补之嫌。故二诊除倍半夏、半灶心土之用量以燥湿止泻之外，亦去黄芪、黄芩、附子、桂枝、鸡血藤，加党参、云苓、附子、黄芪等温热辛燥之品。以党参补气健脾，云苓渗湿利水，一则取利小便而实大便之意，二则与原方中炒白术三者合用，收健脾益气、祛湿止泻之功，不但健脾以助气机升降，直指病机关键，又有效避免了虚不受补的情况。同时注意到患者尿蛋白增高，为肾失固涩、精微下泄所致，故加云苓、水蛭，起到泄肾浊、消蛋白的作用。第二方服用 1 个月后，腹泻改善，但乏力症状改善不明显。本案患者病程虽长，然尚有虚实夹杂之征象，当标本同治。三诊转换思路，在腹泻症状得到控制后，以附子理中汤为主方，温煦中焦，补助元阳，加入黄芪补益脾气、焦三仙消食化积，补脾健脾兼助脾之运化，防饮食积滞有碍补益之功发挥，同时少佐酒军以畅通腑气，因势利导。1 个月后，四诊时大便正常，但出现了四肢、腰背无力较明显、睡眠不实、多梦等肝肾不足的表现，又因患者病程长、阴阳虚，故第四方中加入淫羊藿、枸杞、山萸肉培补肝肾，平调阴阳，固本培元。

二、魏子孝教授"抓主证"辨治糖尿病胃肠病经验

患者，男，48岁。

初诊：2018年5月26日。

主诉：血糖升高2年余，腹部胀痛2周。

现症见：近2周腹部持续胀满，隐痛不适，口干、多饮，视物模糊，胸中烦躁，大便1日3~4次、排出不畅，便后腹部胀痛加重，纳可，眠差易醒（3~4小时/晚）。舌体胖大，边有齿痕，舌质略红，苔薄白微腻，脉滑。

病史：患者于2年余前诊断为"2型糖尿病"，先后使用胰岛素及多种口服降糖西药治疗，血糖控制不佳。

西医诊断：糖尿病胃肠病。

中医诊断：痞满。

辨证：肝郁脾虚证。

治法：疏肝健脾、理气燥湿。

处方：柴胡12g，白芍20g，枳壳20g，炙甘草6g，陈皮10g，法半夏9g，苍术12g，厚朴15g，黄连3g，肉桂3g，郁金12g，生薏苡仁30g。7剂，嘱每日1剂，水煎温服。

二诊：2018年6月1日，患者诉腹胀较前好转，大便1日2次、量少，仍便后腹痛，自觉排便后乏力，眠浅，睡眠时间较前延长。舌体胖，边有齿痕，舌质略暗红，苔薄黄，脉沉细。仍以疏肝健脾为法，调整处方。

处方：上方去炙甘草，加防风12g，生白术12g，败酱草30g，继服7剂。

三诊：2018年6月7日，患者诉食后腹胀明显好转，大便1日1~2次，成形便，便后腹痛、乏力较前好转，无胸中烦躁，夜眠可。

处方：继进上方14剂。

按语：魏子孝教授认为，糖尿病总属中医"消渴病"范畴，中医药治疗糖尿病可参照"消渴"，"抓主证"是其重要原则和手段。"主证"是反映疾病内在本质的一个或多个症状或体征，当患者表现为典型的"三多一少"症状时，则先以"三多"症为提纲，参照"消渴"辨治，主张三消同治、整体调节；当患者无任何不适或表现为其他症状，特别是合并感染、胃肠功能紊乱等疾病时，需辨明标本，紧抓"主证"辨治。

在糖尿病胃肠病中，糖尿病为本病，胃肠功能紊乱为标病，根据"急则治其标，缓则治其本"的原则，当并发症的表现严重影响患者生活质量，或已成为加重糖尿病病情的因素，甚至危及患者生命时，主症的选择当从标病中选取。顽固性便秘、腹胀或腹胀痛，需依赖泻药或胃动力药，然而时效时不效，患者深以为苦；恶心、呕吐严重，影响食物、药物吸收，成为干扰血糖稳定的不利因素；泄泻严重者一日常达十数次，应以固护正气为要。故魏教授主张将"脘腹胀满""便秘""泄泻""恶心呕吐"作为糖尿病胃肠病的主证。

患者就诊苦于腹部持续胀满疼痛，且大便次数多，便后腹痛加重，故选为主证。考虑患者形体偏胖，舌体胖大，边有齿痕，提示素体脾虚湿盛；平素性情急躁，又见胸中烦躁，提示肝气郁滞，并有化热之象，故辨证属肝失疏泄、横逆犯脾，选用四逆散合平胃散为基础方，并合痛泻要方、交泰丸。四逆散为疏肝理脾祖方，与痛泻要方相合，共奏燮理肝脾之效；平胃散燥湿运脾；交泰丸交通心肾，其中黄连亦有坚阴止痢之功；郁金与莪术同源，同具活血化瘀之功，郁金偏寒，入心治血，魏教授常用于疏解郁热。二诊时前症皆有好转，效不易法，于上方加防风、白术以全痛泻方义，白术与枳实合用，仿枳术丸意，常用于胃肠蠕动缓慢所致的胀满、积滞；败酱草清热解毒，祛瘀止痛。药证结合，疗效明显。

三、韩立新治疗糖尿病胃肠功能障碍验案举隅二则

案1：患者，男，55岁。

初诊：2015年6月10日。

病史：糖尿病病史6年。

现症见：纳差，食后恶心腹胀，少气懒言，面色萎黄，四肢沉重，大便泄泻溏薄，每日2~3次，舌淡白、苔厚腻，脉濡细。

诊查：平时皮下注射甘精胰岛素降糖治疗，饮食未节制，血糖控制较差。经莫沙必利10 mg，每日3次治疗后，未见明显好转。查空腹血糖9.8 mmol/L。

西医诊断：糖尿病性胃轻瘫。

中医诊断：消渴并发痞满。

辨证：脾虚气陷证。

治法：补中健脾，升阳和胃。

处方：生黄芪 40 g，山药、茯苓各 30 g，党参、炒莱菔子各 15 g，白术、陈皮各 10 g，柴胡、升麻、木香各 6 g，炙甘草 9 g。水煎，饭后温服，胰岛素应用不变。

二诊：2015 年 6 月 17 日。大便成形，每日 1~2 次，自述其余症状皆有减轻，舌淡红，苔薄腻，脉同前。

处方：原方去升麻、柴胡之升阳之药，继服 10 剂。

三诊：2015 年 6 月 28 日。三餐如常，无明显恶心腹胀，大便每日 1 次，口干渴，饮水后不能改善，舌淡红、苔薄白，脉细。复查空腹血糖 8.2 mmol/L。

处方：将原方黄芪减量至 30 g，茯苓减至 15 g，减少温燥之气，加天花粉 10 g 生津止渴，继服 7 剂后愈。嘱患者节制饮食，避免着凉劳累，1 年后随访未复发。

按语：该患者的症状由劳倦饮食，损伤脾胃气虚，水谷受纳、腐熟、传输功能发生障碍导致。脾胃为气血生化之源，脾胃气虚，升降失常，故见饮食减少，面色萎黄，少气懒言；脾主升清，脾虚则清阳不升，中气下陷，故见肢体重着，大便稀薄。方为补中益气汤去当归之滋腻，重用生黄芪补气为君；党参、炙甘草、白术，山药、茯苓补气健脾为臣；陈皮、木香、炒莱菔子理气消食、和胃除胀，补而不滞，为佐；少量升麻、柴胡可使下陷之中气举而升之，为佐使；炙甘草调和诸药为使。该方应用体现出"治病求本"医理，重用补气为本，理气除湿为标，标本同治调补脾胃，脾之运化功能得以恢复，诸症得除，值得借鉴。

案 2：患者，女，59 岁。

初诊：2018 年 10 月 3 日。

主诉：糖尿病病史 9 年，排便无力病史 1 年。

病史：口服阿卡波糖片、罗格列酮钠片控制血糖，空腹血糖控制在 8.0~10.5 mmol/L，排便无力，长期口服牛黄上清丸通便，3~4 日一行。近半个月，便秘加重，大便无力稀薄，便后疲乏，易汗出，再次加量服用牛黄上清丸，排少量大便。

现症见：大便 6 日未解，平素大便无力稀薄，便后疲乏，面色淡白，气短汗出，舌淡、苔白，脉细而无力。

诊查：空腹血糖 9.8 mmol/L，肠镜未见异常。

西医诊断：糖尿病性便秘。

中医诊断：便秘。

辨证：脾虚。

治法：益气养血，润肠通便。

处方：黄芪30 g，生白术、当归、炒莱菔子、杏仁、麻子仁各15 g，陈皮10 g，枳壳、炙甘草各6 g。5剂，水煎，饭后温服，停牛黄上清丸，口服降糖药用量不变。

二诊：2018年10月12日，大便已排，仍无力，便后疲乏感及气短有所好转，活动后仍有汗出，舌淡、苔白，脉较前有力，初诊方加党参30 g增强补气通便之力。7剂。药后症状多半消失，舌脉同前，继续守二诊方10剂。

三诊：2018年10月26日，患者大便成形，2日一行，排便较前有力，无便后乏力汗出，面色稍红润，舌淡红、苔薄白，脉弦，复查空腹血糖6.9 mmol/L。嘱按时服药，适量运动，控制饮食，定期监测血糖。近期随访，大便正常。

按语：糖尿病性便秘病机是长年阴虚火旺，血燥津亏，气虚传运无力，夹痰瘀滞；故有大便秘结，多日1行。患者长期服用苦寒泻火之品通便，损伤正气，气虚日久，脾胃虚弱，气血生化无源，血气不布，不能濡养大肠，大便传导失司致排便无力，大便稀薄，疲乏，汗出。该病属于消渴便秘之气血亏虚，治疗当先停用牛黄上清丸之苦寒伤正之品，再予补气养血之药调之，方中黄芪补气健脾为君，当归、杏仁、麻子仁养血润肠通便共为臣，生白术、陈皮、枳壳、炒莱菔子健脾宽肠、消大肠之胀满共为佐，炙甘草既补益中气又调和诸药为使。此法补中益气为主，辅以滋阴养血，气血得养，大便自通，疗效明显。

（杨　婷）

参 考 文 献

[1] 朱延涛，楼百层，王菁. 中医药治疗糖尿病便秘研究进展 [J]. 新中医，2018，50 (10)：26-28.

[2] OGBONNAYA K I，AREM R. Diabetic diarrhea，pathophysiology，diagnosis，and management [J]. Archives of internal medicine，1990，150 (2)：262-267.

[3] 崔丽，杜丽坤. 中医治疗糖尿病性腹泻研究进展 [J]. 亚太传统医药，2019，15

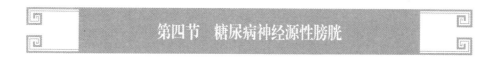

(2)：184 – 186.

［4］仝小林. 黄连为主药系列经方在糖尿病辨治中的运用［J］. 中医杂志，2013，54
（3）：209 – 211.

［5］刘文科，董柳，苏浩，等. 仝小林教授辨治糖尿病胃肠功能紊乱经验举隅［J］. 四
川中医，2010，28（6）：4 – 7.

［6］程相稳，张广德，魏子孝. 魏子孝"抓主症"治疗糖尿病经验［J］. 北京中医药，
2017，36（5）：429 – 432.

第四节　糖尿病神经源性膀胱

　　糖尿病神经源性膀胱，是糖尿病常见慢性并发症之一，糖尿病患者合并
糖尿病神经源性膀胱的比例高达 80%，糖尿病神经源性膀胱的典型症状是
膀胱感觉减少、容量增加，以及膀胱排空受损，从而导致排尿后膀胱残余尿
量增加，主要临床表现有尿频、尿急、尿无力、排尿时间延长、小便淋沥不
尽、膀胱残余尿量增多、尿潴留等，并可引起反复泌尿系感染、肾积水或导
致肾衰竭等。

　　糖尿病神经源性膀胱病因目前尚不明确，研究主要集中在神经病变、逼
尿肌改变、尿路上皮的改变、尿道形态及功能改变、氧化应激损伤及膀胱
Cajal 间质细胞的作用等方面。中医没有关于糖尿病神经源性膀胱的记载，
根据症状本病可归属于"消渴""癃闭""淋证"等范围。关于本病的病因
多认为是消渴病日久耗气伤阴，损及阳气，命门火衰，不能蒸腾气化，膀胱
气化无权，导致小便排出困难，即所谓"无阳则阴无以生，无阴则阳无以
化"。《圣济总录》云："消渴日久，肾气受伤，肾主水，肾气衰竭，气化失
常，开阖不利。"本病病位在肾与膀胱，与肺、脾、肝密切相关。

　　糖尿病神经源性膀胱西医临床疗效多不明显，并且毒副作用大。中医治
疗在给予糖尿病神经源性膀胱患者饮食及运动指导、控制血糖、排尿锻炼等
治疗基础上，以中医基础理论为指导，坚持辨证论治与辨病论治相结合，遵
循"腑病以通为用"的原则，但通利之法，又因证候虚实的不同而异。实
证者应清邪热、利气机、散瘀结，虚证者宜补脾肾、助气化，可同时配合针
灸、导尿、热敷、取嚏等法。具体案例如下。

一、吕仁和诊治神经源性膀胱案

患者，女，72岁。

初诊：2009年11月13日。

主诉：双下肢轻度水肿5月余。

病史：5个月前体检时发现左肾盂积水，B超示左肾盂积水伴左侧输尿管扩张范围6.1 cm×2.4 cm，经导尿治疗后左肾盂积水消失，故拔出导尿管。2009年11月12日复查B超示左肾扩张肾盂积水，左肾扩张范围3.1 cm×6.0 cm，右肾扩张范围1.9 cm×1.9 cm。患者不接受长期留置导尿管的治疗方案，寻求中医药治疗。既往有高血压8年，风湿性心脏病10余年，房颤2年。

现症见：小腹胀，饭后甚，双下肢轻度水肿，无腰酸腰痛，急躁，汗出，纳可，眠差，夜尿频，大便每日一行，舌红，苔薄黄，脉细数。

诊查：空腹血糖6.47 mmol/L，尿素氮7.1 mmol/L，肌酐90 μmol/L，尿酸475 μmol/L，三酰甘油2.36 mmol/L，肾小球滤过率：56 mL/min。CT示：①左肾、输尿管积水；②神经源性膀胱；③双肾囊肿。MRI示左肾、输尿管积水，梗阻位于输尿管膀胱入口；神经源性膀胱。

西医诊断：神经源性膀胱；双肾积水。

中医诊断：癃闭（虚劳期）。

辨证：肾气亏虚、督脉不畅、湿热下注。

治法：补肾通督、清利湿热。

处方：脊瓜汤加减。狗脊10 g，续断10 g，川牛膝30 g，木瓜30 g，郁金10 g，荔枝核10 g，橘核10 g，石韦30 g，瞿麦10 g，萹蓄10 g，连翘30 g，木蝴蝶10 g，甘草10 g。10剂，每日1剂，水煎服。

二诊：2009年11月24日。夜尿多。B超示膀胱残余尿量823 mL。辨证肾气亏虚、督脉不畅，治以补肾通督。

处方：狗脊10 g，续断10 g，川牛膝30 g，荔枝核10 g，橘核10 g，刺猬皮10 g，炮山甲10 g，木蝴蝶10 g，甘草10 g，石韦30 g，北柴胡10 g，太子参30 g，白芍30 g。14剂，每日1剂，水煎服。

三诊：2009年12月8日。尿量少，排尿不畅，无小腹胀满。B超示膀胱残余尿量585 mL。

处方：上方加冬葵子20 g，瞿麦10 g，萹蓄10 g，夏枯草10 g，鬼箭羽

20 g，以增强利尿通淋、散结通络之功。7 剂，每日 1 剂，水煎服。

四诊：2009 年 12 月 14 日。尿已能排出，脉两寸弱。辨证脾肾亏虚。

处方：上方加黄芪 30 g，白术 10 g，以增强益气健脾之力。14 剂，每日 1 剂，水煎服。

五诊：2010 年 2 月 1 日。于他院接受活血化瘀、温肾、利尿通淋治疗，并口服特拉唑嗪治疗 1 个月后，疗效不理想，故再次来诊。症见尿量少，排尿不畅，900~1000 mL/24 h，疲乏无力，口干口苦，无腹胀，无双下肢水肿，纳可，眠差，大便 3 日一行，便干，舌暗红、苔黄干剥脱，脉沉细弦。B 超示右肾囊肿，尿潴留。

西医诊断：糖尿病神经源性膀胱。

中医诊断：癃闭（虚劳期）。

辨证：中气虚陷、肝郁血瘀。

治法：补中益气，疏肝理气，活血化瘀。

处方：补中益气汤加减。黄芪 90 g，白术 15 g，陈皮 10 g，升麻 10 g，北柴胡 10 g，太子参 30 g，当归 10 g，香附 10 g，乌药 10 g，荔枝核 10 g，橘核 10 g，石韦 30 g，盐知母 10 g，盐黄柏 10 g，牡丹皮 30 g，刺猬皮 10 g，赤芍 30 g，蜈蚣 2 条。14 剂，每日 1 剂，水煎服。

六诊：2010 年 2 月 25 日。小便较前通畅，无腰酸腿痛，无乏力，精神好，房颤，舌红，脉结代。B 超示膀胱残余尿量 209 mL。

处方：前方去荔枝核、橘核、刺猬皮、蜈蚣，以防温燥化热，继服 14 剂。

七诊：2010 年 3 月 8 日。无腰酸腿痛，精神好，脉沉弦、两尺有力、两寸不足。B 超示左肾 9.8 cm×3.9 cm，右肾 9.9 cm×4.4 cm，两肾轮廓规整，肾实质结构清晰，双输尿管未见扩张，膀胱充盈良好，内部未见异常，残余尿量 324 mL。

处方：以五诊方加菊花 10 g，枳壳 10 g，枳实 10 g，加强清热理气之功。7 剂，每日 1 剂，水煎服。

八诊：2010 年 4 月 2 日。皮肤瘙痒，大便欠畅、心悸好转。膀胱残余尿量 192 mL，脉弦滑数、两寸不足。

处方：黄芪 30 g，当归 10 g，白术 10 g，陈皮 10 g，太子参 30 g，牡丹皮 30 g，赤芍 30 g，升麻 10 g，北柴胡 10 g，枳实 10 g，茵陈 30 g，栀子 10 g，盐知母 10 g，盐黄柏 10 g，泽兰 30 g，白鲜皮 30 g，蒺藜 10 g。14

剂，每日1剂，水煎服。

此后患者一直在门诊中药调理，2010年11月20日肾动态显像示肾小球滤过率为42.48 mL/min；用药至2013年12月21日再次测肾动态显像示肾小球滤过率为47 mL/min。后监测膀胱残余尿量波动在150~300 mL；肌酐57~65 μmol/L，尿素氮6~6.5 mmol/L，尿酸32~380 μmol/L，病情稳定。

按语：神经源性膀胱以尿不畅为主要症状，符合中医学"癃闭"范畴。吕仁和教授诊治本病善于灵活运用"六对论治"法，即对病论治、对病辨证论治、对病分期辨证论治、对症论治、对症辨证论治、对症辨病与辨证论治相结合。本案患者为老年女性，以尿不畅为主要症状，符合中医学"癃闭"范畴，结合现代医学检查，西医诊断为神经源性膀胱。吕老师诊治本患者时运用了"六对论治"的诊治思路。从对病论治着手，针对神经源性膀胱，从肝、脾、肾入手；采取对病辨证论治，依据本虚定证型、标实定证候辨证，同时结合对病分期辨证论治，分期为虚劳期，辨证证型先侧重肾气亏虚、督脉不畅，后侧重中气虚陷；证候先后见肝郁候、血瘀候、湿热候、心火上扰候等。治疗以补肾健脾扶正为主，先后兼以疏肝、化瘀、清利湿热、清心等，方用脊瓜汤、补中益气丸、代抵当丸、四逆散等加减。对皮肤瘙痒，采取对症论治加白鲜皮止痒；对尿不畅，采取对症辨证论治，辨为湿热下注，予萹蓄、瞿麦、石韦清热利尿通淋。在活血药物的应用上，既有牡丹皮、赤芍凉血活血，还有桃仁、红花活血化瘀，又有虫类药物的刺猬皮温肾解郁，蜈蚣、炮山甲通经活络的应用。"六对论治"法提纲挈领，治疗有的放矢，灵活熟练地驾驭药物，取得良效。

二、仝小林诊治神经源性膀胱案

患者，女，72岁。

初诊：2018年12月10日。

主诉：血糖升高20年，排尿困难2年。

病史：患者于20年前因冠心病住院，期间发现血糖升高，诊断为"2型糖尿病"，出院后一直规律使用胰岛素治疗，空腹血糖控制在9~12 mmol/L，餐后2小时血糖控制在12~20 mmol/L。2年前因与家人发生争执后出现排尿困难，在当地医院检查膀胱残余尿B超未见异常，亦排除泌尿系感染，最终诊断为糖尿病神经源性膀胱，予以甲钴胺片、前列地尔注射液等营养神经、改善血液循环药物治疗，未见好转，遂来仝小林院士门诊求诊。

现症见：无尿意，排尿无力，无法蹲位排便，痛苦异常。无尿急、尿痛、尿失禁。口干，口不渴，大便时干时溏。舌暗淡，苔薄白，脉沉细弦。

诊查：身高 160 cm，体质量 72 kg，BMI 28.15 kg/m^2。既往冠心病病史 20 年余，规律服用阿司匹林抗血小板聚集；半年前检查头颅 CT 发现腔隙性脑梗死，无后遗症。

西医诊断：糖尿病神经源性膀胱。

中医诊断：脾瘅，癃闭。

辨证：气虚血瘀证。

治法：益气活血通络，化瘀利尿。

处方：黄芪 30 g，桂枝 9 g，橘核 15 g，荔枝核 15 g，沉香粉 3 g，葶苈子 30 g，竹叶 15 g，生大黄 3 g。患者服药 14 剂后，恢复排尿感，可蹲位排尿，尿量正常。患者回家乡后继服上方 14 剂，2 个月后随诊，患者已完全恢复正常。

按语：糖尿病神经源性膀胱是糖尿病常见的慢性并发症之一，属中医"癃闭""淋证"之范畴，为消渴日久，导致膀胱气化不利、络脉不通，病变多与肾、脾、心有关，多为虚证、瘀证。现代医学治疗糖尿病神经源性膀胱手段有限，效果一般。仝小林院士经多年的临证及研究总结，在运用中医药辨证论治糖尿病神经源性膀胱上，有独特的经验，用之常可收获满意的效果。仝小林院士认为，糖尿病神经源性膀胱主要病机为肾阳亏虚，气滞、湿热、瘀血等蕴结膀胱，膀胱气化不利，治疗上应行气、利水、祛瘀三方兼顾，重在行气。橘核、荔枝核、沉香粉是治疗糖尿病神经源性膀胱行气的常用药对，橘核、荔枝核入肝经，长于理气通络，沉香粉疏膀胱郁气。夹瘀配伍琥珀粉、生大黄散瘀止血，利水通淋，无论寒热虚实，皆可作为基础之药。常用剂量为橘核 15~30 g，荔枝核 15~30 g，沉香粉 1~3 g，分冲。

案中患者高龄，津液不足，气血亏虚，辨病属于仝小林院士糖尿病络病中郁热虚损的"虚损"阶段，消渴日久，虚而至瘀，络脉阻塞，损及膀胱络脉，并发糖尿病神经源性膀胱。发病起初缘于与家人争吵，忧郁恼怒，肝气不舒，中焦气机逆乱，致使膀胱气化失利、小便不通，气虚推动无力，则小便无力，即使蹲位也无法排尿。久病必瘀、久病必郁，口干不欲饮为津亏血瘀之象，消渴 20 年、排尿困难 2 年，均对患者造成心理负担，加重肝脾不舒之因，木郁不达，横逆犯脾，脾失健运，则大便干溏不调。结合舌脉，审因为肝气郁结，辨证为气虚血瘀，气虚为本，气郁血瘀为标，小便不通为靶。治当补气、疏肝行气、通络化瘀以利尿。方中以黄芪补气行气治本，桂枝温经通络助膀胱气化，葶苈子、竹叶走上焦以宿降肺气，橘核、荔枝核、沉香粉行气疏肝、开中焦郁结而利尿，小剂量生大黄化下焦瘀血兼以通腑气。沉香既可推动下焦气机又纳气归元，既可通络利尿又不伤正，同时结合荔枝核、大黄等发挥降糖效应。全方上、中、下三焦并治，标本兼治，补中有泻，予邪以出路，气盛则水津四布，瘀血消散，气机恢复正常，小便通利，血糖亦得到平稳下降。

三、朱章志教授运用辛开苦降法治疗神经源性膀胱验案

患者，女，67 岁。

初诊：2018 年 4 月 29 日。

主诉：排尿困难 2 年余。

病史：既往糖尿病病史 15 年。

现症见：觉排尿困难，淋沥不尽，量少而频，泡沫尿，下腹胀痛，小便时伴小腹坠胀感，双下肢冷麻，心中烦闷，郁郁不舒，神疲乏力，偶有胃脘部胀痛，胃中嘈杂，伴烧心感，腰背部湿冷、酸痛，口干不欲饮，纳多，然食后胃胀不消，夜寐难安，大便偏稀烂，每日 1～2 行。舌淡暗，苔薄黄，稍腻，脉弦滑。

诊查：查尿常规尿糖（＋＋），空腹血糖为 13.7 mmol/L，排尿后膀胱彩超提示残余尿量 150 mL。

西医诊断：2 型糖尿病，糖尿病神经源性膀胱。

中医诊断：消渴淋病。

辨证：寒热错杂证，膀胱气化不利。

治法：方拟仲景之半夏泻心汤加减。

处方：半夏 15 g，黄芩 10 g，黄连 6 g，干姜 15 g，甘草 20 g，红参 10 g，白术 15 g，附子 12 g（先煎），黄芪 30 g，酒萸肉 45 g，白芍 30 g，桂枝 10 g，麻黄 8 g，细辛 10 g，车前子 15 g，生姜 30 g。上方加足量水煎煮 2 小时至浓汤一碗（约 250 mL），上、下午分 2 次温服，复渣，每日 1 剂，连服 7 剂。嘱患者忌生冷寒凉饮食，调畅情志，规律作息，避风寒。

二诊：2018 年 5 月 16 日。患者诉小便较前顺畅，下腹冷痛坠胀感较前明显减轻，夜尿次数减少，5～6 次/夜，神疲乏力、胃脘部胀闷感减轻，嗳气，无反酸，腰背部仍有冷痛不适，偶有关节酸痛，纳可，眠一般，大便溏

薄，次数增多，每日 3~4 行。舌质暗淡，苔薄白，脉弦细。

处方：效不更方，去细辛、麻黄，加酒苁蓉 20 g，补骨脂 20 g，独活 15 g，黄芪增至 60 g，酒萸肉增至 70 g。煎服法同前，隔日 1 剂，共 8 剂，半个月服尽。

三诊：2018 年 6 月 30 日。诸症大减，小便较前顺畅，夜尿次数明显减少，已无心烦、胃胀等不适。彩超复查膀胱残余尿量＜100 mL。药已中的，予守前方并增黄芪至 80 g，连续服 8 剂巩固。后患者再未来就诊，随访患者诉小便淋沥不尽已消失，腰背无湿冷酸痛。

按语：糖尿病神经源性膀胱中医称"消渴淋病"，朱章志教授认为消渴淋病的治疗首先当以治疗原发之消渴病为主。消渴病以"三多一少"为主要临床表现，消渴病的发生与脾胃功能失调、气机不利、脾虚胃热密切相关，当从脾胃论治。糖尿病神经源性膀胱病机以肾阳亏虚为本，以脾虚胃热为标，兼三焦气化不利、水湿内停。小便不利，病位首先在肾与膀胱，为少阴肾经所主。然《素问·六微旨大论》云"少阴之右，太阴治之"，故朱章志教授提出，治疗消渴淋病当从太阴、阳明入手，以"寒温中适"为原则，以辛开苦降之法，调畅中焦气机。

目前临床上半夏泻心汤多用于治疗消化道疾病，朱章志教授师古不泥古，大胆创新，运用半夏泻心汤治疗糖尿病神经源性膀胱，在临床实践中颇有疗效。方中以半夏为君，取其苦辛温燥，有散结消痞、和胃降逆之功；臣以干姜之辛热以温中散寒，助君药温胃消痞以和阴，黄芩、黄连之苦寒泄热开痞以和阳；阴阳并济，温而不耗胃阴，寒而不伤脾阳，有温脾清胃、温阳泄热、升清降浊、斡旋气机之功，正中该患者寒热错杂之病机。在此基础上配以甘温之白术、红参、甘草、黄芪补脾而暖中焦，可增温运太阴之力而固后天之本。附子大辛大热，可涤阴固阳；补骨脂、酒苁蓉等补益肝肾可固肾精；酒萸肉、白芍收敛阳气以归脾肾；桂枝、麻黄以借太阳之表而散水寒之邪，佐以生姜宣散流注于四肢之寒湿；细辛辛温走窜，专搜闭络之寒邪；独活则可逐寒水自下焦出；车前子可泄热利尿通淋。全方兼顾补虚泻实，祛邪不伤正，补虚不留邪，温燥不伤阴，泄热不损阳。

糖尿病神经源性膀胱作为糖尿病并发症之一，其治疗当立足太阴之本，兼扶少阴元阳，以辛开苦降之法，寒热并治，虚实同调，复脾胃升降气机，以和脏腑。辛开苦降法在伤寒论条文中虽未提及可用于治疗消渴淋病，但患者有心下痞而不舒、胃中嘈杂、多食不消等中焦寒热错杂的表现，依据中医

"异病同治"的观点，可予辛开苦降法而解之。因此在疾病的治疗中，回归经典，六经辨证不可拘泥于一经之变，不可管中窥豹，而应该师古不泥古，立足于临床与实践，认清疾病的本质，分辨寒热虚实，标本同治，多经同调，方可药到病除。

（杨　婷）

参 考 文 献

［1］GOMEZ C S, KANAGARAJAH P, GOUSSE A E. Bladder dysfunction in patients with diabetes ［J］. Current Urology Reports, 2011, 12 (6)：419－426.

［2］杨楠，肖艳. 中西医治疗糖尿病神经源性膀胱的研究进展 ［J］.新疆中医药，2018，36 (5)：138－140.

［3］罗丰伟，黎玮. 糖尿病膀胱功能障碍的研究进展 ［J］.临床荟萃，2016，31 (6)：689－692.

［4］张超，张军，韦新宇，等. 从脾论治糖尿病的研究近况 ［J］.河南中医，2003，23 (12)：85－87.

［5］胡佳卉，谢晴宇，孟庆刚. 从脾论治糖尿病及其并发症的文献计量分析 ［J］.中华中医药杂志，2017，32 (2)：713－717.

［6］杨春华. 从脾论治糖尿病探析 ［J］.中医学报，2012，27 (7)：829－830.

［7］史丽伟，杜立娟，倪青. 半夏泻心汤治疗糖尿病的理论探讨与临床应用 ［J］.中医杂志，2018，59 (3)：246－250.

［8］王惠英，曹圣荣. 半夏泻心汤方证探微 ［J］.实用中医内科杂志，2017，31 (9)：76－79.

［9］刘素霞. 半夏泻心汤治疗脾胃病的临床分析 ［J］.智慧健康，2018，4 (16)：103－104.

第五节　糖尿病性勃起功能障碍

一、仝小林诊治糖尿病性勃起功能障碍医案二则

案1：患者，男，39 岁。

初诊：2009 年 4 月 8 日。

主诉：血糖升高 8 年，性功能低下 1 年。

病史：患者于 2001 年因嗜睡就诊，查尿糖（＋＋＋＋）而住院治疗，诊断为"糖尿病"，当时予阿卡波糖、瑞格列奈片，间断服用。血糖控制不理想，空腹血糖 16 ～ 17 mmol/L。2018 年开始注射胰岛素，现用优泌林 70/30，早 19 ～ 20 U，晚 18 U，现空腹血糖 7 ～ 8 mmol/L，餐后 2 小时血糖 12 ～ 13 mmol/L。近 1 年出现性欲减退，性功能低下。

现症见：性欲低下，性功能减退，每月最多 1 次房事，每次不足 1 分钟。乏力，腰酸痛，口干，口渴，视力下降，双足跟痛，左足部皮肤色深红。纳眠可，二便调。舌苔黄腻，根部厚腻，舌底瘀，脉略滑。

诊查：身高 174 cm，体重 80 kg，BMI 26.4 kg/m^2。2009 年 3 月 30 日查血糖 7.3 mmol/L，三酰甘油 2.14 mmol/L，胆固醇 6.34 mmol/L，低密度脂蛋白 4.58 mmol/L，尿酸 335 mmol/L。24 小时蛋白尿定量 150 mg。糖化血红蛋白 6.4%。

西医诊断：糖尿病，勃起功能障碍。

中医诊断：脾瘅，阳痿。

中医辨证：痰热伤阴，湿热下注证。

处方：小陷胸汤合三妙丸加减。

清半夏 15 g，黄连 30 g，瓜蒌仁 30 g，怀牛膝 30 g，黄柏 30 g，生山楂 30 g，红曲 9 g，三七 9 g，酒军 6 g。

二诊：2009 年 4 月 22 日。患者诉口干口渴基本消失，乏力减轻。足部皮肤颜色变淡。腰酸腰痛，双足跟痛未改善。仍性功能低下，怕热。舌红、苔薄黄，舌底瘀，脉弦数。查空腹血糖 5.3 ～ 7.7 mmol/L，餐后 2 小时血糖 8.3 ～ 9.6 mmol/L。

处方：知母 15 g，黄柏 15 g，熟地 30 g，山茱萸 30 g，云苓 30 g，泽泻 30 g，丹皮 15 g，炒杜仲 60 g。

三诊：2009 年 5 月 27 日。患者诉腰酸、足跟痛减轻 50%，性功能改善，本月内行房事 2 次，每次可坚持 2 分钟。手足心热，盗汗，纳可，二便正常。

处方：上方去云苓、泽泻，加淫羊藿 30 g，仙茅 30 g，知母改为 30 g。

四诊：2009 年 7 月 29 日。患者诉腰酸好转 80%，足跟痛已消失，性功能明显改善，乏力消失，左踝皮肤肤色基本恢复，无痒痛，二便调，眠安。

处方：知母 30 g，黄柏 30 g，山茱萸 30 g，肉桂 30 g，仙茅 30 g，淫羊

藿 30 g，枸杞子 30 g，五味子 30 g。制水丸 9 g，每日 3 次，服 3 个月。

五诊：2009 年 10 月 28 日。性功能恢复正常，每周 1～2 次，每次 8 分钟左右。腰酸痛消失，体力较前明显恢复。

按语：勃起功能障碍是糖尿病常见并发症之一。仝小林教授将肥胖型糖尿病归属于"脾瘅"论治，总结出肥胖型糖尿病的"肥胖（或超重）—脾瘅—消渴—消渴并发症"的疾病发展进程，以及糖尿病的郁、热、虚、损四个中医病理阶段。仝教授认为"中满内热"是脾瘅阶段的核心病机，中焦壅满，则膏、脂、痰、浊蓄积体内；内热蒸灼，则膏、浊、痰、湿可与热结。痰热湿浊既是病理产物，也是促使疾病进一步发展的重要原因。仝教授通过长期临床研究发现脾瘅患者在尚未转化为消渴的较长时间内，已出现明显虚象，部分患者甚至不经历消渴而直接进入并发症阶段。其设立了苦酸制甜、开郁清热、调理肠胃、补虚泻实、调补虚损、活血通络等基本治法治则，依据糖尿病的病程及病理将以上治法治则各有偏重地贯穿糖尿病的治疗过程。

由于中满内热是肥胖型糖尿病脾瘅阶段的核心病机，故应重用苦寒以清内热，佐以消导以泻中满。同时糖尿病郁、热、虚、损四个阶段并非截然分开的，而是一个连续的时间和空间过程，由热发展至虚的过程常常虚实并存，对于此过渡阶段的治疗，清热、泻火、化痰、消膏等泻实之治是一方面，同时应注意火热耗气、痰热伤阴等因实所致之虚，注重补虚之治。在临证过程中，当根据标本虚实之轻重缓急，或先祛邪，中病即止，或标本同治，扶正祛邪兼顾。

本案患者患糖尿病 8 年，仍形体偏胖，属糖尿病脾瘅阶段，但已出现阳痿、视力下降等并发症，为脾瘅未经过消渴而直接进入并发症阶段。患者以性欲低下、性功能减退为主诉就诊，符合脾瘅、阳痿诊断。患者性欲低下、腰酸腰痛、双足跟疼痛等肝肾亏虚证候明显，同时口干口渴、足部皮肤深红、舌苔黄腻、根部厚腻、舌底瘀、脉略滑为内热炙盛伤阴、湿热下注、痰湿热瘀互结之象。脾瘅患者，本有痰热、湿热内蕴，蕴阻血脉而呈痰湿热瘀互结，久之则热盛耗伤阴精，肾精亏损，肾气不足，以致阳痿不举，房事不用。痰热、湿热是始因，且现痰湿热瘀正盛，内热不祛，必进一步耗伤阴精。故而初诊当清热化痰，降浊祛瘀，选用小陷胸汤合三妙丸加减专注清利，清热而存阴，使邪去而正安，为下一步益肾填精做准备。方中以清半夏、瓜蒌仁清化痰热，重用黄连、黄柏清热燥湿，生山楂、红曲消脂降浊，怀牛膝、酒军、三七活血化瘀。

二诊时血糖控制情况明显好转、口干口渴消失、乏力减轻，足部皮肤颜色变淡，舌苔转薄，说明痰热已化、瘀热渐清；但患者腰酸腰痛、双足跟痛未改善、仍然性功能低下，更说明此证是肾精亏损、肾气不足所致，而非痰湿日久伤筋，宗筋施用而痿。此时腰酸腰痛、怕热、舌红等证候则为一派肾阴虚火旺之象，予以知柏地黄汤滋阴降火，同时患者腰痛明显，加杜仲补肾强筋骨。

三诊：阳痿、腰痛改善，但见手足心热、盗汗等阴虚火旺征象，此时痰热、湿热基本已除，故而祛茯苓、泽泻之渗利，增知母剂量以增降火滋阴之力，同时在大剂滋阴降火之中合用二仙汤（仙茅、淫羊藿）温补肾气，以肾为技巧之官，性欲全凭肾气肾阳催动。现代医学研究证明仙茅、淫羊藿具有拟雄激素样作用，可催动性欲。

四诊：性功能明显改善，改为丸药缓固。以黄柏、知母、山茱萸、枸杞子滋肾阴降火；以仙茅、淫羊藿强身壮阳、补充外源性雄性激素；肉桂少火生气、阴中求阳，助长内源性雄性激素分泌；其中山茱萸、五味子味酸入肝，肝主筋，肝阴足则宗筋得养，为肝肾同治。

以上数诊立法明确，方药进退有序，五诊时性功能恢复正常，阳痿告愈。

案2：患者，男，48岁。

初诊：2008年3月27日。

主诉：发现血糖升高14年，勃起功能障碍1年。

病史：患者于14年前体检时查尿常规发现尿糖异常，继而查空腹血糖16.3 mmol/L，开始口服二甲双胍、消渴丸等药物治疗，现注射胰岛素治疗，诺和灵30R早12 U、晚12 U。既往眼底出血，已行8次激光治疗，现双眼玻璃体混浊，左眼视力0.1，右眼视力0.2。

现症见：性功能低下，勃起时间仅能维持5~6分钟，不足以完成性生活。视物模糊，四肢无力，双脚灼痛难忍，夜间甚，腰痛明显，小便排出无力、淋沥不尽，大便偏干，纳眠尚可。舌质淡，舌下络脉瘀滞，脉沉细。

西医诊断：糖尿病，勃起功能障碍。

中医诊断：消渴并病，阳痿。

辨证：气虚血痹证。

治法：益气温经，和血通痹。

处方：黄芪桂枝五物汤加减。

当归30 g，蜈蚣2条，黄芪60 g，桂枝30 g，白芍30 g，鸡血藤30 g，生大黄9 g，水蛭粉3 g（分冲），附子30 g（先煎8小时），炙甘草15 g，生姜片5片。

患者半年内复诊四次，效不更方，均以上方加减，先后服药70余剂，至2008年9月1日复诊，患者诸症好转，勃起时间长达10～15分钟，已能完成性生活。

按语：仝小林教授认为肥胖型糖尿病患者早期"郁"的阶段即存在以食郁为先导的血郁，消瘦型糖尿病患者因火热内蕴，早期即存在"热极伤络"。随着病程的进展，血瘀络损渐重，由络滞到络瘀，再至络闭、络损，由浅入深，由轻至重，络脉郁滞贯穿整个病程。糖尿病络病的主要病理改变有"营卫不和、络脉失养、血行不畅、痰瘀凝结、阳虚络损"。其中，络脉失养既是络病早期改变，又贯穿络病始终；阳虚络损是糖尿病络病的主要病理改变及最终转归。仝教授提出了"早期治络，全程通络"的糖尿病络病的基本治则，"活血通络"是贯穿糖尿病全程的主要治则之一；并设立了"辛香疏络、化瘀通络、破血通络、凉血通络、止血宁络、补虚通络、温阳通络"等治法。在治络用药上有"辛香宣透，引经通络""取类比象，藤类入络""虫类走窜，剔邪搜络""血肉有情，填补络道"等选择。

本案患者患糖尿病14年，其糖尿病视网膜病变、糖尿病周围神经病变等络脉病变已明显较重。此次患者以勃起功能障碍为主诉就诊，为消渴并发阳痿，诊断明确。患者患病多年，病至虚损阶段，热象渐退，气损及阳，燥热阴亏逐渐转为阴阳两虚、脾肾阳虚为主，络脉失于温养，又因脾胃虚损，气血生化乏源，气络亏虚，推动乏力，津血凝滞渐成瘀血痼结，损伤血络，阳气运行失其载体，络脉失荣，宗筋失养，发为阳痿。患者气血亏虚，营卫不荣则四肢乏力；肾之阳气亏虚，腰府失养，则腰痛；膀胱气化不利，则小便排出无力、淋漓不尽。络脉瘀滞痹阻、气血不荣、阳虚不温则视物模糊、双脚灼痛难忍而夜间甚，以瘀血为阴邪，夜间阳气不足则加重。故而治以益气温经，和血通痹，选以黄芪桂枝五物汤加减。方中重用黄芪、当归大补气血，桂枝、附子温阳通经除痹，白芍、炙甘草和营血，加藤类药鸡血藤以理气活血通络，虫类药水蛭粉、蜈蚣深入髓络、攻剔痼结之瘀。患者大便干一证，仝教授认为其是胃肠有热的表现，其谓："临床中亦常见到脏腑热、络脉寒的情况，以及口干口渴、小便赤黄、大便干等脏腑内热与四肢（下肢多见）怕冷、疼痛麻木等络脉虚寒并见，该情况或是寒客经脉所致，或是经络亏虚所致，治疗当清脏腑热与温络脉寒并行，脏腑药与经络药亦各行其道，各司其职。"故而加大黄一味泄热通便。以上诸药合用，针对患者病程长、并发症多等特点进行全面诊治，故收佳效。

二、吕仁和治疗糖尿病性阳痿一例

患者，男，40 岁。

初诊：2017 年 11 月 28 日。

主诉：阳痿 3 年余。

病史：既往有糖尿病病史。3 年前出现性功能障碍。近期因工作劳累，性功能下降明显，前来就诊。

现症见：阴茎勃而不坚，怕热，活动后汗出，易疲乏，时而心烦，眠可，纳可，大便调，易腹泻，小便泡沫。舌暗红，苔腻，脉滑数。

西医诊断：阳痿。

中医诊断：糖尿病性阳痿。

中医辨证：肾虚，络脉瘀阻。

治法：补肾填精，活血通络。

方药：狗脊 10 g，川续断 10 g，川牛膝 20 g，生薏仁 30 g，龟板 20 g，巴戟天 10 g，鹿角片 10 g，刺猬皮 10 g，蜈蚣 2 条，太子参 20 g。14 剂。水煎服。

二诊：2017 年 12 月 12 日。服上方后，性功能改善明显。现怕热，汗出多，腰易酸困，纳眠可，二便调。舌红，苔白腻，脉滑数。

仍予原方，加减治疗两月余，性功能较前改善，但汗出明显，平素怕热，后脊受凉后时而疼痛，时而神疲乏力，大便稀，调整处方，配合四妙散加减。

处方：狗脊 10 g，川续断 10 g，川牛膝 30 g，猪苓 30 g，茯苓 30 g，黄柏 10 g，炒苍术 10 g，炒白术 10 g，巴戟天 10 g，仙灵脾 30 g，生薏仁 30 g。14 剂。

坚持用药月余，其后体力改善，性功能明显好转，病情长期稳定。

按语：吕仁和教授认为糖尿病勃起功能障碍即消渴病继发的"阳痿"，多是消渴病日久肾虚，络脉血瘀，宗筋失养所致。肾虚之外，偏于肾阳虚者常表现为脾肾两虚或心脾肾俱虚，此时在补肾基础上予以健脾益气之药；偏于肾阴虚者，甚至心、肝、肾俱虚者，当在补肾同时，加养肝、柔肝、敛肝或滋补肝肾、养心宁神之药。兼湿热下注者，又当清热利湿；兼有肝郁气滞者，又当给予疏肝理气解郁。针对阳痿继发于糖尿病者，普遍存在瘀血阻络病机，吕仁和教授治疗最常用刺猬皮、蜈蚣等血肉有情、虫类通络之品，治以活血化瘀之法；特别是九香虫一药，行气化滞的同时，可以温补脾肾之阳，吕教授最喜用之。

本案患者阴茎勃而不坚，已不能维持其正常性生活，已至吕仁和教授所立的糖尿病三期辨证中的消瘅期（糖尿病合并症期）之中期，糖尿病性阳痿诊断明确。病至消瘅期，五脏俱衰，气血阴阳亏虚，加之陈气不除、经络瘀阻、血脉不活，全身皮、肌、脉、筋、骨，以及五脏六腑、诸窍均可被累及而受损伤，而其中脆弱者首先发生病变。肾开窍于二阴，为技巧之官，肾之精气是阴茎勃起的物质基础，男子尤以房事劳伤为甚，加之消渴久病耗伤，肾之精气亏耗最甚，则技巧不出、宗筋失荣而萎，阴茎勃起而不坚，发为阳痿。消渴之病从中焦脾胃而来，消渴日久，常见脾胃气损，运化失常则湿滞便溏，生化失职而气血生化乏源，气不充于四肢则疲乏困倦。《黄帝内经·素问》"生气通天论篇第三"中"阳气者，烦劳则张"，阳气亏虚，活动则阳气耗伤，气不摄津则汗出；阳气不内敛而浮越于外，加之消渴后期阴虚内热丝存，故形体恶热；浮阳虚热扰心，故时而心烦。故而针对久耗肾精选用血肉有情之鹿角片温肾益气活血、温而不燥之巴戟天、狗脊温养肝肾以起萎，续断、牛膝活血通经络而兼益肝肾强筋。针对脾胃虚失运，选用西洋参、生薏苡仁以益气健脾利湿。虑及病从消渴而来，有余热未清、津液耗伤之病机，故益气之药选用补气兼能清火养阴生津之太子参；消瘅之期，肾之阴阳皆耗损，且患者存在阳气浮越之象，"阳秘乃固"，故而同时选用龟板以益肾阴、潜肾阳。最后，针对消瘅时"陈气不除"、经络瘀阻、血脉不活，选用刺猬皮、蜈蚣化瘀通络。二诊时患者阳痿症状明显好转，但是患者恶热、汗出症状加重，舌质变红，苔腻，提示患者湿热加重。故吕教授为防助热而易辛温之鹿角片为辛寒益肾、专主阴痿之淫羊藿；为防碍邪，去养阴之西洋参、龟板；并合入四妙散以清热利湿活血。这体现了吕教授临证对病程有整体把握，病症同治，辨证施方，方随证转，灵活变通，故而获得佳效。

三、忽中乾诊治糖尿病性勃起功能障碍医案一则

患者，男，35 岁。

初诊：2015 年 7 月 21 日。

主诉：性功能障碍 2 年。

病史：2 型糖尿病病史 3 年，经常注射胰岛素、服用二甲双胍等降糖药物。因未规范进行降糖治疗，血糖控制效果不好，加之经常熬夜，出现阳痿，夫妻关系紧张，身体逐渐消瘦，遂到我处就诊。

现症见：患者形体消瘦，精神疲惫，面色萎黄，疲乏无力，性欲淡漠，阳痿不举，同时伴有腰腿酸软，短气虚汗，口干舌燥。舌淡白，少苔，脉沉细。

西医诊断：2 型糖尿病，勃起功能障碍。

中医诊断：阳痿。

辨证：气阴两虚。

治法：补气养阴、润经启痿。

处方：四君子汤合麦门冬汤加减。

太子参 30 g，五味子 15 g，麦冬 30 g，茯苓 15 g，玉竹 20 g，石斛 15 g，丹参 30 g，生地黄 30 g，黄芪 30 g，乌梅 15 g，龟板 30 g，山药 20 g，葛根 15 g，炒白术 15 g。每日 1 剂，水煎 500 mL，分 3 次口服。

特殊医嘱：禁烟限酒，禁食辛辣刺激及炙煿之品。

二诊：2015 年 8 月 7 日。上方进服 14 剂，气阴症状好转，身体渐干，有力舒服，面色渐转红润，性欲有增，但仍疲乏无力，再以上方进行加减继续服用。

处方：太子参 30 g，五味子 15 g，麦冬 30 g，菟丝子 15 g，石斛 15 g，丹参 30 g，熟地黄 20 g，黄芪 30 g，鳖甲 30 g，龟板 30 g，山药 20 g，葛根 15 g，续断 20 g。每日 1 剂，水煎 500 mL，分 3 次口服。

1 个月后，诸症悉除。

按语：忽中乾教授认为阴茎勃起需五脏共参、气血齐至，由"心神"启动，以"肾阴""肝血""脾精"为物质基础，以"肾阳""肝气""肺气""心气"为动力，认为肾主藏精，司作强，出技巧，主阴器之功能；肝主宗筋聚结于阴器，肝之气行于宗筋、阴血充于宗筋；心为情欲萌发之府，只有心神安定、心神愉悦才能情欲萌动；心主血脉，血脉通畅气血才能充于

宗筋；宗筋聚于阳明，阳明主润宗筋，脾胃气血阴液生化不足则宗筋失养而痿；肺朝百脉，为水之上源，肺失宣降则百脉不畅，宗筋无气血阴液充盈，勃起不能。消渴之病，以阴虚燥热为核心病机，最能消耗五脏阴液精气，阴液耗伤，阳无所依，炼液为痰留瘀，则宗筋无气血阴液之充盈则痿废不用，发为阳痿。

本例患者罹患糖尿病、加之熬夜暗耗阴液、家庭关系之劳心劳房，遂五脏气阴耗伤，宗筋不用，病发阳痿。肾阴精不足则腰酸腿软；心之气阴亏耗而性欲淡漠、精神倦怠；脾胃之气阴不足而面色萎黄、疲乏无力；肺气阴虚耗，气津不布、卫表不固而见气短虚汗、口干舌燥；五脏气阴不足，形体失养而消瘦。患者五脏气阴耗伤，故而治疗上从五脏着手，益气养阴、润经启痿。处方中以生地黄、龟板补肾阴，生地黄、乌梅养肝阴，麦冬、五味子养心阴，石斛、麦冬、玉竹益胃阴，麦冬、玉竹、乌梅补肺阴；又增以山药益肾、脾胃、肺之阴精。以太子参、黄芪益五脏之气无温燥之弊。以上养阴之品，最忌碍脾助湿，故加茯苓、炒白术健脾淡渗。气阴耗伤、家庭关系紧张，致心神不宁，其中茯苓、五味子、龟板又有宁心安神之效。针对糖尿病多存在瘀血阻络，予以苦寒之丹参养血活血而通络。阴器者为宗筋，予以续断补肾强筋；又遵《黄帝内经》"阳明主宗筋""治痿独取阳明"之训旨，予以专入阳明经又善通络之葛根引经，使五脏气阴达于宗筋。全方以益五脏气阴为核心，又兼有宁心安神、活血通络、治阳明而强筋之效，故而疗效可期。二诊时患者症状好转，性欲有增，五脏气阴亏虚症状好转。因五脏之阴根于肾，肾之阴来源于肾精，故而去玉竹、乌梅等，增鳖甲、菟丝子、熟地黄以补肾之阴精。整个治疗始终围绕气阴论治，气阴双补，又兼通宗筋之络，此痿可愈。

四、张宗礼诊治糖尿病性勃起功能障碍医案一则

患者，男，42 岁。

初诊：2010 年 7 月 8 日。

主诉：阴茎痿软 2 年。

病史：2 型糖尿病病史 12 年，平素因工作原因，饮食及用药不规律，近年来间断服用瑞格列奈、阿卡波糖等药物。血糖控制欠佳，FPG 8 ～ 12 mmol/L，餐后 2 小时血糖 12 ～ 18 mmol/L。2 年前患者出现阴茎痿软、无晨勃。

现症见：神疲、倦怠乏力、阴茎痿软、无晨勃、双下肢麻木、畏寒，纳寐可，小便清长、大便微溏。舌质淡黯，苔薄白，脉沉而无力。

诊查：血压 130/80 mmHg，心率 66 次/分，心律齐，心脏各瓣膜听诊区未闻及病理性杂音，双下肢不肿，双足背动脉搏动减弱；10 g 尼龙单丝检查示保护性感觉缺失；音叉检查振动觉缺失。空腹血糖 9.42 mmol/L，餐后 2 小时血糖 14.5 mmol/L，尿常规见尿糖（＋＋），肝肾功能（－），IIEF-5 问卷评分 11 分。

西医诊断：2 型糖尿病，糖尿病性勃起功能障碍，糖尿病周围血管病变。

中医诊断：消渴，阳痿。

辨证：命门火衰，瘀血阻络证。

治法：温肾壮阳，活血通络。

处方：仙茅 15 g，淫羊藿 15 g，阳起石 15 g，菟丝子 15 g，丹参 15 g，牛膝 15 g，枸杞子 30 g，三棱 10 g，莪术 10 g，九香虫 10 g，郁金 10 g，蜈蚣 3 条，柴胡 6 g。7 剂，水煎服，每日 1 剂，早晚分服。

西药：盐酸二甲双胍 0.5 g，每日 3 次；阿卡波糖 100 mg，每日 3 次。并嘱患者坚持糖尿病饮食及运动疗法，放松心情，舒展情志。

二诊：2010 年 7 月 15 日。患者神疲、倦怠乏力好转，晨起出现阴茎勃起，双下肢麻木，畏寒减轻，纳寐可，二便调，舌质淡黯，苔薄白，脉沉而无力。空腹血糖 7.8 mmol/L，餐后 2 小时血糖 11.2 mmol/L，尿糖（＋＋）。效不更方，前方继续给予 14 剂。

三诊：2010 年 7 月 29 日。患者述今神清气爽，体力尚可，阴茎痿软明显改善，双下肢畏寒消失，仍觉麻木、口干，纳寐可，二便调。舌质淡黯，少苔，脉沉。查空腹血糖 7.0 mmol/L，餐后 2 小时血糖 10.5 mmol/L，尿常规（－）。

处方：前方加生地黄、山茱萸各 30 g。

四诊：2010 年 8 月 26 日。患者阴茎痿软进一步改善，已能完成性生活，双下肢麻木亦好转，纳寐可，二便调，舌质淡黯，苔薄白，脉沉。空腹血糖 6.8 mmol/L，餐后 2 小时血糖 10.1 mmol/L；尿常规（－），IIEF-5 问卷评分 23 分。

处方：仍以原方加减。

继续巩固治疗 1 个月，诸症皆除。

按语：张宗礼教授认为糖尿病性勃起功能障碍属于中医学"消渴、阳痿"范畴，其对本病多从"虚、瘀、湿、郁"四个方面辨证论治。"虚"的方面尤其重视肾虚，对于本病肾虚的治疗尤其立足于糖尿病全程，强调"益肾滋阴填精而不滋腻碍胃"和"温肾补阳不助火而伤阴耗气"。故而在滋补肾阴方面，其认为"消渴致阳痿之时病程日久，耗气伤阴，加之长期服用药物，脾胃多已损伤。为防滋腻碍胃，熟地黄虽能'大补真水'，但应慎用"，故而常用女贞子、墨旱莲、桑椹子、覆盆子、枸杞子固肾填精。在温补肾阳方面，其认为"消渴之病，阴虚燥热，日久则阴损及阳，导致阴阳俱虚之候。故而本病补阳之法应于'阴中求阳'；且当慎用附子、肉桂大辛大热之品，以防'壮火食气'，加重消渴气阴之伤"，故而常选用仙茅、仙灵脾、巴戟天、阳起石、菟丝子、九香虫等温肾兴阳而相对平和之品。在治"瘀"方面，张宗礼认为"消渴而致阳痿者，必然存在血瘀，重则及脉，轻则及络"，故而其治疗必重用活血之剂，且贯穿全程。其临证时视瘀血轻重不通而活血祛瘀力量不同，如无瘀血外候，常佐丹参、川芎、赤芍、丹皮等；如有舌质紫黯、瘀斑瘀点、脉涩等，则用红花、川牛膝、三棱、莪术、蜈蚣、水蛭等加大活血祛瘀之力。在"郁"方面，其认为"糖尿病患者需终身用药，病程长，经济、社会、心理压力重，日久则致情志不舒，气机郁滞"，在治疗方面常在心理疏导的基础上加以疏肝解郁药物。

本例患者消渴病程达 12 年，累及肾阳，宗筋失于温煦，发为阳痿。神疲、倦怠乏力、畏寒、舌淡、脉沉无力为一派肾阳亏虚之象，双下肢麻木、舌暗为瘀血阻络之象，故而治以温肾壮阳、活血通络。方中仙茅、淫羊藿、阳起石、菟丝子、九香虫、枸杞子为张教授益肾填精、温肾兴阳常用药组，其中阳起石、九香虫专能兴阳启痿，阳痿专药；菟丝子、枸杞子填肾精、滋肾阴而不滋腻；仙茅、淫羊藿、阳起石温肾壮阳而不如桂附温燥，无伤阴之虑；丹参、川牛膝、三棱、莪术、蜈蚣活血化瘀通络。柴胡、郁金以疏肝解郁，同解气血郁滞，并同时予以心理辅导、嘱调畅情志，此即张宗礼教授治郁之法。三诊时患者精神好转、阴茎痿软改善、双下肢畏寒消失，但口干明显、少苔，此乃阳气得复、阴液不足，故而加大剂量生地黄、山茱萸以济肾阴。以上整个治疗过程，张教授紧扣消渴阳痿这一整体病程，在把握整体病机的基础上，因病、因证、因症用药，心身同治，故而疗效确切。

（尧忠柳）

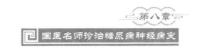

参 考 文 献

［1］仝小林.糖络杂病论［M］.北京：科学出版社，2020.

［2］肖永华，赵进喜，王世东.国医大师吕仁和糖尿病诊治"二五八六三"诊疗经验
［M］.北京：中国中医药出版社，2018.

［3］杨建宇.国家中青年名中医忽中乾［M］.郑州：中原农民出版社，2018.

［4］韩阳，张兴坤，刘亚燊，等.张宗礼辨治糖尿病勃起功能障碍经验［J］.中国中医
基础医学杂志，2014，20（2）：196 - 197.

第六节　糖尿病泌汗异常

一、仝小林教授诊治糖尿病泌汗异常医案四则

案1：患者，男，35 岁。

初诊：2008 年 4 月 7 日。

主诉：血糖升高 2 年，汗出多半年。

病史：患者于 2 年前因口苦甚、饮水多去医院检查发现血糖升高，空腹血糖 8.3 mmol/L，开始口服二甲双胍片 500 mg，每日 3 次。近半年出现易汗，汗出多，血糖控制不佳，二甲双胍增至 1000 mg，每日 2 次。既往高血脂病史 4 年，未服降脂药。

现症见：时时汗出，汗出多，怕热，口干口苦，面色隐红，小便黄，大便偏干，舌红、苔黄，脉弦数。

诊查：当日空腹血糖 9.5 mmol/L，餐后 2 小时血糖 11.2 mmol/L。身高 168 cm，体重 73 kg，BMI 25.9 kg/m^2。

西医诊断：糖尿病，糖尿病泌汗异常。

中医诊断：脾瘅，汗证。

辨证：肝胃郁热证。

治法：清泄肝胃郁热。

处方：大柴胡汤加减。

柴胡 15 g，黄芩 45 g，白芍 30 g，生大黄 6 g（单包），枳实 15 g，黄连

30 g, 干姜 9 g, 乌梅 15 g, 生山楂 30 g, 红曲 6 g。

二诊: 2008 年 5 月 10 日。服药 30 剂, 汗出好转 70%, 口干口苦减轻 60%, 血糖下降, 近 1 周空腹血糖 7.5 ~ 8.2 mmol/L, 餐后 2 小时血糖 8.1 ~ 10.3 mmol/L。上方加知母 30 g, 黄芩减至 30 g。

三诊: 2008 年 6 月 9 日。服药 30 剂, 汗出已正常, 口干口苦减轻 90%, 血糖下降, 近期空腹血糖 6.9 ~ 7.5 mmol/L, 餐后 2 小时血糖 7.7 ~ 8.6 mmol/L。

按语: 仝小林教授认为 "中满内热" 是糖尿病脾瘅阶段的核心病机, 以肝胃郁热、胃肠实热为主要表现形式, 其中偏于中满者主要表现为胃肠实热, 因土壅木郁化火而偏于内热者主要表现为肝胃郁热。"中满内热" 形成的根本原因是饮食不节、过食肥甘, 致脾胃运化不及、水谷积聚, 进而导致中焦壅满、化生内热而变证丛生, 中满是病理基础, 内热是病理转变枢纽。因此, 仝教授强调脾瘅本病的治疗以清为主, 佐以消导; 治疗上以开郁清热为基础, 常融入苦酸制甜、调理胃肠等法。

本例患者正值青壮年, 形体偏胖, 患糖尿病 2 年, 血糖控制不佳, 多由饮食不节、喜食肥甘而少动, 以致脾胃运化不及、壅滞中土, 膏脂内停、郁滞三焦所致。胃肠属中土, 三焦连肝胆, 因而肝胃郁热。《素问》"灵兰秘典论" 中 "三焦者, 决渎之官, 水道出焉", 三焦为水液之通道, 沟通内外, 肝胃郁热则迫液外出而汗出, 发为本病。患者汗出恶热、口干口苦、面红、小便黄、脉弦数为肝经郁热之象, 大便干为胃肠热象, 以 "阳明之为病, 胃家实是也", 患者肝胃郁热较重, 治疗上当清泄肝胃郁热, 选以大柴胡汤加减。方中重用黄芩清泄肝热, 黄连、生大黄清泄胃肠实热, 柴胡、枳实疏肝理气, 共奏清泄肝胃郁热、清消中满之效; 生山楂、红曲以清消膏浊, 祛中满之因; 少佐辛温之干姜, 与黄连、黄芩之苦汗相伍, 为辛开苦降之法, 以升清降浊、斡旋气机, 以助解郁化滞, 此为仝教授善用治法之一; 方中乌梅、白芍酸敛气阴、酸以生津, 与黄连、黄芩之苦寒合用, 为仝教授所创 "苦酸制甜" 之法, 此法苦以制约、酸以中和, 也可以直接制糖, 也可以用于糖尿病不同类型的各个阶段, 此法的应用, 也与仝教授 "治疗糖尿病并发症, 需以控制血糖为先" 的思想相合; 另外, 白芍主入三焦, 而畅三焦水道, 此为《神农本草经》谓白芍 "利小便" 之机制。整方用之中满内热得清消、三焦液道得通畅、气津得以收生调和, 故而二诊即见效明显、汗出明显减少。二诊时患者口干口苦明显减轻, 肝胃郁热减轻, 故而减黄芩，而增知母以清热生津，以防热盛而耗伤阴液。此案用方、用药直中病机，药后火热平息，阴阳调和，则汗出正常，血糖亦随之下降。

案2：患者，女，56岁。

初诊：2006年6月23日。

主诉：血糖升高9年，汗出多、易汗4个月。

病史：9年前因感冒查空腹血糖16 mmol/L，诊为"2型糖尿病"。曾口服降糖西药，因血糖控制不佳，遂改为胰岛素治疗，近两年使用诺和灵30R早24 U、晚22 U。

现症见：易汗出，动辄尤甚，汗出湿衣，畏风，易感冒，足背偶有刺痛感，足心灼热，下肢乏力，失眠，二便可。舌暗红、苔薄黄，舌底瘀，脉虚涩。

诊查：餐后血糖偏高，2006年6月21日查空腹血糖5.2 mmol/L，餐后2小时血糖9 mmol/L；2006年6月22日查空腹血糖4.4 mmol/L，餐后2小时血糖12.2 mmol/L。身高160 cm，体重45 kg，BMI 17.6 kg/m²。

西医诊断：糖尿病，糖尿病泌汗异常。

中医诊断：消渴，汗证。

辨证：气虚表弱，脉络瘀滞，兼有里热证。

治法：益气固表，活血通络，兼清内热。

处方：玉屏风散加减。

黄芪45 g，防风15 g，炒白术30 g，煅龙牡各60 g（先煎），黄连30 g，黄芩45 g，鸡血藤30 g，水蛭粉15 g（包煎），首乌藤30 g，炒枣仁30 g。

二诊：2006年6月30日。患者自述仅服至第3剂，即明显见效。汗出减轻约60%。现已服完7剂，汗出基本消失，畏风明显好转，餐后血糖明显下降，一般8~10 mmol/L。

按语：仝小林教授认为糖尿病的自然演变过程可分为"郁、热、虚、损"四个阶段，其中热和虚都代表疾病的发展。进入虚的阶段时，前一阶段火热未除，脏腑功能持续亢进，耗散脏腑元气，则脏腑经络等功能活动减退，气血津液生产及代谢障碍，加之火热灼津，燥热伤阴，故伤津耗气、气阴两伤，进而阴损及阳、阴阳两虚，同时痰浊瘀血等病理产物积聚脏腑脉络。此时病理上以虚为主，兼有标实，既有气虚、阴虚甚或阳虚，又常有火热未清，还可夹瘀、夹湿、夹痰等。故而在治疗上，补虚泻实之法常常大有用武之地。

患者年过半百，体重减轻而偏瘦，血糖控制欠佳，为病至消渴；消渴内热炙盛，"壮火食气"，则脾肺气阴耗伤，加之脾胃受损、气血生化乏源而卫气更虚，卫气不固，则津液外泄而自汗、动则尤盛，易受外邪侵袭而易感；内热留连而舌红、苔黄、足心热；内热扰心、气血化生不足、心神失养而失眠；久病入络，脉络瘀阻而足痛。其病机概况为气虚表弱、脉络瘀滞、兼有里热，故而治以益气固表、活血通络、兼清内热。方中黄芪、防风、炒白术健脾益气护卫，御风实表；煅龙牡固涩敛汗；鸡血藤、水蛭粉、首乌藤活血通络；炒酸枣仁、首乌藤养心安神；黄连、黄芩苦寒清内热，合酸枣仁之酸为苦酸制甜之配伍，正合仝教授所提的"苦酸制甜，为贯穿糖尿病治疗全程之法"。此例之治，在整体病程的把握中，针对当前阶段的主要矛盾而施治，故而疗效显著，仅 7 剂药而汗出正常，血糖下降。

案 3：患者，男，44 岁。

初诊：2008 年 3 月 3 日。

主诉：血糖升高 3 年，多汗 2 个月。

病史：患者 3 年前因双腿麻木于医院检查，发现血糖升高，空腹血糖 10.2 mmol/L，因工作繁忙，始终未系统服药。自 2008 年 1 月开始出现大量汗出，近 1 个月血糖升高明显，始用优泌林 70/30，早 16 U、晚 10 U，血糖仍控制不理想。

现症见：汗出多，晨起时汗出。双足及腰膝冷痛僵硬，双足麻木，偶有针刺感，四肢皮肤异常瘙痒，大便干，每日一行。舌暗，苔薄白，舌底瘀滞，脉沉弦。

诊查：2008 年 2 月 28 日查糖化血红蛋白 9.6%，2008 年 3 月 2 日空腹血糖 12.8 mmol/L，餐后 2 小时血糖 16.6 mmol/L。身高 176 cm，体重 62 kg。BMI 20 kg/m^2。

西医诊断：糖尿病，糖尿病泌汗异常。

中医诊断：消渴并病，汗证。

辨证：上热下寒。

治法：清热温寒，活血通络。

处方：乌梅丸合乌头汤加减。

乌梅 30 g，黄连 30 g，黄柏 30 g，干姜 6 g，桂枝 15 g，制川、草乌各 9 g（先煎），鸡血藤 30 g，黄芪 30 g，太子参 30 g，生大黄 6 g（单包）。

二诊：2008 年 6 月 9 日。以上方加减，患者连续服药 3 月余，汗出多及皮肤瘙痒症状消失，双足及腰膝冷痛僵硬改善约 90%，偶有手足麻木，二便可。2008 年 6 月 3 日查糖化血红蛋白 7.5%，6 月 8 日空腹血糖 7.3 mmol/L、餐后 2 小时血糖 8.6 mmol/L。胰岛素剂量减为 14 U，晚 10 U。长期随访，患者诉汗出正常。

按语：仝小林教授认为"'壮火食气，气食少火，壮火散气，少火生气'，消渴邪火炽盛，耗散少火元气，加之先天脾肾不足，少火元气有亏，则更易亏损，往往胃中积热未散，下焦元气已亏"，容易出现中上二焦有热、下焦有寒的寒热错杂局面，故治疗当清上温下、寒温并治。

本案患者因"双腿麻木"而发现血糖升高，此前或已罹患糖尿病日久并已出现"糖尿病周围神经病变"这一并发症，但此后患者仍未积极系统治疗，任由病情发展。任由邪火炽盛，耗散元气，伤及阳气，损络留瘀，致使阳气亏虚、寒邪内生、脉络瘀阻而热邪留连，形成下焦有寒而中上二焦有热之势。肾阳亏虚，下焦虚寒，加之经脉瘀阻而足腰膝冷痛僵硬麻木、皮肤感觉异常；中上二焦有热而热迫津出，加之邪热耗气而卫气不固则汗出，大便干。

或问患者为何晨起时出汗？以厥阴肝木，一年之中以候春，一日之中以候晨。以此汗出一证发病始于冬春之交，为厥阴风木开始升发之际，就诊时已近惊蛰时分，正值春季人之阳气升发。如若肾阳亏虚，则肝阳亦虚，肝体阴而用阳，肝阳虚则无阳以用，则肝疏泄不及、气机升发不利而郁滞化热。经冬季自然界与人体阳气最弱之时，则肝气疏泄最为不及、气郁化热明显。故而待到冬春之交，阳气渐复升发之时，因气机不畅，郁热更为明显，热迫津出而汗出；而从每日病发时间来看，为晨起发病，亦为夜昼更替、阳气升发时汗出。"上焦如雾"，晨起卫气从中、下焦而升发，经上焦而布散，如上焦有热，则卫阳携热迫营外出而为汗。

故而本案治以清热温寒、活血通络，选方以主入厥阴之乌梅丸加减。方中乌梅味酸而敛阴止汗；黄连、黄柏苦寒清热，大黄泄热通腑；制川、草乌、桂枝、干姜温阳散寒、通经止痛；鸡血藤活血通络；黄芪、太子参益气固表。亦为仝教授的"苦酸制甜、泄热通腑、辛开苦降、清热补脾、清上温下、活血通络"等多种治疗糖尿病的治法合用。患者病程较久、病邪较深，寒热错杂，故而疗程较长，但辨治准确，亦获全功。

案 4：患者，男，34 岁。

初诊：2007 年 5 月 10 日。

主诉：血糖升高 2 年，汗出异常半年。

病史：2 年前患者体检时发现血糖升高，空腹血糖 7.8 mmol/L，开始服瑞格列奈片，0.5 mg、每日 3 次至今。半年前出现汗出异常，近期血糖控制不佳。

现症见：右侧半身汗出明显，时时汗出，常可湿衣，左侧半身基本无汗。大便每日 3～4 次，多不成形，黏滞不爽，小便色黄，异味明显。眠差易醒，醒后难复睡。时咳白色黏痰，偶有口干。舌淡嫩、苔薄白，脉沉细。

诊查：2007 年 4 月 10 日查糖化血红蛋白 7.6%；2007 年 5 月 10 日空腹血糖 7.2 mmol/L；身高 169 cm，体重 64 kg，BMI 22.4 kg/m^2。

西医诊断：糖尿病，糖尿病泌汗异常。

中医诊断：消渴，汗证。

辨证：营卫不和，大肠湿热证。

治法：调和营卫，清热燥湿。

处方：桂枝汤合葛根芩连汤加减。

桂枝 15 g，白芍 45 g，炙甘草 15 g，葛根 30 g，黄连 30 g，干姜 6 g，大枣 5 枚。

制作水丸，9 g/d，每日 2 次，服 4 个月。

二诊：2007 年 8 月 13 日。服丸药 3 个月，现左、右半身汗出已恢复正常，两侧对称。二便调，睡眠可，偶咳少量白色黏痰。2007 年 8 月 4 日，糖化血红蛋白 6.2%。2007 年 8 月 12 日，空腹血糖 6.2 mmol/L，餐后 2 小时血糖 7.3 mmol/L，2007 年 8 月 13 日空腹血糖 5.9 mmol/L。

按语：全小林教授认为营卫者，"阴阳相随，外内相贯"（《灵枢》"卫气"），营卫失和，不相贯通，营独行，卫不固，则汗出多；卫独行，机表闭，则无汗出。消渴之病以脾胃为中心，或为先天脾胃不足，或为病久则脾胃累伤。"脾胃为气血生化之源"，营卫之气出于中焦，由脾胃化生，脾胃损则营卫气血化源不足；同时，脾主"灌溉四傍"，脾胃损则营卫输布异常。

本案患者罹患糖尿病后出现半身出汗，传统认为半身出汗多因风痰、痰湿、风湿之邪闭阻经络、气血运行不周所致，并以无汗的半身为病变部位，常多见于中风患者。本案患者虽不是中风患者，但中风却是消渴病常见并发症之一，正是"汗出偏沮，使人偏枯"（《素问》"生气通天论"）所指，两者病机上有连贯相通之处。《丹溪心法》谓中风"在左属死血少血，在右属痰有热，并气虚"，即是在左者病在营血，在右者病在卫气。故而本病全教授从营卫不和论治之理，亦即营卫输布之理，亦即本案患者为何汗出在右、左侧无汗之理，即左侧营血不通不荣而独有卫气，则机表闭而无汗，右侧卫气不通不足而独有营血、则卫不固而汗出多。同时，营卫不和、阴阳不和而易失眠。形成此病机的根本原因还在于脾胃受损，消渴内热耗伤脾胃阳气，导致脾胃生化不足、运化不及，津液停滞上溢于肺而为痰，此即"肺痿吐涎沫而不咳者"（《金匮要略》"肺痿肺痈咳嗽上气病脉证治第七"）之机理；津液停滞成湿、与余热相结而成湿热，内归于肠而泻下黏滞，下注前阴而小便黄、异味明显。舌质淡，苔薄白，脉沉细为脾胃亏虚之证。综合来看，本病主要病机为营卫不和、大肠湿热，故而治以调和营卫、清热燥湿，予以桂枝汤合葛根芩连汤加减。方中桂枝合炙甘草辛甘以化阳，并辛温以通卫；白芍合炙甘草以化阴和营，重用白芍意在敛阴止汗；黄连以清热燥湿，葛根升阳止泻；干姜助脾阳而助运化，合炙甘草有张仲景之甘草干姜汤之意以化痰，合黄连而寒温同用、辛开苦降以斡旋气机，合大枣而有健运脾胃、调和营卫之功。在剂型方面，全教授认为其营卫相失较重，应长期调治，故以丸剂缓图，方便患者服用，提高治疗依从性，保证疗效。

二、王敏淑教授诊治糖尿病泌汗异常医案二则

案 1：患者，女，56 岁。

初诊：2011 年 6 月 3 日。

主诉：血糖升高 10 年，汗出异常 3 个月。

病史：患者于 10 年前体检时发现血糖高，后经进一步检查后诊断为糖尿病，后口服降糖药治疗，现口服二甲双胍、格列美脲治疗，空腹血糖控制在 5~9 mmol/L，餐后血糖未监测。3 个月前开始出汗较多。

现症见：出汗较多，日间吃饭、活动及夜间均出汗，甚则夜间汗多致枕巾潮湿，尤以上半身出汗为著，双下肢怕冷，睡眠差，舌暗红，苔白，脉沉。

西医诊断：2 型糖尿病，自主神经病变，泌汗异常。

中医诊断：消渴，汗证。

辨证：气阴两虚，心肾不交。

治法：益气养阴敛汗，养心补肾。

处方：生黄芪 20 g，太子参 10 g，生地黄 12 g，熟地 12 g，玄参 10 g，

杭白芍 15 g，女贞子 12 g，炒酸枣仁 15 g，柏子仁 10 g，远志 6 g，煅龙骨 15 g，煅牡蛎 15 g，桂枝 5 g，麻黄根 6 g，浮小麦 15 g，仙茅 10 g，丹参 20 g，川断 12 g，杜仲 10 g。7 剂，水煎服。

二诊：汗出明显减少，余症减轻。方不变，7 剂。

三诊：汗已止，睡眠改善，双下肢怕冷减轻，继服上方 7 剂，巩固疗效。

按语：王敏淑教授将"糖尿病泌汗异常"纳入中医"自汗""盗汗""偏汗"等范畴进行讨论，认为其病机为消渴病日久体虚、气阴两虚、阴阳失衡、气血失调、营卫失和。针对消渴病汗证的主要病机，其在治疗上常以益气养阴、活血敛汗为大法；另外，结合"心在液为汗"的理论，常加入养心安神之品以增其效。同时，王教授临证时善于辨病与辨证相结合，在以上辨病论治的基础上，结合具体证型而随证遣方。

本案患者消渴病日久，阴虚燥热，耗伤元气，累及肾阳，致使其气阴亏虚、肾阳不足。气虚不固则津液外泄而自汗；阴虚则生内热，迫津外出而盗汗。上焦气阴不足则虚热内生、热浮于上而上身汗多；下焦肾阳不足，寒邪内生而双下肢怕冷；此亦是心火不济于上，肾阴不济于上之心肾不交之机理。心之气阴亏虚、虚热内生，心神失养又加被邪扰，故而夜寐差。针对以上病机，治以益气养阴、养心补肾，方选天王补心丹合桂枝加龙骨牡蛎汤及牡蛎散加减。方中生黄芪、太子参益气养阴、固表止汗，生地黄、熟地、玄参、女贞子补心肾之阴、济水以清虚热而止汗，杭白芍酸敛收汗，麻黄根、浮小麦、煅牡蛎、煅龙骨收敛止汗；桂枝、仙茅、杜仲、川断补肾温阳；远志交通心肾；炒酸枣仁、柏子仁养心安神，丹参活血安神，煅龙骨、煅牡蛎重镇安神。整方用之，气阴得补、心神得安、肾阳得复、心肾交通，故而诸症得解。

案 2：患者，女，54 岁。

初诊：2012 年 6 月 7 日。

主诉：血糖升高 10 年，汗出异常 2 年。

病史：10 年前发现血糖升高，诊断为 2 型糖尿病，后口服降糖药物治疗。现口服格列美脲 2 mg，每日 1 次；阿卡波糖片 50 mg，每日 3 次；并予诺和灵 N 注射液 6 U，晚睡前皮下注射，每日 1 次。空腹血糖控制在 5 ~ 8 mmol/L，餐后血糖未监测。近 2 年汗出较多，经口服甲钴胺片、坤宝丸无明显改善。

现症见：多汗，夜间尤盛，心情急躁易怒，阵发烘热，心悸气短，口干乏力，便干失眠，舌质红，苔薄黄而少，脉弦数。

诊查：空腹血糖 6.8 mmol/L，早餐后 2 小时血糖 8.7 mmol/L，体质量 46 kg，身高 158 cm，BMI 18.4 kg/m²。

西医诊断：2 型糖尿病，自主神经病变，泌汗异常。

中医诊断：消渴，汗证。

辨证：气阴两虚，阴虚火旺。

治法：清热泻火滋阴，益气固表。

方药：当归六黄汤加减。

当归 15 g，黄芪 20 g，黄连 10 g，黄柏 15 g，生地黄 15 g，熟地黄 15 g，知母 10 g，炒酸枣仁 30 g，夜交藤 30 g，煅龙骨 30 g，煅牡蛎 30 g，浮小麦 15 g，女贞子 15 g，芦荟 6 g。7 剂，每日 1 剂，水煎服。

二诊：2012 年 6 月 15 日。服药后汗出明显好转。继服原方 7 剂，以巩固疗效。

按语：王淑珍教授认为，消渴汗证以气阴两虚为基础，但此病从消渴而来，常因阴虚燥热伤阴较甚，而常兼阴虚火旺。此类患者治疗当"清热泻火滋阴，益气固表"，王教授善用当归六黄汤加减治疗，同时十分强调养心安神在消渴汗证中的重要作用，善于从心论治消渴汗证，此即如《难经》所云："凡自汗出者，皆心之所主也。更有盗汗一证……亦由心虚所致"。

本案患者年过半百，阴气自半，又罹患消渴十年，燥热更伤阴液；阴液耗伤，阴不制阳则火热内生，火热迫津外出故而汗多；卫阳日行于表而夜入于内，入内则助长邪热，故而汗出夜盛；邪热扰心则心烦易怒，火热上冲则阵发烘热。"壮火食气"，火热不但伤阴，更能耗气，气不足则推动乏力，心气不足则心悸气短；心之气阴两伤心神失养，加被火热内扰，故而失眠；火热内盛、阴液耗伤，肠道津枯则便干，口乏阴养而口干。舌质红、苔薄黄而少、脉弦数亦是阴虚火旺之佐证，故而治疗上清热泻火与滋阴敛汗共用，益气固表与宁心安神同施。方中黄连、黄柏苦寒清热泄火，芦荟通腑泄热；生地、熟地黄、知母、女贞子滋阴养液，当归养血增液，"壮水之主，以制阳光"；黄芪益气又能固表；煅龙骨、煅牡蛎、浮小麦敛汗；其中黄连清心火又能安神，炒酸枣仁、夜交藤养心安神，煅龙骨、煅牡蛎镇静安神。诸药合用，火热得清、气阴得复、心神得安，故而其证可除。

（尧忠柳）

参 考 文 献

[1] 仝小林. 糖络杂病论 [M]. 北京: 科学出版社, 2020.

[2] 马建红, 高颜华, 李雅坤, 等. 王敏淑治疗糖尿病泌汗异常验案 2 则 [J]. 湖南中医杂志, 2016, 32 (5): 130-131.

第九章　国医名师诊治
糖尿病外周血管病变

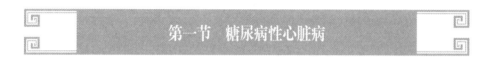

第一节　糖尿病性心脏病

糖尿病性心脏病是指糖尿病并发或伴发的心脏血管系统的病变，涉及心脏的大、中、小、微血管损害，包括非特异性冠状动脉粥样硬化性心脏病、微血管病变性心肌病及心脏自主神经功能失调所致的心律失常和心功能不全，是糖尿病患者最严重的长期并发症和主要死因之一。

现代医学认为，高血糖状态对血管的损害包括血管硬化和血管斑块形成，糖尿病患者冠状动脉硬化的趋势更高。心血管受损后心肌供血不足，日久心肌受损。此外，糖尿病对心脏肌肉的损害机制还包括系统性代谢紊乱、亚细胞成分异常、心脏自主神经功能障碍、肾素－血管紧张素－醛固酮系统的改变和适应不良的免疫反应。至于糖尿病引起的心脏自主神经功能失调，多是由于高糖状态可激活多途径，导致线粒体功能障碍和活性氧的形成，从而引起自主神经的异常。在治疗上，西医学多为对症治疗，即控制血糖、血脂、血压及生活方式的调整，重在早发现、早预防。

从中医学上来讲，该病属于消渴、胸痹、心悸、怔忡等病。早在《黄帝内经》中就有消渴病与心系疾病相关的记载，如《灵枢》"本藏篇"中有"心脆则善病消瘅热中"，巢元方的《诸病源候论》中有"消渴重，心中痛"，均指出消渴病与心病关系密切。在病因病机方面，历代医家多认为，消渴性心脏病根据患者平素体质的不同，又分为脾瘅心病和消瘅心病，其病机分别为痰瘀积脉和阴伤络损。其中脾瘅心病也可向消瘅心病转化，脾瘅者多由过食肥甘而成，土壅木郁，中满内热，痰瘀积脉，日久痰热互结或热盛伤津而致阴虚燥热，阴伤络损，形成消瘅心病。在治疗上以八纲辨证为主，将糖尿病性心脏病大致分为五种常见证型：痰瘀互阻证、气阴两虚证、瘀热互结证、心肾阳虚证及腑气不通证，治疗分别给予瓜蒌薤白半夏汤、生脉散合丹参饮、清营汤、参附汤合真武汤、增液承气汤合桃核承气汤加减。近些年也研制出针对不同类型糖尿病性心脏病的一系列中成药，疗效显著，方便患者的长期用药。在临床上对于糖尿病性心脏病的治疗，诸医家多采用中西医结合的治疗方式，效果显著，其所用方剂及辨证诊治的方式，都是多年沉淀下来的诊疗精华，值得我们总结、推广、学习、应用。下面介绍几位医家治疗该病的经典案例。

一、林兰诊治糖尿病性心脏病医案二则

糖尿病在中医学中多以"消渴"命名，其作为一种以慢性高血糖为特征的代谢性疾病，最常见的并发症就是大血管及微血管病变。糖尿病性冠心病属于糖尿病大血管病变的一种，其临床表现相当于中医学的"心悸""怔忡""胸痹""真心痛"等。对于糖尿病的诊治，历代医家多以"三消辨证"进行辨证论治，但随着疾病的发展及临床研究的不断深入，"三消辨证"已不能满足临床需要，林兰教授经过长期的临床实践与研究，基于中医的理论基础，归纳出糖尿病患者具有热盛、阴虚、气虚、阳虚四大证候，并进一步提出了糖尿病"三型辨证"理论。"三型辨证"即是按照阴阳八纲辨证理论分为三型，反映了糖尿病早、中、晚三个不同阶段，阴虚热盛为早期，气阴两虚为中期，阴阳两虚为晚期，其中阴虚贯穿疾病始终，是三型的共性，又可兼湿浊、血瘀，临床又根据具体的病性和脏腑病位，系统进行辨证论治。"三型辨证"理论体系涵盖了三型纲目具体证候和治疗方案，对糖尿病及其并发症的防治具有重要意义。

林兰教授认为，血瘀是血管病变的病理基础。血与气是人体生命活动中两种最基本的物质，气为血之帅，气能行血，亦能摄血，或气虚无力运行血脉，则血行迟滞；或气失固摄，血溢脉外；或痰湿、气滞阻碍血液运行，均会形成瘀血。且"久病多瘀"，糖尿病是一种慢性疾病，日久脏腑功能失调引起气虚、气滞、热结、津亏、七情内伤、痰湿等均可影响气血运行而成瘀，瘀阻于心脉，则可出现烦躁不安、胸闷憋气、心悸气短，甚则心痛彻背，背痛彻心，形成糖尿病性心脏病。对于糖尿病性心脏病的诊治，林兰教授主要分为糖尿病冠心病和糖尿病冠心病急性心肌梗死来治疗。对于糖尿病冠心病，林兰教授认为该病是在糖尿病以阴虚为本的基础上，日久兼夹痰浊、血瘀、寒凝等因素而形成的虚实夹杂病证，临床大体分为气滞血瘀、痰浊瘀阻、寒凝血瘀三种证型。对于糖尿病冠心病急性心肌梗死，林兰教授认为其早期是以痰瘀邪实为主，继之成阴阳俱虚、虚中夹实之候，并在临床将之分为心脉瘀阻、心阳暴脱、肾阳虚衰三型来治疗。林兰教授运用中医理论在治疗糖尿病及其并发症中的学术思想及临床经验值得我们学习、传承、应用与不断创新发展。

案1：患者，女，49 岁。

初诊：2010 年 7 月 28 日。

主诉：口干、乏力伴消瘦 2 年。

病史：2009 年无明显诱因感乏力，口干不欲饮，体重下降逾 10 kg，肢体麻木无水肿。2009 年 7 月 27 日查餐后 2 小时血糖 13.9 mmol/L，未予降糖处理；2009 年 11 月查空腹血糖 8.9 mmol/L，诊断为 2 型糖尿病，未予治疗，以后血糖在 6.5～8.9 mmol/L 范围波动，至今未服用任何降糖药。既往高血压病史 10 年，用马来酸依那普利（10 mg，每日 3 次）治疗。冠心病史 1 年，用单硝酸异山梨酯（40 mg，每日 2 次）治疗。

现症见：入睡困难，醒后难再入睡，大便秘结，排便乏力，小便正常。舌质暗淡，舌体胖，舌苔白，脉细。

诊查：心率 66 次/分，血压 180/75 mmHg，血糖 8.2 mmol/L，尿常规正常。

西医诊断：2 型糖尿病，高血压，冠心病。

中医诊断：消渴病。

辨证：气阴两虚夹瘀证。

治法：益气养阴，活血化瘀。

处方：太子参 12 g，五味子 10 g，麦冬 10 g，柏子仁 15 g，炒枣仁 15 g，首乌 20 g，丹参 20 g，砂仁 6 g，檀香 6 g，大黄 10 g，生黄芪 20 g。共 7 剂，水煎服，早晚温服。

二诊：2010 年 8 月 11 日。患者自诉服前药后口干症状改善，睡眠情况改善，但仍感汗多，大便稍通畅，小便正常。舌质暗淡，舌苔薄黄，脉沉缓。心率 60 次/分，血压 140/70 mmHg。2010 年 8 月 11 日查空腹血糖 7.3 mmol/L。

处方：继服上方 7 剂。

按语：该患者属于糖尿病性心脏病，属中医消渴病胸痹范畴。2 型糖尿病合并冠心病是糖尿病严重的并发症或伴随症。消渴是由于阴亏燥热、五脏多虚所导致的以多饮、多食、多尿、形体消瘦为特征的病证，其病机多以阴虚为本，燥热为标。瘀血、痰湿是消渴最常见的病理产物，林兰教授认为其原因有四，消渴日久，一则因燥热煎熬阴血成瘀，炼津成痰；二则是虚火炼血为瘀，灼液为痰；三则因多尿，气随津脱，气不行血而停滞为瘀，气不行津，停为痰湿；四则是阴损及阳，失于温煦，血遇寒而凝为瘀、水得寒而聚为痰。日久痰瘀互结，痹阻于心脉则为胸痹。该患者患消渴日久，阴虚津亏，无以上潮于口则见口干；气随津耗，则见气虚；胃为水谷之海，脾主为胃行其津液而充肌肉四肢，今阴伤肺燥，津液失于输布，脾胃失其濡养，则消谷而不充肌肉，故见消瘦；肾主司二便，肾阴失其滋润，则见大便秘结。舌质暗淡、舌体胖、舌苔白、脉细，均为气阴两虚夹瘀之象，在治疗上以益气养阴、活血化瘀为主。方中太子参益气养阴，生黄芪健脾益气生津，麦门冬、五味子滋阴清热生津，柏子仁、炒枣仁宁心安神，丹参、砂仁、檀香行气活血，大黄、首乌活血润肠通便。全方对气阴两虚、瘀血内阻的糖尿病性心脏病患者有较好疗效。

案2：患者，女，46岁。

初诊：2002年11月6日。

主诉：心胸作痛1个月，伴心慌、心悸1天。

病史：患者有糖尿病2年，心胸作痛1个月伴心慌、心悸，气逆喘促1天，含硝酸甘油不能缓解。

现症见：面色苍白，嘴唇发绀，体形肥胖，舌质暗淡，苔白厚，舌边尖有齿痕，脉沉迟。

诊查：空腹血糖7.2 mmol/L，餐后血糖10.6 mmol/L，糖化血红蛋白6.8%；总胆固醇5.12 mmol/L↑，三酰甘油2.6 mmol/L↑；高密度脂蛋白0.91 mmol/L↓，低密度脂蛋白3.4 mmol/L↑。心电图提示Ⅱ、Ⅲ、aVF导联T波倒置，$V_1 \sim V_4$导联ST段抬高，动态心电图提示窦性心动过缓、房室传导阻滞。心脏彩超：左室轻度肥厚，三尖瓣轻度关闭不全，射血分数为60%。冠脉造影显示Add 60%局部狭窄，RCAp-m 50%~60%局部狭窄。

西医诊断：2型糖尿病；冠心病，变异型心绞痛，心律失常，Ⅱ度房室传导阻滞。

中医诊断：消渴病，胸痹。

辨证：阴阳两虚，寒凝血瘀。

治法：益气养阴，温阳通痹，散寒止痛。

处方：太子参15 g，麦冬12 g，五味子10 g，瓜蒌15 g，半夏10 g，丹参15 g，桂枝10 g，郁金10 g，制附子6 g，干姜3 g，薤白10 g，枳实10 g。共14剂，水煎服，早晚温服。

二诊：2002年11月19日。胸闷憋气、胸痛喘急好转，血糖控制尚满意，ECG示ST-T改善。现门诊随诊观察，病情稳定。

按语：患者"年过四十，阴气自半"，加之糖尿病本为阴虚为本、燥热为标之患，且日久进一步损伤气阴，阴阳互根互用，终致阴损及阳，阴阳俱虚，气虚无力推动血液循行；阴虚不能充养营阴，虚火进一步煎熬阴液致血液黏稠；阳虚失于温煦，不利于血液运行，日久形成瘀血阻滞于心脉，不通则痛，故见心胸作痛；心失所养则见心慌心悸；宗气局于胸中，主一身之气，今胸中宗气不足，气机不利，故见胸闷憋气；患者症见气逆喘促，林兰教授认为一则是因气虚肌表不固，寒邪趁虚而入，首先犯肺，肺气上逆，失于宣降；一则是因气虚之根源在于心肾不足，肾失于摄纳。面色苍白、嘴唇发绀、体形肥胖、舌质暗淡、苔白厚、舌边尖有齿痕、脉沉迟均为阴阳两虚、寒凝血瘀之候。方药选用生脉散合瓜蒌薤白半夏汤加减来治疗。林兰教授认为阴虚、气虚是糖尿病性心脏病产生瘀血、痰浊的主要病理基础，故用生脉散益气养阴，以利于活血祛瘀；太子参益气生津，补益肺脾，气血充足则心血亦足；制附子、干姜温阳散寒止痛；瓜蒌、薤白、桂枝温通心脉，宽胸宣痹；枳实利气宽胸；半夏和中降逆；丹参、郁金活血化瘀，行气止痛。诸药合用共奏益气养阴、温阳通痹、散寒祛瘀止痛之功，疗效显著。

二、仝小林诊治糖尿病性心脏病医案一则

糖尿病性心脏病是糖尿病患者在糖脂代谢紊乱的基础上发生的严重并发症，是糖尿病患者致死的首要因素。糖尿病性心脏病属中医学"胸痹""真心痛""心悸"等范畴，仝小林教授依据《黄帝内经》络病理论并结合历代医家论述，总结出较为系统的糖尿病络病理论，以指导糖尿病血管并发症的诊断和治疗。仝小林教授将糖尿病络病的病理特点概括为气血、寒热、层次三个方面，认为络脉初病多为气病，主要表现为微血管功能障碍，日久病及血络，可见血管硬化或斑块形成；且初病多络热，久病多络寒，也存在脏腑热、经络寒的情况；至于络病的分层，则分为初病及络和久病入络，虽有气血之差异，但络脉瘀滞是其共同的病理基础。此外，仝小林教授将糖尿病络

病分为络滞、络瘀、络闭络损三个阶段，而糖尿病性心脏病则多出现在后两个阶段，在治疗上总体以活血通脉为基本治则，具体的治疗方法还应根据患者属肥胖型还是消瘦型来完善。从中医学上来讲，消瘦型糖尿病患者病理中心在脾肾，脾虚胃热是其核心病机，多与先天禀赋有关，体内多虚火；肥胖型糖尿病属于"脾瘅"，病理中心在胃肠，中满内热是其核心病机，多由嗜食肥甘厚味而成，体内多痰、浊、膏、脂，易随血流沉积于脉中，因此脾瘅较消瘦更容易发生大血管病变，在治疗上应该更加注重化浊降脂。

全小林教授根据疾病的进展，将糖尿病分为"郁、热、虚、损"四个阶段，而糖尿病性心脏病已经到达"虚、损"阶段。一方面因患者饮食不节，脾胃受损，痰浊中生，致痰、浊、膏、脂聚于体内，沉积于大的脉络血管，使血行受阻，瘀血内生，日久痰瘀互结，痹阻心脉，则发为本病；另一方面，对于年老者，日久易病及于肾，肾阳亏损则无以温心阳，致血液凝涩不通。仲景之"阳微阴弦，即胸痹而痛"即是此意。

在糖尿病性心脏病的治疗上，全小林教授提倡从脾肾论治，痰瘀并治，全程通络。而根据病程及络脉病变程度的不同，又有不同的分期用药。早期，也就是"络滞"阶段，多用辛香疏络的药物，气血同调；中期"络瘀"阶段，多用化瘀通络的药物；后期发展到"络闭"则可加上功善走窜之虫药以开闭；晚期脉络受损，多虚实夹杂，故应攻补兼施，酌加血肉有情之品填补络道。

患者，男，41 岁。

初诊：2016 年 11 月 22 日。

主诉：发现血糖升高 8 年余。

病史：8 年前发现血糖升高，诊断为"糖尿病"。现用药为盐酸二甲双胍缓释片 0.5 g，3 次/日。既往有高脂血症、甲状腺炎等病史。父亲有糖尿病病史。

现症见：夜间胸闷、心悸，持续 1 分钟左右自行缓解，手指麻木，活动后可缓解，双腿后侧及腹部皮肤瘙痒。纳可，眠欠安，多梦，噩梦多，大便溏结不调，1~2 次/日，伴有肠鸣音，无腹痛，小便时尿道疼痛。舌淡胖大、有齿痕，苔黄腻，脉弦硬偏数。

诊查：体重 78 kg，身高 170 cm，BMI 26.99 kg/m^2。血压 40/104 mmHg。糖化血红蛋白 6.8% ↑，葡萄糖 7.84 mmol/L↑，总胆固醇 4.37 mmol/L，三酰甘油 2.86 mmol/L ↑，低密度脂蛋白 2.4 mmol/L。尿常规示红细胞

11.3/HPF。

西医诊断：2 型糖尿病。

中医诊断：消渴病，心悸。

辨证：痰瘀互阻，湿热下注。

治法：豁痰化瘀，清热利湿。

处方：瓜蒌子 30 g，薤白 15 g，清半夏 15 g，陈皮 15 g，丹参 15 g，三七 6 g，生蒲黄 9 g，北败酱草 30 g，淫羊藿 15 g，党参 15 g，炒白术 9 g，生姜 9 g。共 60 剂，水煎服，每日 1 剂，早晚温服。

二诊：2017 年 2 月 14 日。胸闷、心悸 2 个月未发作，手指麻木多在睡眠受压时出现，双腿后侧及腹部皮肤瘙痒减轻，现 1 周发作 1 次。纳眠可，大便及矢气味臭秽，大便不成形，1 次/天，小便调。查体见血压 136/96 mmHg，舌淡胖大、有齿痕，苔淡黄稍腻，脉沉弦硬偏数。外院查糖化血红蛋白 5.9%，葡萄糖 6.92 mmol/L↑，总胆固醇 4.54 mmol/L，三酰甘油 1.57 mmol/L，低密度脂蛋白 2.93 mmol/L。尿常规示红细胞阴性。

处方：上方减北败酱草、淫羊藿，加生大黄 6 g，大腹皮 15 g 巩固疗效。

按语：患者患糖尿病 8 年，BMI 指数偏高，且其舌淡胖大、有齿痕，为痰湿体质。痰浊阻于血脉，血液运行不畅，日久形成瘀血阻于脉中，致血液无以濡养肌肉皮肤，故见手指麻木；心主血脉，心又主神明，今痰瘀互阻于脉中，心失所养则出现胸闷、心悸、多梦；活动后气血运行稍加通畅，故上述症状可有缓解；痰浊内蕴日久化热，蕴于肌肤则见双腿后侧及腹部皮肤瘙痒，流于下焦则见大便溏结不调、小便时尿道疼痛；湿热上蒙于脑窍故见做梦且多为噩梦；舌淡胖大、有齿痕、苔黄腻、脉弦硬偏数均为痰瘀互阻、湿热内蕴之象。故在治疗上仝小林教授以豁痰化瘀、清热利湿、通阳泄浊为法，以瓜蒌薤白半夏汤为主方加减治疗。丹参、三七活血化瘀，是仝教授常用的活血化瘀药对；生蒲黄、北败酱草清热利湿、活血化瘀止痛；淫羊藿补肾阳以温心阳；陈皮、党参、白术益气健脾、理气宽胸，气行则痰瘀自化；生姜一方面散水气，有利于化痰祛湿；另一方面护胃气，以防寒凉药物伤胃。复诊时患者诸症均减，尿路感染已消失，但仍有大便及矢气味臭秽、大便不成形之症，故去北败酱草、淫羊藿，加生大黄、大腹皮以通腑泄浊，巩固治疗。

三、魏执真治疗糖尿病并发心律失常

患者，男，53 岁。

初诊：2001 年 4 月 24 日。

主诉：糖尿病 8 年余，冠心病、心律失常 3 年。

病史：患者自诉原发性高血压病史 10 余年，糖尿病病史 8 年余，冠心病、心律失常、窦性心动过缓病史 3 年。

现症见：自觉心悸，气短，胸闷不适，倦怠乏力，汗出，动辄尤甚，头晕头胀，腹胀，纳差，大便溏而不爽，舌质淡，舌苔白腻，脉缓而滑。心电图检查提示窦性心动过缓，ST-T 段改变。

西医诊断：糖尿病，心律失常，高血压，冠心病。

中医诊断：消渴病，心悸。

辨证：心脾气虚，湿邪停聚，心脉受阻。

治法：化湿理气，活血通脉。

处方：苏梗 10 g，陈皮 10 g，半夏 10 g，白术 15 g，茯苓 15 g，川朴 10 g，香附 10 g，乌药 10 g，太子参 30 g，川芎 15 g，丹参 30 g，羌活 10 g，独活 10 g，浮小麦 30 g。共 14 剂，水煎服，早晚温服。糖适平 30 mg，3 次/日，控制血糖。

二诊：2001 年 5 月 7 日。症状好转，唯偶感心悸，乏力，时有胸闷气短。断其证转属心脾气虚、血脉瘀阻、血流不畅型。治宜健脾补气，活血通脉。

处方：生黄芪 30 g，太子参 30 g，白术 15 g，茯苓 15 g，川芎 15 g，丹参 30 g，防风 10 g，羌活 10 g，独活 10 g。继服 14 剂。

三诊：2001 年 5 月 20 日。诸症消失。心电图检查示大致正常。

按语：魏执真教授认为糖尿病并发心律失常即中医所谓"消渴病心悸"，临床宜分两类、十种证型、三种证候治疗。两类分别是阳热类和阴寒类，其各分为五种证型，各型中又都可能出现气机郁结、神魂不宁、风热化毒三种证候。该患者属于阴寒类。脾胃为气血生化之源，今患者乏力、腹胀、纳差、大便溏而不爽，均为脾气虚之候，脾虚失于运化，气血生化乏源，而宗气又居于胸中，心失气血所养，故见心悸、气短、胸闷不适；气虚失于固摄则见汗出；动则气耗，故见动则加重；脾主升，今脾气虚，又有痰湿阻滞中焦，清阳不升，脑部失养，故见头晕头胀；舌质淡、舌苔白腻、脉

缓而滑均为心脾气虚、湿邪停聚之象。治宜化湿理气，又因糖尿病并发症多为瘀血为患，故加上活血通脉之法。方用自拟理气化湿调脉汤治疗，方中苏梗、陈皮、半夏、白术、茯苓、川朴、香附、乌药理气健脾祛湿，太子参补益心脾，川芎、丹参行气活血，羌活、独活祛风化湿，浮小麦宁心安神。临床上魏执真教授常用该方剂治疗消渴病心悸阴寒类，心脾气虚、湿邪停聚、心脉受阻型，该证候临床上多见于窦性心动过缓、结区心律及室性自搏心律。患者服用14剂后转为心脾气虚、血脉瘀阻、血流不畅型，治以自拟健脾补气调脉汤加减，其中生黄芪、太子参、白术、茯苓益气健脾，川芎、丹参行气活血，防风、羌活、独活祛风除湿。各药相伍，共奏补益心脾、活血化瘀之功。

四、孙光荣教授运用"瘀热毒结"理论治疗糖尿病性心肌病一则

患者，女，60岁。

初诊：2013年4月15日。

病史：患者2型糖尿病病史11年，就诊时仍使用胰岛素每日4次皮下注射治疗，每日胰岛素用量60 U，空腹血糖控制在7.0～11.0 mmol/L，餐后血糖11.0～20.0 mmol/L。高血压病史20年，现口服苯磺酸左旋氨氯地平5 mg，每日1次；福辛普利钠10 mg，每日1次，血压控制140/80 mmHg左右，否认既往冠心病史。近1个月患者间断心悸、胸闷、活动后喘息，下肢轻度水肿，纳呆，恶心，眠差，尿少，便溏。唇舌暗淡，舌下瘀斑，苔黄腻，脉弦滑。辅助检查：糖化血红蛋白10.17%，血生化：肝肾功能正常，血脂正常。心电图无明显ST-T改变，无左室高电压。心脏M型超声：室壁厚度正常，左室射血分数为68%，左室周径缩短速率为38%；心脏多普勒超声：二尖瓣口E峰为61 cm/s，二尖瓣口A峰为110 cm/s，E/A＜1；B超印象：左室舒张功能减退。腹部B超：肝胆胰脾肾输尿管未见异常。

西医诊断：糖尿病性心肌病。

中医诊断：消渴病心病。

辨证：气虚血瘀，痰热浊毒证。

治则：益气活血，养心安神，清热化痰，泄浊解毒。

方药组成：西洋参10 g，生黄芪15 g，紫丹参10 g，茯神15 g，炒枣仁10 g，灵磁石10 g，法半夏10 g，广陈皮10 g，淡竹茹6 g，玉米须15 g，山楂10 g，干荷叶10 g，车前仁15 g，生甘草6 g。7剂，水煎服，日1剂。

二诊：2013 年 4 月 22 日。服药后患者心悸、胸闷诸症缓解，下肢水肿消退。饮食正常、眠安、二便调。实验室检测：空腹血糖 6.0 ~ 8.0 mmol/L，餐后血糖 7.2 ~ 10.0 mmol/L。原方再进 10 剂。2013 年 5 月 9 日随访患者，诉除无明显不适症状外，心电图、心脏 M 型超声及心脏多普勒超声复查均正常。

按语：孙教授认为，糖尿病性心机病与血瘀、郁热、痰毒关系密切，久病不愈，则三者聚结，而致胸闷、胸痛、心悸、水肿等病症，治疗首当按照"三联药对"组方学术思想益气活血、开郁清热、化痰解毒、软坚散结，再根据患者的伴随症状运用"补、引、纠、和"的方法加减用药，以达到治疗的目的。其病机特点是本虚标实，本虚为气血亏虚，标实为瘀血、郁热、痰毒等。消渴病多因先天气虚不足，后天脾胃虚弱，饮食失于节制，纵欲过度，损伤气血；或湿热痰浊羁留脾胃，血脉瘀滞，久则为热毒，发于三焦，而成消渴病。孙教授引《中藏经·论水肿脉证生死候第四十三》云："消渴者，因冒风冲热，饥饱失节，饮酒过量，嗜欲伤频，或饵金石，久而积成，使之然也。"消渴病进一步发展，导致消渴心病，出现胸闷、胸痛、心悸、水肿等症状。孙教授善用人参、黄芪、丹参组成"三联"药对，诸参（人参、西洋参、党参）补中气，黄芪补脾胃之气，丹参活血化瘀，其主张治疗人体百病皆离不开调理气血，只有紧紧扣住"气血"二字，才能提高临床疗效；郁热者，其人多食膏粱厚味，必损伤脾胃，导致脾胃积热，发为消渴病，病久不愈，损伤厥阴心包经，而见胸闷、心悸诸症；加之现代人嗜欲无度，所求不得则肝郁气滞，肝气郁滞与脾胃积热相合，导致肝胃郁热证。张仲景《伤寒论·辨厥阴病脉证并治》中便有"厥阴之为病，消渴，气上撞心，心中疼热"的记载，其治疗当开郁清热。孙教授善用柴胡、黄芩、郁金组成"三联"药对，达到开郁清热的治疗效果，对于心悸、失眠症状明显的患者，配伍麦冬、五味子、生磁石、酸枣仁、龙眼肉、灯心草、炒枳壳、生龙齿等滋阴清热、敛心安神；浊毒盛者，孙教授认为，糖尿病患者的高血糖、高血脂、血液黏稠度增高，可被称为"痰毒""浊毒"，临床表现为形体肥胖、神疲乏力、咳嗽咯痰、胸闷、胸痛、心悸、口中臭味等，孙教授善用法半夏、广陈皮、淡竹茹，或生山楂、玉米须、荷叶，组成"三联"药对，达到"化痰解毒""泄浊解毒"的效果；善用山慈姑、猫爪草、半枝莲或珍珠母、菝葜根、延胡索等组成"三联"药对，达到清热解毒、软坚散结的治疗效果。

（狄炳男）

参 考 文 献

［1］仝小林．糖尿病并发症中医诊疗学［M］．北京：科学出版社，2018：17.

［2］邱俊霖，罗说明，周智广．糖尿病性心脏病研究进展［J］．中国动脉硬化杂志，2020，28（8）：679－687.

［3］LEE W S，KIM J．Diabetic cardiomyopathy：Where we are and where we are going［J］．Korean J Intern Med，2017，32（3）：404－421.

［4］JIA G，WHALEY CONNELL A，SOWERS J R．Diabetic cardiomyopathy：a hyperglycaemia- and insulin-resistance-induced heart disease［J］．Diabetologia，2018，61（1）：21－28.

［5］EDWARDS J L，VINCENT A M，CHENG H T，et al．Diabetic neuropathy：mechanisms to management［J］．Pharmacol Ther，2008，120（1）：1－34.

［6］李鸣镝．林兰五十年临证经验传承精粹［M］．北京：人民卫生出版社，2018：8－151.

［7］魏军平．林兰教授糖尿病三型辨证学术思想渊源与临床经验整理研究［D］．北京：中国中医科学院，2012：59.

［8］任伟光，林兰，黄达，等．糖心平胶囊的4种药效成分定量方法研究［J］．中国医院药学杂志，2019，39（20）：2049－2053.

［9］王青，刘彦汶，于晓彤．仝小林治疗糖尿病性心脏病经验［J］．辽宁中医杂志，2019，46（6）：1164－1166.

［10］顾成娟，刘文科，王涵．黄芪、山萸肉、水蛭粉治疗夜尿多经验：仝小林三味小方撷萃［J］．吉林中医药，2020，40（2）：151－153.

［11］王新苗，杨浩宇，顾成娟，等．黄芪、水蛭粉、大黄治疗糖尿病肾病经验：仝小林三味小方撷萃［J］．吉林中医药，2020，40（1）：5－7.

［12］武梦依，王佳．瓜蒌、薤白、丹参治疗冠心病经验：仝小林三味小方撷萃［J］．吉林中医药，2020，40（9）：1125－1127.

［13］徐江雁，毋莹玲，杨建宇，等．国家级名老中医糖尿病验案良方［M］．2版．河南：中原农民出版社，2013：313－315.

［14］曹柏龙，孙光荣．孙光荣辨证治疗糖尿病性心肌病的"瘀热毒结"理论［J］．北京中医药，2014，33（2）：106－109.

第二节 糖尿病合并脑血管疾病

糖尿病是临床常见的一种内分泌系统疾病，且发病率不断上升，常会合并大、中、小血管及微血管的病变。糖尿病日久，机体长期处于高糖状态，葡萄糖及脂代谢紊乱，会引起一系列并发症，其中最为严重的一类就是脑血管病变，在糖尿病脑血管疾病中大部分为缺血性脑血管病，其中腔隙性脑梗死占70%。糖尿病脑血管疾病在早期通常无明显临床症状，随着疾病的进展，会出现严重的脑血管病，甚至危及生命。因此对早期发现糖尿病患者进行早筛查、早诊断、早治疗就显得尤为重要。

对于糖尿病合并脑血管病患者，美国糖尿病协会指南建议，加强对脑血管疾病患者的血糖管理，持续监测空腹血糖、糖化血红蛋白；除此之外，医生还应对患者其他危险因素进行综合全面管理，对糖尿病或糖尿病前期的患者进行生活方式和（或）药物干预。在糖尿病脑血管疾病的治疗方面，现代医学主要是以控制血糖、血压、血脂、增进脑部供血供氧、降低脑代谢为主要治疗原则。正常的血糖可以降低脑梗死体积，因此适宜的血糖控制和严格的血糖监测是糖尿病合并脑血管病的治疗基础。此外，有相关研究表明抗血小板药物的治疗可使既往有卒中或短暂性脑缺血发作病史患者的卒中风险显著降低，其中首选药物为阿司匹林和氯吡格雷，对于这两种药，不适宜者可改为中成药，也能有效改善血液循环。在脑血管病的急性期，患者会伴有不同程度的血压升高，对于血压的控制则推荐使用 ACEI 联合利尿药，建议将糖尿病合并脑血管病患者的血压控制在 140/90 mmHg 左右。血脂则通过他汀类药物控制，通过降低血胆固醇，使糖尿病患者脑血管事件发生率降低。

中医上，该病归属于"消渴""中风""消渴病性脑病"，其与单纯的脑血管疾病患者的病理机制及证候演变不同，消渴合并中风，多是由饮食不节、五志过极、忧思恼怒、纵欲伤精及操持过度所致，也可因风阳暗动、早春骤暖及气候骤变所引起，病程长，多以气阴两虚为本，风痰瘀血为标，在治疗上以调节阴阳、祛邪活血、化痰息风、养阴固本为法。在中医证型分类上，将之分为预警期、急性期和恢复期，预警期包括痰湿瘀阻证和风阳上扰证，分别治以痰湿方合健胃醒脾方、天麻钩藤饮；急性期包括痰热瘀阻证、痰热闭窍证、痰湿内阻证、痰湿蒙神证，分别治以痰火方合承气汤、痰火方合开窍方、健胃醒脾方加二陈汤、二陈汤加菖蒲郁金汤；恢复期包括气虚血瘀证和髓窍空虚证，分别治以补阳还五汤或气虚方、地黄饮子或六味地黄丸。临床上对于糖尿病合并脑血管疾病的治疗，诸位医家博采众方，疗效显著，其诊疗精华值得我们学习与传承。下面介绍几位医家治疗该病的经典案例。

一、林兰诊治糖尿病合并脑血管病医案二则

糖尿病合并脑血管病是糖尿病的重要并发症和主要致死致残原因之一，属中医的"中风""偏枯""眩晕""头痛"等范畴，临床根据患者有无神志改变将其细分为中经络和中脏腑两大类，其中，中脏腑又分为闭证和脱证，闭证又有阳闭和阴闭之分。林兰教授经研究发现血瘀证与血管病变有着共同的分布规律和发展趋向，因此，其认为血瘀是血管病变的病理基础，血管病变是血瘀证的临床表现，临证时倡导以"益气养阴、活血化瘀"之法防治糖尿病血管病变，又根据不同类型的具体临床证候辨证论治。对于中经络来说，血瘀证又具体分为：阴虚阳亢，风阳上扰证；气虚痰盛，痰浊阻络证；气血不足，脉络瘀阻证。在临床上林兰教授分别使用镇肝熄风汤合天麻钩藤饮、半夏白术天麻汤、四君子汤合桃红四物汤来加减治疗；中脏腑之阳闭分为肝阳炽张、风升阳动证和痰火搏结、蒙蔽清窍证，分别用局方至宝丹合羚羊角汤、安宫牛黄丸合三化汤合涤痰汤加减治疗；阴闭治以苏和香丸合导痰汤加减；对于脱证则用参附汤加味；林兰教授又将中风后遗症分为三大类。①半身不遂：证候主要包括肝阳上亢、脉络瘀阻证和气血两虚、血瘀阻络证，分别用天麻钩藤饮、补阳还五汤加减治疗。②音喑：证候主要包括肾虚证和痰阻证，分别用地黄饮子、解语丹加减治疗。③口眼㖞斜：多由肝风夹痰阻滞经络所致，用牵正散加减治疗。

"三型辨证"理论是林兰教授基于临床实践、系统总结出来的治疗糖尿病的辨证依据。在研究中发现，糖尿病血管病变在"三型辨证"中有一定的分布规律，即糖尿病血管病变随着阴虚热盛、气阴两虚、阴阳两虚病程的发展而逐渐加重，其中气阴两虚型在糖尿病合病血管病变的患者中所占比例最多，且糖尿病血管病变与血瘀证有着相似的发病机制，因此确定出益气养阴、活血化瘀的糖尿病合并血管病变的治则，对糖尿病血管病变的防治有重

要意义。

案1：患者，男，63岁。

初诊：2003年6月5日。

主诉：口渴乏力3年、头晕急躁2年加重半年。

病史：患者于2000年春天感咽干口渴、乏力倦怠，大便秘结，检测空腹血糖6.8 mmol/L，当时确诊为空腹血糖受损，嘱其饮食控制，加强运动。2002年头晕头痛，性情急躁，血压140/90 mmHg，考虑为早期高血压，予以寿比山。既往健康。母亲有糖尿病病史，父亲有高血压病史。

现症见：经常出现眩晕欲仆，眼花视物不清，语言不利，数秒自行缓解，新近发作频繁，症状加重，有时仆倒，肢体颤抖，意识短暂消失，10~30分钟缓解，血压波动于130~150/80~90 mmHg，空腹血糖6.5~7.6 mmol/L，食欲较强，舌红，苔薄黄腻，脉弦滑数。

诊查：面色红润，体形偏胖，神清，对答切题，身高175 cm，体重83 kg，BMI 27.5 kg/cm²，血压50/92 mmHg，空腹血糖7.9 mmol/L，餐后血糖10.8 mmol/L，糖化血红蛋白7.8%；总胆固醇7.2 mmol/L↑，三酰甘油7.5 mmol/L↑，低密度脂蛋白3.8 mmol/L↑，高密度脂蛋白0.83 mmol/L↓；脑血管B超提示椎基底动脉粥样硬化、管腔狭窄、血流加速；X线片显示颈椎$C_2 \sim C_5$骨质增生；尿糖500 mg/dL，尿酮体（−）。

西医诊断：2型糖尿病；高血压Ⅰ期；短暂性脑缺血发作；代谢综合征。

中医诊断：消渴病；中风—中经络。

辨证：气阴两虚，阴虚阳亢。

治法：育阴潜阳，平肝息风。

处方：天麻10 g，半夏10 g，白术10 g，生龙骨30 g，龟板10 g，白芍10 g，钩藤10 g，生地15 g，牛膝10 g，灵磁石20 g，枸杞10 g。共14剂，水煎服，早晚温服。低分子右旋糖酐500 mL/d内加12 U普通胰岛素静脉滴注7天，阿司匹林口服0.1 g/d；培哚普利片4 mg、2次/日，阿卡波糖50 mg、3次/日。

按语：《素问·阴阳应象大论》有言："年四十而阴自半。"又《素问·上古天真论》云男子："七八肝气衰，筋不能动；八八天癸竭，精少，肾脏衰，形体皆极则齿发去。"今患者为老年男性，肝肾不足为本，患糖尿病日久，损伤气阴，肝肾同源，肾藏五脏六腑之精气而又濡养五脏，今肾阴不足，无以充养肝阴，阴不敛阳而致肝阳上亢，肝开窍于目，肝阴不足失于濡养故见眼花视物不清；患者体型偏胖，苔腻脉滑，为痰湿体质，今肝阳上亢，挟体内痰浊上扰于脑窍，脑为精明之府，故见眩晕欲仆、意识短暂消失；风痰阻络故见语言不利、肢体颤抖；舌红、苔薄黄腻、脉弦滑数均为气阴两虚、阴虚阳亢之象，治宜育阴潜阳、平肝息风，故林兰教授予半夏白术天麻汤合天麻钩藤饮加减治疗。天麻、钩藤平肝潜阳息风，半夏、白术健脾祛痰，生龙骨、灵磁石平肝潜阳、重镇安神，龟板、牛膝、枸杞滋补肝肾之阴，白芍、生地养阴生津。诸药合用共奏滋阴潜阳、祛痰息风之效。

案2：患者，女，68岁。

初诊：2002年10月6日。

主诉：口渴多食乏力12年、记忆力减退4年，加重半年。

病史：患者于1990年春天因口渴多食、乏力消瘦于外院确诊为2型糖尿病，予以降糖灵0.25 g、3次/日，经常出现头晕心慌、出汗、饥饿感，进餐后症状可自行缓解。1998年出现头晕目眩，记忆力显著减退，反应较前迟钝，肢体麻木，血压升高至160/100 mmHg，近半年加重。平素常服滋补品。既往无特殊病史，母亲有糖尿病病史。

现症见：头晕目眩，记忆力显著减退，反应较前迟钝，肢体麻木，舌强语謇，认知能力低下，口眼轻度㖞斜，口角流涎，右侧视野缺损，步履蹒跚，感觉障碍。舌红，苔薄黄腻，脉弦滑数。

诊查：体形偏胖，神情痴呆，舌强语謇，认知能力低下，口眼轻度㖞斜，口角流涎，右侧视野缺损，步履蹒跚，感觉障碍；跟、膝反射减弱，巴宾斯基征（＋），布氏征（＋）；血压152/90 mmHg，心肺（－）。空腹血糖7.6 mmol/L，餐后血糖11.6 mmol/L，糖化血红蛋白7.6%；总胆固醇7.4 mmol/L↑，三酰甘油5.5 mmol/L↑，低密度脂蛋白3.8 mmol/L↑，高密度脂蛋白0.83 mmol/L↓；头颅CT提示多发性腔隙性脑梗死、脑软化、脑萎缩；B超提示椎基底动脉粥样硬化、管腔狭窄，血流加速；尿糖500 mg/dL，尿酮体（－）。

西医诊断：2型糖尿病；高血压Ⅲ期；脑梗死；血管性痴呆；代谢综合征。

中医诊断：消渴病；中风—中脏腑。

辨证：肝旺侮脾，痰瘀阻络。

治法：疏肝理脾，祛风化痰，活血通络。

处方：秦艽 10 g，防风 10 g，生地 15 g，当归 10 g，川芎 10 g，赤芍 10 g，红花 10 g，桃仁 10 g，地龙 12 g，菖蒲 10 g，半夏 10 g，黄芪 20 g。14 剂，水煎服，早晚温服。清开灵 40 mL 入生理盐水静脉 250 mL 滴注/日，连续 10 天后，配合华法林口服，前两天 4 mg/d，以后减为 2 mg/d，连服 10 天；培哚普利片 4 mg，2 次/日；瑞格列奈 1 mg，3 次/日。

二诊：2002 年 10 月 19 日。患者测血压 120/80 mmHg，空腹血糖 6.2～7.2 mmol/L，餐后血糖 8.0～9.0 mmol/L。

按语：患者体形偏胖，舌苔黄腻，脉滑，为痰浊内蕴之象；糖尿病日久，阴虚为本，燥热为标，肝阴不足，肝阳上亢，肝风挟痰浊上扰，蒙蔽清窍，故见头晕目眩；脾在液为涎，今肝木乘克脾土，脾虚失摄，则见口角流涎；脑为神机之府，为髓海；一则患者为老年女性，肾精不足，髓海失充，二则患者多发性腔隙性脑梗死，椎基底动脉粥样硬化、管腔狭窄，气血不能上荣于脑，而致神机失用，故出现记忆力减退、反应迟钝、认知能力低下的表现；痰瘀互结，阻于肢体脉络，经络失于濡养，则见口眼㖞斜，舌强语謇，肢体麻木，步履蹒跚，感觉障碍；右侧视野缺损可能为糖尿病眼底血管病变所引起；舌红、苔薄黄腻、脉弦滑数均为肝旺侮脾、痰瘀阻络之象。故治以疏肝理脾、祛风化痰、活血通络为主。林兰教授选用大秦艽汤合补阳还五汤加减治疗。秦艽、防风祛风通络，川芎、地龙、赤芍、红花、桃仁活血化瘀、和营通络，黄芪、当归益气养血活血，生地养阴生津清热，菖蒲、半夏祛痰开窍。诸药合用，共奏祛风通络、豁痰祛瘀之效。

经验方：林兰教授在多年的临床工作中总结出许多经验方，取得了很好的治疗效果。在治疗糖尿病方面，林兰教授创立了治疗阴虚热盛型糖尿病的"清润方"，治疗气阴两虚型糖尿病的"滋益方"，治疗阴阳两虚型糖尿病的"双调方"。此外，在治疗糖尿病并发症方面，还拟定了益肾汤配合糖微康胶囊治疗糖尿病肾病，益心汤配合糖心平胶囊治疗糖尿病心脏病，糖痛方配合降糖通脉宁胶囊治疗糖尿病周围神经病变及下肢血管病变。对于糖尿病合并脑血管疾病，林兰教授常用降糖通脉宁胶囊来治疗，其组成成分为太子参、黄芪、黄精、天冬、麦冬、玄参、天花粉、苍术、知母、葛根、黄连、丹参、益母草、赤芍、水蛭、川牛膝、鸡血藤、威灵仙、荔枝核、地龙、川芎，全方共奏益气养阴、活血化瘀之功。相关研究表明，糖尿病合并脑血管疾病的患者经用降糖通脉宁治疗后，症状得到不同程度的改善，梗死面积缩小，梗死区密度变淡，CT 值上升。表明该药具有活血化瘀、抗凝溶栓、调节糖脂代谢、改善动脉粥样硬化、扩张血管、祛纤、解聚、降黏等综合作用。

二、仝小林诊治糖尿病合并脑血管疾病案

患者，男，65 岁。

初诊时间：2007 年 1 月 4 日。

主诉：血糖升高 3 年。

病史：2004 年患者因口干、乏力、消瘦于医院查血糖升高，空腹血糖超过 16 mmol/L，诊为"2 型糖尿病"。曾服二甲双胍、阿卡波糖、格列吡嗪，现服用罗格列酮 4 mg，每日 1 次，二甲双胍 0.25 g，每日 3 次。血糖控制尚可。既往高血压病史 20 年，脑梗死病史 4 年。头颅 CT 示：①老年性脑改变；②腔内多发缺血梗死灶，软化灶可能性大；③右侧上颌窦炎性改变。

现症见：头晕、乏力，双下肢尤甚，攀爬两级台阶即需休息较长时间，双腿颤抖，记忆力减退明显。左膝关节疼痛，左手小指麻木胀痛。腰部酸困，有下坠感。口干甚，盗汗量多，大便干燥，排便费力，纳眠可。舌干红少苔，细颤，舌底瘀，脉弦细数。

诊查：身高 168 cm，体重 52 kg，BMI 18.40 kg/cm^2。近三日血糖监测示空腹血糖 7.2 ~ 7.4 mmol/L，餐后 2 小时血糖 10.6 ~ 13.2 mmol/L。当日血压 130/80 mmHg。

西医诊断：糖尿病，脑梗死，高血压。

中医诊断：消渴，中风，眩晕。

辨证：肝肾精亏，阴虚火旺。

治法：益肾填精，滋阴清火。

处方：生地黄 45 g，山萸肉 15 g，肉苁蓉 30 g，鹿角霜 9 g，阿胶珠 9 g，龟板胶 9 g（烊冲），炮甲珠 6 g，骨碎补 30 g，当归 15 g，黄芪 30 g，黄柏 30 g，黄连 30 g，干姜 6 g，天花粉 30 g，怀牛膝 30 g，葛根 15 g，松节 9 g，鸡血藤 30 g。共 14 剂，水煎服，早晚温服。

二诊：2007 年 1 月 18 日。患者自诉大便干结症状明显缓解，左手小指胀痛缓解，左膝关节疼痛减轻，左腿颤抖持续时间较前明显缩短，盗汗量明显减少，但记忆力改善不明显。昨日空腹血糖 6.7 mmol/L，餐后 2 小时血糖 9.7 mmol/L，血压 115/70 mmHg。

处方：上方以鹿角胶 9 g 易鹿角霜，加知母 30 g，炒杜仲 45 g。再进

90 剂。

三诊：2007 年 4 月 20 日。患者自诉下肢颤抖缓解明显，偶有一过性颤抖，记忆力较前略有改善，头晕减轻 70%。

后多次复诊，患者病情平稳，肢体颤抖、头晕等症渐至消失，记忆力较前增强。

按语：患者为老年男性，患糖尿病 3 年，日久气阴两虚，燥热内生，故见乏力、口干、盗汗、大便干；《素问·上古天真论篇》有云男子："七八肝气衰，筋不能动。八八天癸竭，精少，肾脏衰，形体皆极则齿发去。"今患者 65 岁，肝肾虚衰，肾主骨生髓，而脑为髓之海，今肾精亏虚，髓海失充，脑失所养，故见头晕、记忆力减退；又腰为肾之府，肾虚腰府失养，故见腰部酸困，有下坠感；肝主筋，肾主骨，肝肾精亏则筋骨失荣，可见双下肢乏力、颤抖，膝关节疼痛，小指麻木胀痛；舌干红少苔、细颤、舌底瘀、脉弦细数均为阴虚火旺、肝肾精亏、瘀血内阻的表现，治疗上以益肾填精、滋阴清火为法，方用地黄饮子合当归六黄汤加减。仝小林教授常取地黄饮子中地黄、山萸肉两位药为方眼来治疗髓减脑消之证，孙思邈称二药为"固精暖肾之药"，二药一凉一温，阴阳平和，为补益肝肾精血之良药。此外，仝小林教授还经常在方中加上"三胶一珠"四味药，即鹿角胶、龟板胶、阿胶珠、炮甲珠。其中对于鹿角胶和龟板胶，李中梓谓其能"大补精髓，益气养神"；又炮甲珠祛瘀通络，阿胶珠滋阴润燥，补血生新。四药合用，填精益髓，祛瘀通络，为仝教授治疗髓减脑亏的常用药。因本案患者阴虚明显，故将鹿角胶改为鹿角霜，防温燥伤阴。患者阴虚火旺明显，故合当归六黄汤以滋阴降火止汗；肉苁蓉一则寓有阳中求阴之意，所谓"阴得阳升则源泉不竭"；一则防寒凉药物伤阳之弊，温润通便；骨碎补、怀牛膝补肝肾、祛内风，治疗患者双腿颤抖、舌细颤；天花粉、葛根生津止渴；干姜护胃调中；松节解肌祛风；鸡血藤养血活血通络。诸药合用共奏益肾填精、滋阴清火之功。仝小林教授强调，在治疗糖尿病合并脑血管疾病时要注意处方获效后，要守方长服，才能长期获益，改善预后。此外，对于老年患者还需特别关注血糖水平的变化，尽量保持血糖平稳，才有助于病情的稳定及改善。

三、吕仁和诊治糖尿病合并脑血管疾病案

患者，女，43 岁。

初诊：2002 年 3 月 26 日。

主诉：口渴近 10 年，伴半身不遂、神志恍惚、语言謇涩 3 周。

病史：患者发现糖尿病近 10 年，并有高血压、冠心病、脑梗死病史，已住院 3 次。长期服用西药磺脲类、双胍类降糖药和降压药，血糖、血压控制非常差。

现症见：半身不遂，神志恍惚，时清时寐，语言不能，低热，喉中有痰声，大便数日未行，小便自遗。形体偏胖，颜面潮红，舌暗红，苔厚黄腻，脉弦滑略数。

诊查：颅脑 CT 示多发腔隙性脑梗死。

西医诊断：糖尿病合并脑血管病。

中医诊断：消渴，中风。

辨证：阴虚阳亢，痰热腑实，清窍不利。

治法：养阴潜阳，化痰清热，通腑开窍。

处方：瓜蒌 18 g，胆南星 12 g，生地黄 25 g，沙参 15 g，玄参 25 g，丹参 15 g，葛根 25 g，生大黄 12 g，玉竹 15 g，豨莶草 25 g，桑枝 25 g，全蝎 6 g，地龙 12 g，水蛭 12 g，土鳖虫 9 g，蝉衣 9 g，僵蚕 9 g，鲜竹沥水 90 mL（另兑），羚羊角粉 3 g（冲服）。共 3 剂，水煎服，早晚温服。配合静脉点滴醒脑静、吡拉西坦等，西药对症治疗抗感染，调整降压药用量，并改用皮下注射胰岛素控制血糖。

二诊：2002 年 3 月 29 日。服药 2 剂后大便 1 次，后畅泄，精神状态明显好转，对答切题但语言謇涩。

处方：效不更方。

三诊：2002 年 4 月 12 日。药后大便通畅，神志清楚，能正确对答，肢体症状明显好转，可自行散步。

处方：原方去羚羊角粉，停鲜竹沥水，生大黄改熟大黄，加鸡血藤 30 g，木瓜 15 g。

四诊：2002 年 4 月 16 日。患者因情绪波动突然出现意识障碍，喃喃自语，反复重复一句话，目光呆滞，答非所问，舌暗红，苔腻略黄。

处方：急予安宫牛黄丸 1 丸，并配合静脉点滴醒脑静等，又治疗 1 月余，病情逐渐被控制，精神和肢体症状基本消失，语言略欠流利，多语，出院。

1 年后来门诊开药，病情平稳，唯因未能良好控制饮食，血糖仍欠满意。

　　按语：消渴病和中风是密切相关的，这早在古医籍中就有相关的记载。如金元时期李杲《兰室秘藏》中提出，消渴病患者有"上下齿皆麻，舌根强硬、肿痛，四肢痿弱，喜怒健忘"之症。明·戴思恭《证治要诀》"消瘅"中言："三消久之，精血既亏，或目无所见或手足偏废，如风疾。"这些都是对当代糖尿病脑血管病的相关论述。对于糖尿病脑血管病的诊治，吕仁和主张在分期的基础上辨证论治，主要分为四期，即先兆期、急性期、后遗症期和恢复期。急性期阴虚证多，后遗症期气虚证多，恢复期兼而有之。对于本案例患者来说，其病程仍属于急性期，因此在治疗上应重视养阴、清热化痰、行气通腑。消渴病日久，耗气伤阴，津液不能上潮于口，故见口干；气阴两虚，气虚无力推动血液运行，阴虚内热，进一步消灼津液，而致瘀血内生，闭阻血脉，脑脉失养，则发为中风，故见半身不遂、神志恍惚、时清时寐、语言不能；患者形体偏胖、喉中痰声，为痰浊内阻之象；痰瘀日久化热，故可见低热；大便数日未行，再结合患者的舌苔脉象，是为痰热腑实所致；舌暗红、苔厚黄腻、脉弦滑略数，均为阴虚阳亢、痰热腑实之象。在治疗原则上，则以养阴潜阳、化痰清热、通腑开窍为主，方用星蒌承气汤加减，加用增液汤以滋阴增液。方中丹参、地龙、水蛭、土鳖虫活血通络；全蝎、蝉衣、僵蚕、羚羊角粉熄风止痉、清热化痰散结；豨莶草、桑枝利关节、通经络；葛根、玉竹、鲜竹沥水清热生津，化痰利窍。采用中西医结合治疗的方法，共奏养阴潜阳、化痰清热、通腑开窍之功。服药后疗效明显，患者精神状态转佳，故守方再进14剂，三诊时患者大便通畅，神志清楚，能正确对答，肢体症状明显好转，可自行散步。《伤寒论》中有云："若一服利，则止后服。"《温热论》中亦云："伤寒大便溏为邪已尽，不可再下。"今患者大便已通畅，为防止过下伤正，将生大黄易为熟大黄以缓泻，使痰瘀之邪由大便而出。此时患者已进入后遗症期，故去羚羊角、鲜竹沥水救急之品，加鸡血藤、木瓜以加强活血化瘀、祛湿通络之力。整个过程都体现了吕仁和教授缜密的辨证逻辑及用药加减方案，值得我们细细体会。

四、祝谌予诊治糖尿病合并脑中风后遗症

患者，女，70岁。

初诊：1994年6月10日。

主诉：右半身活动不遂1年余。

病史：患者于 1993 年 3 月因右侧肢体突然活动不遂住某医院，经脑 CT 检查确诊为脑梗死。同时发现血、尿糖均升高，诊断为糖尿病（非胰岛素依赖型）。予抗凝、扩血管及口服降糖药治疗 1 个月，症状好转出院。1 年来空腹血糖波动在 130～144 mg/dL，口服优降糖 2.5 mg，2 次/日，降糖灵 0.25 g，2 次/日治疗。但右侧偏瘫恢复较慢，生活不能自理，由家人推轮椅车来诊。

现症见：右手足均肿胀、麻木、无力，活动不遂，不能行走。口干苦，言语不清，胸闷心慌，纳食不甘，大便干溏不一。双足发凉不温，经常抽筋。舌质红，苔白厚腻，脉弦滑。

诊查：脑 CT 检查示脑梗死。1 年来空腹血糖波动在 130～144 mg/dL。

西医诊断：糖尿病合并脑血管病。

中医诊断：中风，消渴。

辨证：气阴两伤，气虚血瘀，脉络不活。

治法：益气养阴，活血通络。

处方：生黄芪 30 g，苍术 15 g，元参 30 g，生地黄 10 g，熟地黄 10 g，丹参 30 g，葛根 15 g，当归 10 g，川芎 10 g，赤芍 15 g，桃仁 10 g，红花 10 g，地龙 10 g，豨莶草 20 g，鸡血藤 30 g，桑寄生 20 g，桂枝 10 g，黄连 5 g。共 30 剂，水煎服，早晚温服。

二诊：1994 年 7 月 10 日。右手足肿胀均消失，麻木减轻，右下肢较前有力，但肢端仍发凉不温，心慌汗出，大便偏溏。空腹血糖 144 mg/dL，尿糖（－），舌脉同前。

处方：上方去黄连、桂枝、桑寄生，加白术 10 g，生薏苡仁 30 g，生山楂 15 g，三棱 10 g，莪术 10 g。再服 2 月余。

三诊：1994 年 9 月 9 日。右手足无肿胀及麻木，皮温正常，空腹血糖 126 mg/dL。舌质红，脉细弦。

处方：以上方续服加减 2 个月。

四诊：1994 年 11 月 9 日。右侧肢体肌力增加，可下地扶床边行走，言语清楚，复查空腹血糖 108 mg/dL，尿糖（－），收效满意。

按语：祝谌予教授根据历代中医治疗消渴病的传统理论，取其精华，在继承施今墨老先生宝贵经验的基础上，对糖尿病的治疗有不断地创新和发展，形成了独特的糖尿病诊疗体系。对于糖尿病慢性并发症，祝老认为其属于本虚标实之证，多以气阴两伤、脾肾阳虚、心血亏损、阴阳两虚为本，瘀血阻络、痰浊不化、水湿泛滥为标。本案患者右半身活动不遂，头颅 CT 示脑梗死，是为瘀血阻络所致；右手足肿胀、麻木、无力，言语不清，是气阴两虚、气化失司、瘀血内阻、肢体经络失于濡养的表现；宗气积于胸中，来自肺从自然界吸入的清气及脾胃化生的水谷之气，今患者纳食不甘，大便干溏不一，为脾虚不能运化水谷之象，故患者气虚；《灵枢》"邪客"有云："宗气积于胸中，出于喉咙，以贯心脉，而行呼吸。"今宗气不足，故见胸闷心慌；口干苦、双足发凉不温、经常抽筋，是上热下寒之象，阳虚失于温煦，寒邪凝滞，故见双足发凉、抽筋，口干苦是痰瘀之邪郁久化热之象。舌质红、苔白厚腻、脉弦滑均示气阴两伤、气虚血瘀、脉络不活之机，治宜益气养阴、活血通络。方用降糖对药方合补阳还五汤加减。其中降糖对药方的组成为生黄芪、生地、苍术、玄参、葛根、丹参，是祝谌予教授用药配伍经验所得方，是为糖尿病多夹瘀血的病机而设。生地、熟地滋阴清热凉血，现代药理研究也表明其有明显的降糖作用；生黄芪配生地、苍术配玄参是施今墨老先生常用的降糖对药；葛根配丹参生津止渴、祛瘀生新，药理研究表明葛根有扩张心脑血管、改善血液循环、降血糖的作用；补阳还五汤益气活血通络；对于患者出现的上热下寒的表现，祝老常用黄连配桂枝以清上热、温下寒；豨莶草、鸡血藤祛风除湿，活血通络；桑寄生祛风湿、补肝肾、强筋骨。诸药合用，共奏益气养阴、活血通络之效。患者二诊主症均减，仍留有肢端发凉，心慌汗出，大便偏溏，结合患者舌苔脉象，考虑是脾虚湿盛所致，脾主四肢，脾阳虚不能温煦四末故见肢端发凉；脾虚失于运化，则大便溏；脾胃为气血生化之源，脾虚则气化乏源，宗气不足，不能"贯心脉"，又气虚失摄，故见心慌汗出，因此去黄连、桂枝、桑寄生，加白术、生薏苡仁、生山楂以健脾祛湿，三棱、莪术加强逐瘀之力。患者长期服用后疗效甚佳。

（狄炳男）

参 考 文 献

[1] 董振华，季元，范爱平，等. 祝谌予临证验案精选 [M]. 北京：学苑出版社，1996：126 - 127.

[2] 董振华，季元，范爱平. 祝谌予经验集 [M]. 北京：人民卫生出版社，1999：28 - 31，126 - 127.

［3］ 仝小林．糖尿病并发症中医诊疗学［M］．北京：科学出版社，2018：158－181.

［4］ 于怀庆．糖尿病合并急性脑血管病的中医诊疗研究［J］．光明中医，2015，30（8）：1684－1686.

［5］ 李鸣镝．林兰五十年临证经验传承精粹［M］．北京：人民卫生出版社，2018：19－147.

［6］ 赵进喜，王世东，肖永华．国医大师吕仁和诊疗糖尿病"二五八六三"经验［M］．北京：中国中医药出版社，2018：235－236.

［7］ 仝小林．名老中医糖尿病辨治枢要［M］．北京：北京科学技术出版社，2017：157－159.

［8］ 董彦敏，倪青．著名中医学家林兰教授学术经验系列之六　辨证谨守痰虚瘀论治慎选中西药：辨治糖尿病脑血管病的经验［J］．辽宁中医杂志，2000，27（6）：241－242.

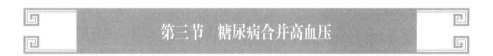

第三节　糖尿病合并高血压

糖尿病合并高血压是指糖尿病和高血压同时存在的一种病理状态。糖尿病在中医学中被称为消渴，消渴之名首见于《素问》"奇病论"中"此肥美之所发也，此人必数食甘美而多肥也，肥者令人内热，甘者令人中满，故其气上溢，转为消渴"，临床主要表现为多饮、多尿、消瘦。《证治准绳》"消瘅"提出"渴而多饮为上消，消谷善饥为中消，渴而便数有膏为下消"，对三消根据其临床表现进行规范分类。高血压则属于中医学"眩晕""头痛"的范畴。消渴病久可导致多个脏腑发生病变，表现为眩晕、中风等多种疾病。糖尿病与高血压常常合并存在，对心血管系统有极强的危害性，被称为同源性疾病。二者往往会相互影响，严重威胁人们的生命健康。横断面研究显示，糖尿病患者合并高血压的风险显著高于非糖尿病患者。一项针对中国2型糖尿病现患者的横断面调查研究，共计纳入25 817例2型糖尿病患者。结果发现，单纯2型糖尿病患者仅为27.9%，而糖尿病合并高血压的患者占59.8%。研究提示糖尿病和高血压的同时存在使心血管疾病风险增加高达3.34倍。因此，研究探索名师治疗糖尿病合并高血压的辨证思路及临床用药就显得特别重要。

消渴病的病因一般认为是由禀赋不足、饮食不节、情志失调、劳欲过度等引起。病机主要是阴津亏虚、燥热偏盛。消渴的病变脏腑主要在肺、胃、肾三脏，尤以肾最为关键。眩晕的病因主要是情志不遂、年高肾亏、病后体虚、饮食不节、跌仆损伤，瘀血内阻；病机分为虚实两端，虚者为髓海不足或气血亏虚致清窍失养，实者为风、火、痰、瘀扰乱清空。病位在头窍，脏腑与肝、脾、肾关系密切。头痛的病因主要是感受外邪、情志失调、先天不足或房事失节、饮食劳倦及体虚久病、头部外伤或久病入络，病机可分为外感与内伤两大类。外感多因外邪上扰清空，壅滞经络，络脉不通；内伤头痛多与肝、脾、肾三脏功能失调有关。在病因上，消渴、眩晕和头痛均有相同的病因，即饮食不节、情志失调、脏腑亏虚。《灵枢》"五变"曰："五藏皆柔弱者，善病消瘅。"病位都与肾有关系，消渴日久，肾阴亏虚，肝肾同源，导致肝阳偏亢，从而使糖尿病与高血压同时出现。现代医学研究认为糖尿病合并高血压的原因主要是：①胰岛素抵抗；②内皮功能失调；③钠潴留；④交感神经兴奋。

糖尿病合并高血压的治疗目标以控制血糖和血压为主，诸多相关研究均显示，将血压控制在130/80 mmHg左右能够有效降低心脑血管疾病的发病率，同时对舒张压的有效控制还能使糖尿病患者的靶器官得到有效的保护。在治疗方式上，有药物和非药物两种治疗方式，非药物治疗主要是减肥、运动、戒烟酒等；药物治疗上又可以分为中药治疗、西药治疗和中西医结合治疗三种治疗方式。西药主要是降压药和降糖药，降压药物种类较多，一般首选ARB或ACEI类降压药，在发挥降压作用的同时还可以降低肾血管阻力，增加肾脏血流，预防糖尿病患者的微量白蛋白尿进展为大量白蛋白尿。中医方面，各家在辨证施治的同时，也形成了一系列的成方，通过对比研究证实在用西药的同时加上中药比单纯运用西药更容易控制患者的症状。

一、施今墨诊治糖尿病合并高血压医案一则

患者，男，24岁。

主诉：发现糖尿病伴口渴、乏力2年。

病史：在外院检查血糖、尿糖均高，时已两年，经常注射胰岛素。

现症见：口渴，饮水甚多，全身乏力，头晕而痛，失眠，多尿，血压为150/90 mmHg。舌苔薄白，脉象寸旺尺弱。

西医诊断：糖尿病合并高血压。

中医诊断：消渴病。

辨证：心肾亏虚，气阴两伤。

治法：滋阴清火，养心安神。

处方：黄芪 30 g，朱茯神 10 g，蒺藜 12 g，山药 24 g，麦冬 10 g，白薇 6 g，枸杞子 15 g，五味子 10 g，牛膝 15 g，玄参 15 g，苍术 6 g，天花粉 6 g，瓜蒌子 6 g。引：鸡、鸭胰各一条煮汤代水煎药。共 19 剂，水煎服，早晚温服。

二诊：服药 19 剂，头晕痛及失眠均见好转，血压已降至 120/90 mmHg，渴饮尿多，尚未大效，仍本前法，再加药力。

处方：黄芪 30 g，山药 25 g，白薇 6 g，枸杞子 15 g，五味子 10 g，玄参 15 g，苍术 6 g，瓜蒌子 10 g，天花粉 10 g，生熟地各 10 g，山萸肉 12 g，沙苑子 12 g，夏枯草 12 g，牡丹皮 6 g。引：鸡、鸭胰各一条煮汤代水煎药。共 20 剂，水煎服，早晚温服。

三诊：前方连服 20 剂，除尚觉乏力之外，诸症均减，血压恢复正常，拟用常方巩固，紫河车 10 g，生熟地各 15 g，黄芪 30 g，狗脊 15 g，党参 12 g，山药 30 g，枸杞子 18 g，女贞子 10 g，朱茯神 10 g，玄参 15 g，五味子 10 g，麦冬 10 g，木瓜 10 g，鹿角胶 10 g（另烊兑服）。

按语：用药如用兵，详悉药性，在辨证基础上善用对药，正是施老用药的特点，也给我们留下了宝贵的医学经验。施老认为糖尿病兼高血压者，多为肾阴亏虚、水不涵木、相火上炎所致。本案中生、熟二地相配善于滋阴补肾，清热凉血；苍术、玄参相伍，一润一燥，相互制约，相互促进，建中宫、止漏浊，降低血糖甚妙。施老云："苍术有敛脾精之作用"，苍术虽燥，但伍玄参之润，可制其短而展其长；黄芪、山药二药伍用，共收敛脾胃、促运化，敛脾精、止漏浊，也可配伍治疗糖尿病。蒺藜和白薇相伍清热平肝、凉血安神、行血止痛之力增，对治疗血虚肝旺之证，屡用有验。血热较甚，以头晕、头痛为主者，多取白薇；头痛较甚，则多用蒺藜；若晕、昏、痛并存，二者各半为宜。以鸡、鸭胰各一条煮汤代水，为脏器疗法，取以脏补脏之意，同时又可引药直达病所。该患者明显的下焦肝肾不足，虚火上炎，耗气伤阴，气虚失其固摄，从而出现口渴、乏力、失眠等脾精不固之症。施老以滋阴清火、养心安神为处方原则，伍用对药，药证相符，效如桴鼓，诸症皆平，最后又以滋补肝肾为主作为收官之方，以免后顾之忧，不得不让人佩服施老处方之严谨，思路之清晰。

二、张磊治疗糖尿病合并高血压病案一则

患者，女，66岁。

初诊：2012年12月7日。

主诉：胸腹部灼热疼痛2个月，加重1个月。

病史：患者有糖尿病病史3年，高血压病史20余年。服二甲双胍后觉胃部不适（1年余），2个月前吃南瓜粥后出现满腹烧灼感、后背冷，服西药后觉烧灼感向上走。

现症见：胸、脘部灼热，口干甚，多饮，咽干，时觉后背凉，服中西药不效，纳差，食量较前减少一半，眠差，易醒，大便干，2～3日一次，小便频，色深黄，烦躁。舌质红，苔黄略厚，中有裂纹，脉沉有力。

西医诊断：糖尿病合并高血压。

中医诊断：消渴病。

辨证：上焦火盛。

治法：清上泻下。

处方：栀子10 g，连翘10 g，黄芩10 g，薄荷3 g（后下），竹叶10 g，大黄10 g（后下），芒硝10 g（另包），甘草6 g，天花粉10 g。共10剂，水煎服，每日1剂，早晚温服。

二诊：2012年12月17日。服上方9剂，效佳，胃脘烧灼不适较前明显好转，胸部仍有烧灼感，心前区觉刺痛，心率较快，每服甲状腺素片2小时后即出现胸脘部烧灼感，烦躁，纳可，眠较差，易醒，大便头干，1次/日，小便黄，口干苦，饮水一般。舌质暗红，舌尖红，苔白略厚腻，脉沉滞。

处方：守上方去天花粉，加冬瓜子30 g，薏苡仁30 g，苦杏仁10 g。共15剂，水煎服，每日1剂，早晚温服。

三诊：2012年12月31日。服上药13剂，余2剂，效一般。现服甲状腺素片后2小时出现脘腹烧灼感，疼痛，夜间则好转，但夜间明显胸闷不适，白天较轻，下午咽干疼，口苦饮水频多，不解渴，咽部觉有痰咳不出咽不下，眠差易醒，大便可，小便黄频。舌质红绛，苔稍黄厚偏干，脉细数。

处方：党参15 g，石膏40 g，知母15 g，竹叶10 g，天花粉30 g，甘草6 g。共10剂，水煎服，每日1剂，早晚温服。

四诊：2013年1月9日。服上方10剂，早、中、晚各1次，脘腹烧灼减轻，现脘腹灼烧，偶疼痛，左胸部灼热刺痛，长则可持续一上午，短则几

秒。上述症状每天都有。诉晨起胸闷心慌，电子血压计测血压 145/82 mmHg，心率 80 次/分，平时心率 50 次/分，咽干痛，咽部有痰，咳不出，咽不下，眠差易醒，大便头干，1 次/日，小便次数极多，1 小时 4~5 次（饮水多，服药后饮水量有所减少）。舌质红绛，边尖红，后部稍黄厚，脉细弦。

处方：葛根 15 g，黄芩 10 g，黄连 6 g，党参 10 g，石膏 30 g，知母 15 g，丹参 3 g，檀香 30 g（后下），砂仁 3 g（后下），决明子 20 g，甘草 3 g。共 10 剂，水煎服，每日 1 剂，早晚温服。

五诊：2013 年 1 月 18 日。服上方 9 剂，效显。左胸部灼热刺痛减轻，现咽干痛，音哑，咳不出，咽不下，早上 5—6 点易出现胸闷，胃脘部灼热感，偶有疼痛，自觉胸部有热气乱窜，头晕，乏力，大便可，饮水多，小便频次已较前减少。舌质红，舌体大，苔薄黄。

处方：守上方加玄参 30 g，木蝴蝶 6 g，乌梅 6 g，瓜蒌 30 g。共 10 剂，水煎服，每日 1 剂，早晚温服。

六诊：2013 年 4 月 29 日。服上方 9 剂，余 1 剂，服上方后觉效可，服药后稍有胸中不适，现心中烧灼感减轻，咽部稍觉顺畅，饮水已不多，较前减少，二便可，纳可，眠差易醒，近 2 小时醒一次。舌质暗红，苔白，脉弦细。

处方：瓜蒌 30 g，清半夏 10 g，黄连 6 g，栀子 10 g，淡豆豉 30 g，苦杏仁 10 g，延胡索 10 g，石斛 15 g，丹参 30 g。共 15 剂，水煎服，每日 1 剂，早晚温服。

七诊：2013 年 5 月 26 日，服上方 22 剂，服后胸部疼闷减轻。服上药后血糖降低，原来 1 日 3 次降糖药，现减到每晚 1 次，血压控制在 120/80 mmHg 左右。现胃中热硬，痞塞不通，疼痛位置不固定，在胸和胃脘部窜疼。二便调，早醒。舌暗红，舌下脉络紫黯，苔薄白腻，脉沉细。

处方：瓜蒌 30 g，清半夏 10 g，黄连 6 g，郁金 10 g，栀子 10 g，党参 10 g，百合 30 g，乌药 10 g。共 15 剂，水煎服，每日 1 剂，早晚温服。

按语：张老在辨证处方上极具特色，以《黄帝内经》理论为基础，方小量精，对药物用量把握精到，同时善用经方、时方，或用原方，或在原方基础上稍加几味，年轻大夫如若能够研读张老的病案，在经典及临床学习中可有事半功倍之效。本案初诊之时，患者上中焦火热之势明显，又有便秘，张老即处以凉膈散原方，同时加天花粉一味药，既符合糖尿病的用药，又可以起到生津止渴的作用。患者服药后，症状明显好转，然舌象已变为白腻，遂在原方基础上去天花粉加用苇茎汤，"《千金》苇茎汤，治咳有微热、烦满、胸中甲错"，张老言其可涤胸中之浊邪。三诊之时患者病位偏于中焦，便以白虎加人参汤为主进行加减，观其疗效。四诊患者仍觉脘腹灼热，又有胸部刺痛，便加大清热的力量，以葛根芩连汤合用白虎加人参汤清中焦之热，以丹参饮疗胸中刺痛。五诊守方，并在原方基础上加用滋阴利咽的药物，六诊、七诊则是在小陷胸汤基础上，或以栀子豉汤清热除烦，或以百合乌药汤疗胸中气痛。纵览全案，患者服药 80 余剂，诸症好转，血糖较前明显减低，血压控制正常，张老在治疗过程中始终把守病机，灵活处方，并针对兼证随证加减。

三、吕仁和治疗糖尿病合并高血压病案一则

患者，男，55 岁。

初诊：2006 年 7 月 29 日。

主诉：血糖升高 14 年。

病史：1992 年发现糖尿病，予诺和灵 50R 早 23 U、晚 23 U 皮下注射控制血糖。血糖控制良好。近日查尿蛋白（＋）。既往高血压病史 3 年，自服卡托普利、硝苯地平控制血压。

现症见：腰膝酸软，疲乏无力，小便不畅，腹胀，大便干，舌红少苔，脉细数。

诊查：血压 160/100 mmHg。空腹血糖 7.1 mmol/L。

西医诊断：糖尿病合并高血压。

中医诊断：消渴病。

辨证：阴虚内热。

治法：益气养阴，活血生津。

处方：黄芪 30 g，升麻 10 g，葛根 10 g，柴胡 10 g，枳壳 10 g，枳实 10 g，赤芍 30 g，白芍 30 g，川牛膝 30 g，瓜蒌皮 15 g，芒硝 10 g，厚朴 10 g，酒大黄 10 g（后下），枸杞子 15 g。共 4 剂，水煎服，每日 1 剂，早晚温服。

二诊：2006 年 8 月 2 日。患者诸症减轻，稍感乏力，仍有腹胀、大便干。

处方：宗前方，加强消积导滞之力。嘱其控制血压，注意防止低血糖发生。

按语：吕老在糖尿病治疗方面，深有建树。他根据《黄帝内经》理论，将糖尿病的病程分为脾瘅期（糖尿病前期）、消渴期（糖尿病期）、消瘅期（糖尿病并发症期），指出糖尿病每期的病机及治疗原则，并形成了诊治糖尿病及其并发症的综合防治方案"二、五、八方案"和患者自我治疗用的"三自如意表"，从而为现代医家治疗糖尿病提供思路与指导。他认为脾瘅期病机是"五气之溢"，五谷精微过盛而充溢肌体，其病位在脾，就是"脾瘅"，脾瘅期的治疗原则是少食加活动，以助健康、减肥；消渴期病机特点为"甘气上溢"，这一阶段的治疗原则以减甘满、清内热、除陈气为主；消瘅期的形成是由于在"陈气"蓄积的基础上"怒气上逆"，其治疗原则宜标本兼顾，补脆弱之脏器，同时应注重在活血化瘀治法的基础上采用散结消聚、通活血脉之法。该患者消渴日久，且有高血压和尿蛋白的临床表现，属消渴病之消瘅期，故治以标本兼顾。在辨证基础上以黄芪、升麻、葛根益气生津，柴胡、枳壳、枳实、赤芍、白芍理气活血，川牛膝、枸杞子滋补肾阴，瓜蒌皮、芒硝、厚朴、酒大黄通腑涤陈。药证相合，效如桴鼓！

四、毛德西治疗糖尿病合并高血压医案一则

患者，男，52 岁。

初诊：1980 年 9 月 10 日。

主诉：口渴多饮 3 年，加重伴下肢水肿 15 天。

病史：患者有高血压病史 24 年，糖尿病病史 3 年。今夏出现心慌，心率 120 次/分，心律齐。继而胸闷发憋，尤以卧位明显，服用盐酸普萘洛尔、硝酸异山梨酯片，方能入眠。

现症见：时有心慌，胸闷发憋，卧位明显，近半个月下肢水肿，喝水多。舌质暗红，脉象短弦。

诊查：血压 150/80 mmHg，空腹血糖 10.7 mmol/L。

西医诊断：糖尿病合并高血压。

中医诊断：消渴病。

辨证：上实下虚。

治法：化瘀利水，补肾通络。

处方：防己 10 g，桂枝 10 g，党参 15 g，地黄 10 g，山药 10 g，茯苓 15 g，泽泻 15 g，牡丹皮 15 g，细辛 3 g，薤白 15 g。共 4 剂，水煎服，每日 1 剂，早晚温服。

二诊：心率 90 次/分钟，血压 132/76 mmHg。近 2 日未服盐酸普萘洛尔亦能入眠。

处方：上方加入蚕茧 10 个。7 剂，水煎服，每日 1 剂，早晚温服。

三诊：下肢水肿消退，睡眠明显好转，喝水减少许多。

处方：原方加益母草 15 g，以加强活血化瘀之力。

按语："夫病痼疾，加以卒病，当先治其卒病也"，患者虽有糖尿病多年，但是在初诊中，患者胸部憋闷为当前疾病重点所在，毛老就主要针对患者的胸部喘憋情况进行治疗，虽对糖尿病和高血压未多做处理，但是在辨证论治的过程中，患者的血糖和血压都得到了良好的控制，足以凸显中医的魅力。"膈间支饮，其人喘满，心下痞坚，面色黧黑，其脉沉紧，得之数十日，医吐下之不愈，木防己汤主之"，木防己汤可治疗支饮，该患者卧位喘憋明显，又伴下肢水肿，故以木防己汤治之，用细辛和薤白借其辛性温通心脉，心阳得温，如日照大地，水饮自消矣！肾主水，肾虚则水饮上逆凌心，同时水液不走其道，泛溢肌肤而发为水肿，结合糖尿病阴虚之病机，故以六味地黄丸补肾，不用萸肉者，惧其味酸敛邪也！服上方 4 剂，患者症状即明显好转。《朱氏集验医方》中记载，治消渴"煮蚕茧汤，每服一盏"，故二诊中加入蚕茧，可谓辨病治疗，患者饮水多症状明显好转，三诊则在守方基础上加入益母草，既可增加利水的作用又有活血化瘀的功效。处方严谨、思路清晰！

五、查玉明治疗糖尿病合并高血压医案二则

案 1：患者，女，59 岁。

初诊：1990 年 2 月 7 日。

主诉：阴部瘙痒，反复发作，伴头昏、全身乏力近 6 个月。

病史：患者既往高血压病史，近半年来，阴部瘙痒，反复发作，头昏，形寒易感，全身乏力，活动汗出，口干不欲饮，大便不实，时有心悸。血糖 16.4 mmol/L，尿常规示葡萄糖（＋＋＋＋），白细胞 15～25 个/HP，诊断为糖尿病。曾服降糖药，因血糖下降不明显，症状不减而来就诊。

现症见：体形肥胖，阴部瘙痒，排尿灼热感，乏力，口中甜腻干而不欲饮，腹胀，大便溏，下肢酸重，时有头晕，舌体胖大少津，舌苔白腻。

诊查：血胆固醇 7.8 mmol/L，三酰甘油 3.1 mmol/L，血糖 14.8 mmol/L，尿常规示葡萄糖（＋＋＋），白细胞 25～30 个/HP。

西医诊断：糖尿病合并高血压。

中医诊断：消渴病。

辨证：湿热蕴结。

治法：泄热燥湿，益气化浊。

处方：茵陈15 g，黄柏10 g，黄连10 g，石斛15 g，泽泻20 g，茯苓15 g，半夏15 g，陈皮15 g，甘草10 g，白术25 g，苍术15 g，佩兰10 g，党参20 g，黄芪50 g。共20剂，水煎服，每日1剂，早晚温服。

二诊：1990年3月10日。诸症改善，阴痒消除，大便已成形。血糖9.9 mmol/L，血胆固醇6.2 mmol/L，三酰甘油2.0 mmol/L，尿常规示葡萄糖（＋）、白细胞2～4个/HP。

处方：茵陈15 g，黄柏10 g，黄连10 g，石斛15 g，泽泻20 g，茯苓15 g，半夏15 g，陈皮15 g，甘草10 g，白术25 g，苍术15 g，佩兰10 g，党参20 g，黄芪50 g。共20剂，水煎服，每日1剂，早晚温服。

按语：查老在糖尿病诊治中，提出糖尿病诊治新理论，认为就消渴病而言，"肝肾阴虚系其本，肺胃燥热谓其标，火湿浊瘀曰其因，阴阳衰竭是其果"。形体肥胖之人，多形胜而气不足，痰湿偏盛，湿邪上蒙清窍则易发为头晕、头昏；湿邪内阻，气机不畅，则易出现乏力；湿流下焦，则易出现大便溏泄，湿邪日久郁而化热，湿热下注则阴痒，湿热稽留关节则下肢酸重，患者舌体胖大少津，舌苔白腻均提示湿热内蕴，对于湿热型消渴，查老往往会用甘露饮加减治疗，本案即用茵陈、黄柏、黄连清热祛湿，泽泻、茯苓、白术、苍术、半夏、陈皮健脾燥湿，佩兰化湿，党参、黄芪补气，消渴病多有阴虚，故以石斛滋阴，治病之本。20剂后患者症状明显缓解，效不更方，继予前方口服。查老认为消渴除与阴虚、燥热有关外，尚与湿浊关系密切，湿热痰浊也是诱发消渴的重要因素，本案即从湿热、痰浊入手，疗效甚佳。

案2：患者，女，66岁。

初诊：2005年11月2日。

主诉：口渴、多饮、多尿、体重下降2月余。

病史：患者既往高血压病史。2个月前出现多饮、多尿、体重逐渐下降症状，当时于外院诊断为"2型糖尿病"，给予格列喹酮60 mg，每日2次口服，二甲双胍片2片，每日3次口服，空腹血糖波动在10.2～13.2 mmol/L，因不想再增加西药用量，故来诊。

现症见：口渴，多饮，多尿，形体消瘦，腰酸乏力，大便干燥，食欲缺乏，夜眠不佳，手足心热。舌质红少津，无苔，舌下络脉瘀血，脉象沉数而细。

诊查：空腹血糖 12.3 mmol/L。尿常规正常。

西医诊断：糖尿病合并高血压。

中医诊断：消渴病。

辨证：气阴两虚。

治法：养阴固肾，益气生津。

处方：西洋参 7.5 g，麦冬 50 g，五味子 10 g、黄柏 10 g，龟甲 10 g，地黄 35 g，玉竹 25 g，枸杞子 15 g，黄连 10 g，天花粉 25 g，知母 15 g。共 10 剂，水煎服，每日 1 剂，早、晚温服。格列喹酮片 60 mg，每日 2 次口服；二甲双胍片 2 片，每日 3 次口服。

二诊：2005 年 11 月 23 日。服药后，口渴减轻，大便干燥略有缓解，仍手足烦热。舌质红，少苔，脉象沉细。空腹血糖 9.5 mmol/L。病情好转，效不更方，手足心热，为真阴未复，故以上方加沙参，滋阴除热。

处方：西洋参 7.5 g，麦冬 50 g，五味子 10 g，黄柏 10 g，龟甲 10 g，地黄 35 g，玉竹 25 g，枸杞子 15 g，黄连 10 g，天花粉 25 g，知母 15 g，沙参 20 g。共 10 剂，水煎服，每日 1 剂，早晚温服。糖适平 60 mg，每日 2 次口服；二甲双胍片 2 片，每日 3 次口服。

三诊：2005 年 12 月 14 日。口渴明显缓解，手足心热减轻，无腰酸乏力，大便正常。舌质红，苔白，脉象沉细。空腹血糖 7.2 mmol/L。效不更方，仍宗上方继服。

处方：西洋参 7.5 g，麦冬 50 g，五味子 10 g，黄柏 10 g，龟甲 10 g，地黄 35 g，玉竹 25 g，枸杞子 15 g，黄连 10 g，天花粉 25 g，知母 15 g，沙参 20 g。共 10 剂，水煎服，每日 1 剂，早晚温服。二甲双胍 1 片，每日 3 次口服。

四诊：2006 年 1 月 4 日。服药 10 剂，无口渴，无腰酸乏力，大便正常，睡眠可，手足烦热减轻。舌质红，舌苔白，脉象沉细。空腹血糖 6.3 mmol/L。因无口渴，手足烦热减轻，故以上方减麦冬用量，去黄连，加山药、菟丝子，以健脾补肝肾。

处方：西洋参 7.5 g，麦冬 25 g，五味子 10 g，黄柏 10 g，龟甲 10 g，地黄 35 g，玉竹 25 g，枸杞子 15 g，天花粉 25 g，知母 15 g，沙参 20 g，山药 25 g，菟丝子 15 g。共 10 剂，水煎服，每日 1 剂，早晚温服。二甲双胍片1片，每日2次口服。

按语：患者形体消瘦、腰酸乏力、大便干、手足心热明显，提示患者气阴两虚，符合消渴病阴虚为本的病机。肝肾阴虚，腰腑失养则易腰酸，同时肝阳上亢则易出现血压高；阴虚火旺，销铄肌肉则形体偏瘦；津虚肠道失润，则大便干结难下；火能伤津耗气，故患者表现出乏力的症状，因此辨证该患者为气阴两伤，以生脉饮益气养阴，西洋参代人参，更偏于滋阴，同时用大补阴丸，滋阴降火，地黄代熟地，虑其滋腻，而地黄既可清热又可滋阴，与本案更相符，再加用玉竹、枸杞子、天花粉、黄连加强滋阴清热的力量。二诊时患者症状好转，药证相符，加用沙参，增强滋阴的作用。三诊时患者症状明显好转，效不更方，继服前方。四诊时，患者热象减轻，故减清热药，加重滋阴作用，以求治病之本。在本案中，患者在治疗过程中，西药口服量逐渐减少，空腹血糖值也逐渐下降，提示我们，对于疾病的治疗，不必拘泥于中药还是西药，西药往往能够快速控制患者的临床表现，中药则对患者长期预后有较好的作用，现代研究也表明，口服中药能够减少西药的用量，两者结合使用，更容易控制患者的症状。

（谢洋峰　邹　喆）

参 考 文 献

［1］何洪波，祝之明. 我国糖尿病合并高血压的流行病学和治疗现状［J］.中国科学：生命科学，2018，48（8）：855－865.

［2］陈秀梅，李凤英. 糖尿病合并高血压的胰岛素抵抗治疗进展［J］.医学综述，2010，16（15）：2348－2349.

［3］于建敏，陈晓星，何云，等. 缬沙坦联合氨氯地平治疗糖尿病合并高血压病效果观察［J］.临床误诊误治，2009，22（6）：1－3.

［4］国家卫生计生委合理用药专家委员会，中国医师协会高血压专业委员会. 高血压合理用药指南（第2版）［J］.中国医学前沿杂志（电子版），2017，9（7）：28－126.

［5］宋晶晶. 中西医结合治疗高血压合并糖尿病疗效研究［J］.系统医学，2019，4（8）：7－9.

［6］李育才，初淑华，王耀辉，等. 施今墨先生治疗糖尿病的经验［J］.辽宁中医杂志，1986（4）：5－7.

［7］张志玲，李艳秋. 浅析施今墨对药在治疗糖尿病及并发症的应用［J］.新中医，2012，44（5）：149－150.

[8] 傅强, 王世东, 肖永华, 等. 吕仁和教授分期辨治糖尿病学术思想探微 [J]. 世界中医药, 2017, 12 (1): 21 – 24.

[9] 冯兴中. 溯《内经》渊源行"消渴病"规范: 吕仁和学术思想简述 [J]. 北京中医药, 2011, 30 (4): 268 – 271.

[10] 尹远平. 查玉明对糖尿病新辨异治的经验 [J]. 辽宁中医杂志, 2000 (3): 103 – 104.

[11] 尹远平. 查玉明临证经验集 [M]. 北京: 人民卫生出版社, 2017: 15.

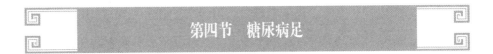

第四节　糖尿病足

　　糖尿病足属于中医消渴、脱疽的范畴, 主要表现为下肢特别是脚趾的疼痛溃烂。消渴之名最早见于《素问》"奇病论篇", "此人必数食甘美而多肥也, 肥者令人内热, 甘者令人中满, 故其气上溢, 转为消渴", 指出消渴的发病原因与多饮、多食有关。《古今录验》中记载: "消渴病有三: 一渴而饮水多, 小便数, 无脂似麸片甜者, 皆是消渴病也; 二吃食多, 不甚渴, 小便少, 似有油而数者, 此是消中病也; 三渴饮水不能多, 但腿肿脚先瘦小, 阴痿弱, 数小便者, 此是肾消病也, 特忌房劳。"该段指出消渴是糖尿病足的基本病因之一。脱疽最早见于《黄帝内经》"痈疽篇": "发于足趾, 名脱痈。其状赤黑, 死不治; 不赤黑, 不死。不衰, 急斩之, 不则死矣。"这是目前中国医学史上最早符合糖尿病足临床特征的描述。晋·皇甫谧在《针灸甲乙经》中将脱痈改作脱疽, 并沿用至今。《素问》"生气通天论篇"中的"高粱之变, 足生大丁""营气不从, 逆于肉理, 乃生痈肿", 指出消渴和脱疽的并发关系, 饮食不节、营气运行不畅则会使足部发生病变, 营气瘀阻于肌肉使血郁热聚, 久则生疽。

　　对于糖尿病足的中医病机, 多数医家认为是本虚标实。本虚为气虚、阴虚、气阴两虚、阳虚, 标实为血瘀、气滞、寒凝、热(火)毒、瘀浊、湿热等。大家普遍认同其根本为"虚""瘀"。消渴日久, 气阴耗伤, 气能行血, 津能载气, 气虚则运血无力, 易致血瘀; 津亏血脉失濡, 血液黏稠, 运行迟缓, 同样导致血瘀, 进而瘀阻脉管, 发为糖尿病足。西医研究认为糖尿病足的原因主要是: ①大血管病变引起的肢体缺血; ②神经系统功能障碍;

③感染；④代谢紊乱；⑤足部压力。血糖高是糖尿病足的发病基础，血管病变和神经功能障碍是致病的重要因素，足部压力异常为诱因，合并感染的发生则会加重糖尿病足的进一步坏疽。

对于糖尿病足的治疗，中医医家经验丰富，形成了内治、外治相结合的系统诊治疗法。在内治法中又可分为分型论治和分期论治，即将糖尿病足分为或六或四或三个证型，并将糖尿病足分为三期进行辨证论治。外治法包括清创、熏洗、足浴、外敷、针灸、推拿、穴位注射等疗法。西医治疗包括内科综合治疗、局部治疗和手术治疗，内科综合治疗包括控制血糖、血脂等危险因素；保守治疗主要包括换药治疗和负压封闭引流；手术治疗包括清创术、截肢术、转移皮瓣、血管介入治疗、血管旁路手术、神经松解术、胫骨横向搬移术等。临床中，中西医结合治疗比单纯运用西药治疗更能改善患者的生活质量及疾病预后。

一、邓铁涛诊治糖尿病足医案一则

患者，男，65岁。

初诊：2003年5月9日。

主诉：双足红肿溃烂7天余。

病史：患者有糖尿病病史10余年，一周多前无明显诱因出现双足水疱，自行用针挑破后，逐渐出现双足部红肿溃烂。

现症见：神疲乏力，面色㿠白，消瘦，视蒙，四肢麻木，稍口干，胃纳尚可，双足皮肤红肿溃烂，足趾间脓液积聚，双侧赤白肉际处溃烂，少许渗血渗液，足底部焦黑，舌淡嫩红，偏黯，苔少，脉沉细，尺脉弱。

诊查：双足背、足趾间及双足外侧赤白肉际处可见多处红肿溃疡，伴脓液渗出，足趾间尤甚，趾间隙消失，足底部2/3皮肤呈现焦黑色，足背动脉尚可触及搏动，双下肢皮肤见散在多处色素沉着。血糖为22.25 mmol/L，尿常规示酮体4.8 mmol/L，生化示白蛋白28.5 g/L。

临床诊断：糖尿病足。

辨证：肝肾阴虚，兼脾虚。

治法：滋肝补肾，益气健脾。

处方：黄芪30 g，山药90 g，牡丹皮10 g，地黄12 g，熟地黄12 g，山萸肉12 g，茯苓10 g，泽泻10 g，苍术10 g，仙鹤草30 g，桃仁5 g。共20剂，水煎服，每日1剂，早晚温服。外用：每天予冷开水清洗双足后，用黑木耳（炒）粉和葡萄糖粉混合后，外撒于上，再用绷带稍加包扎。

二诊：2003 年 5 月 30 日。患者精神日渐转佳，口不干，四肢麻木减轻，血糖控制稳定，双足部潮红消退，足趾间已无脓液及渗液，趾间隙显露，创面愈合良好，双足外侧赤白肉际处仍余少许渗液，但见部分新生嫩红组织生长，足底部焦黑死皮逐渐脱落。舌淡嫩红，脉细，左脉重按无力，近日时常出现腹泻，每日 2 ~ 3 次，质烂，味不臭，双下肢轻度水肿。

处方：黄芪 30 g，山药 60 g，山萸肉 12 g，茯苓 10 g，白术 12 g，仙鹤草 30 g，扁豆衣 12 g，太子参 24 g，玉米须 30 g，甘草 3 g。共 3 剂，水煎服，每日 1 剂，早晚温服。外用同前。

按语：严守病机，详悉药性，于细微处见精神是邓老的用药特色。糖尿病以阴津亏虚为主要病机，病久入络，血脉瘀滞可发为糖尿病足。患者为高龄男性，"年四十，而阴气自半"，生理上肝肾亏虚；又脉沉，尺脉弱，足趾间有脓液，四诊合参，可辨证为肝肾不足，兼脾虚，故邓老处以六味地黄丸，在此基础上，加入黄芪补气以扶正，苍术健脾燥湿，桃仁活血化瘀，仙鹤草止血补虚降糖；值得注意的是，邓老师古而不泥古，六味地黄丸是滋补肾阴的名方，但是邓老用其来治疗糖尿病患者肾阴不足时，会将其中山药重用至 60 g，邓老认为山药具有良好的降血糖作用，但是必须用到 60 g 以上方有作用，同时邓老常用山药 60 g 配玉米须 30 g 作为降糖的药对；其次邓老在治疗糖尿病足时常常配合中医外治法，内服外治结合是邓老治病的一大法宝。如在本方中，就运用清代医家王清任的木耳散："治溃烂诸疮，效不可言，不可轻视此方，木耳一两（焙干研末），白砂糖一两（和匀），以温水浸如糊，敷之缚之。"邓老在针对病机治疗的同时，善用药对，再结合外治，诸功共筑，使患者病情在 1 个月内即被控制，值得我们深思和学习。

二、唐祖宣治疗糖尿病足医案二则

案 1：患者，女，65 岁。

初诊：2002 年 5 月 6 日。

主诉：口干渴，消瘦 9 年，足部坏疽 7 天。

病史：患者于 1993 年患"非胰岛素依赖型糖尿病"，未能坚持用药，空腹血糖 15 ~ 17 mmol/L，未规律治疗。7 天前患者右足第 2 ~ 5 趾突起水疱，颜色紫黯，剧痛，入夜则灼热疼痛，难以入睡。在某医院以脱疽治疗（内服、外敷药物不详），症状未能控制，于今日来我院治疗。

现症见：形体消瘦，精神不振，表情痛苦，面色微赤。右下肢肌肉瘦削，弹性差，皮肤干燥脱屑，坏疽疼痛，呈湿性坏疽，颜色紫黯，有少量脓性分泌物渗出。足背动脉、胫后动脉搏动消失。伴口干口渴，大便干，小便黄。舌质红，苔黄，舌底脉络迂曲，脉细数。

诊查：体温 37 ℃，脉搏 90 次/分，呼吸 19 次/分，血压 130/90 mmHg。血白细胞计数 $12.0 \times 10^9/L$，总胆固醇 17.0 mmol/L，三酰甘油 1.61 mmol/L，空腹血糖 22 mmol/L。尿糖（＋＋＋）。

临床诊断：糖尿病足。

辨证：湿热毒盛。

治法：滋阴清热，解毒化瘀。

处方：金银花 45 g，玄参 30 g，当归 30 g，薏苡仁 30 g，白芍 30 g，麦冬 30 g，天花粉 30 g，桃仁 12 g，苍术 10 g，黄柏 10 g，红花 10 g，甘草 10 g。每日 1 剂，水煎，日服 3 次。

外科处理：以三黄酊外敷。

按语：唐老对糖尿病足治疗认识颇丰，认为本病寒热错综，虚实夹杂，因虚致实，病久又转虚，本虚乃阴阳气血不足，标实为瘀血、寒邪、湿热、火毒，其病机则为经脉瘀阻、血行不畅。本案患者皮肤干燥明显，提示津伤，又患者口干、小便黄、大便干，可知患者内热明显，热盛则易伤津，但足趾部位有脓性液体渗出，提示湿邪，故唐老采用四妙勇安汤这一治疗糖尿病足的经典方剂来清热解毒、活血止痛。现代药理研究也表明，四妙勇安汤具有抗炎、保护血管内皮、调节血管新生、抗凝、抑制血栓形成、改善血液流变学、抗氧化应激、调节血脂等作用；用二妙散清热燥湿，治疗局部液体渗出，用白芍、麦冬、天花粉滋阴养血，同时白芍配甘草可缓急止痛，治疗患者足部疼痛，糖尿病足患者病程日久，往往会伴随瘀血阻滞，从患者足背动脉及胫后动脉搏动难以触及，可知其脉络瘀阻明显，故用桃仁、红花活血化瘀，所有药物共奏"滋阴清热，解毒化瘀"之功。本案中中药的服用方法是每日 3 次，这也是值得我们借鉴的地方，又配合外用药物，内服外用结合，促进患者早日康复。

案 2：患者，男，66 岁。

初诊：1997 年 3 月 10 日。

主诉：消瘦，尿频 5 年，下肢发凉疼痛 2 天，坏疽 7 天。

病史：患糖尿病 5 年，服用中西医药间断治疗，尿糖经常维持在

（＋＋＋～＋＋＋＋）。近半年来时常头晕耳鸣，腰膝酸软，四肢不温，四肢无力，夜尿多，小便清长。1997年1月右足开始出现发凉、麻木、剧烈疼痛、皮色苍白、肌肉萎缩。服用复方丹参片等中西医药物治疗，未见疗效，7天前右足第二、三趾颜色变黑，疼痛剧烈，夜不能眠，慕名前来就诊。患者双目视物模糊，夜尿频多，每夜8次左右，手足发凉。

现症见：形体消瘦，表情痛苦，面色萎黄。右足趾发凉、麻木、剧烈疼痛，右足第二、三趾颜色发黑，劳累后加重，双下肢足背动脉、胫后动脉搏动均消失。舌质淡，苔薄白，脉沉细。

诊查：血压110/80 mmHg，白细胞计数 $8.6 \times 10^9/L$，血红蛋白110 g/L，胆固醇6.8 mmol/L，三酰甘油1.78 mmol/L，血糖8.7 mmol/L。

临床诊断：糖尿病足。

辨证：阳虚瘀阻。

治法：温经散寒，益气化瘀。

处方：炮附子10 g，红参10 g，茯苓12 g，泽泻12 g，牡丹皮12 g，桂枝30 g，白芍30 g，何首乌30 g，当归30 g，山茱萸30 g，山药30 g，黄芪60 g，地黄24 g。每日1剂，水煎，日服3次。

按语：唐老在治疗糖尿病足时善用经方，50余年来潜心研究仲景学说，对《伤寒杂病论》的研究有独到见解。他说："张仲景学术思想的精华是整体观念和辨证施治，临床中同病异治，异病同治，既严谨，又灵活，是我们运用经方的楷模。"本案即以肾气丸为主进行加减。"男子消渴，小便反多，以饮一斗，小便一斗，肾气丸主之。"该患者腰膝酸软，四肢不温、无力，夜尿多，小便清长，舌质淡，苔薄白，脉沉细，为明显的肾阳虚之象，故以肾气丸温补肾阳。现代药理研究也表明，肾气丸具有改善糖代谢的作用，由此可知本案方证尤其相宜也，用桂枝，可温通经脉，同时用黄芪、红参、当归益气补血，重用黄芪，有当归补血汤之意，何首乌、当归、红参三药配伍又有何人饮之意，用来补益气血，因气为血之帅，气能生血，气行则血行，气滞、气虚均易致血虚、血瘀，从而导致面色萎黄、下肢疼痛。张介宾云："善补阳者，必于阴中求阳，则阳得阴助而生化无穷。"故加入何首乌，增强肾气丸的温补肾阳的作用，以期患者较快获得疗效。全方思路清晰，配伍严谨，善用经方，值得我们认真思考和学习。

三、袁占盈治疗糖尿病足医案二则

案 1：患者，女，60 岁。

初诊：2009 年 3 月 10 日。

主诉：糖尿病 13 年，右下肢截肢术后 3 年，左足疼痛 3 个月。

病史：患者于 13 年前发现患有糖尿病但未正规治疗，间断服用二甲双胍片，剂量不定，不定期查空腹血糖 8.5 mmol/L 左右。3 年前出现右足部疼痛、麻木，并迅速发展至坏疽，于当地医院行右膝 15 cm 以下截肢术。术后正规服用西药降糖药，定期测空腹血糖控制在 6.5 mmol/L 左右。3 个月前，不明原因出现左足疼痛、发凉并渐麻木，当地医院诊断为糖尿病足。西医给予抗凝、扩血管药静脉点滴半个月未效。患者极度担心被再次截肢，遂求中医诊治。

现症见：左足色黑，五趾尤甚，大趾及足背皮肤溃烂、流水，足凉，麻木，乏力，下肢重着，疼痛夜甚，影响睡眠，大便数日一行，痛苦异常。诊见肌肤甲错，双手爪甲枯萎，趺阳脉沉伏，舌质暗，舌苔白腻，脉沉细。

临床诊断：糖尿病足。

辨证：气虚寒凝、血瘀湿阻。

治法：补气活血，温经化湿，祛瘀通络

处方：黄芪 45 g，当归 15 g，赤芍 15 g，地龙 20 g，川牛膝 30 g，桃仁 15 g，红花 15 g，川芎 15 g，全蝎 6 g，蜈蚣 2 g，附子 6 g，桂枝 6 g，木瓜 15 g。共 10 剂，水煎服，每日 1 剂，早晚温服。

二诊：2009 年 3 月 20 日。服上方 10 剂，足痛及凉麻减轻，足背溃烂面缩小，已无流水，足部皮色稍润，大便每日 1 次，舌质暗红，苔白不腻，脉细。

处方：上方减木瓜，继服 10 剂。

三诊：2009 年 4 月 2 日。足痛明显减轻，能正常睡眠，已不凉不麻，足部溃烂基本愈合，趺阳脉应指明显。

处方：守上方再进 10 剂。

四诊：2009 年 5 月 8 日。足坏疽基本痊愈，精神好，肤色润。

处方：守前方，共研为细面，每服 5 g，每日 2 次以巩固疗效。

按语：袁教授对糖尿病的治疗认识深刻，认为阴阳失调、脏腑失和、痰瘀阻滞是消渴发生的主要病机。肾是消渴病的根本病理基础和核心脏器，瘀血阻滞是消渴的病机关键。痰瘀互结、脏腑亏虚、虚实错杂、互为因果是糖尿病迁延不愈的主要原因，因此在治疗时，要将痰瘀同治法贯穿始终。他提出"辨病–辨证–辨体质"三位一体的诊疗模式。袁教授认为糖尿病足病程长，证候虽多，病机虽杂，但其总的病机不离"虚""瘀"二字，虚包括气虚、血虚、阴虚、阳虚，瘀含血瘀、湿瘀、痰瘀、热瘀、毒瘀。虚为瘀之因，瘀为虚之果，虚为本，瘀为标，故治疗总则为补虚祛瘀。糖尿病足诸症常以疼痛为首发、必有之症，且贯穿始终。《黄帝内经》有"痛者，寒气多也，有寒故痛也"之说，又有"血得热则行""活血不远温也"之说。袁教授主张，凡无明显热毒之症者均可适当加入桂枝、附子以温经活血、通络止痛，对于有明显热毒之症者，也尽量不用过寒过凉之品，以防寒凉伤气伤阳，有悖补气活血之旨。在本案中，针对糖尿病足虚、瘀之病机，袁教授即用补阳还五汤加减补气活血通络。另外，袁教授认为病程日久的患者，瘀结阻滞经络，病根牢着，应以虫类药搜剔络脉之瘀，本案中即加入全蝎、蜈蚣，并加入桂枝、附子促进血行，缓解患者的疼痛，服药共20剂，患者症状明显好转，最后以药为面，既可巩固疗效，又价格低廉，易于推广实施，体现了袁教授设身处地为患者着想的大医精神。

案2：患者，男，57岁。

初诊：2009年3月12日。

主诉：发现血糖升高13年，加重伴足部冷痛、发暗6个月。

病史：患者发现血糖升高13年，未系统治疗及监测血糖。3年前出现双足麻木疼痛，夜间加重。

现症见：近半年来冷痛加重，右足大趾瘀暗发黑，身困乏力，纳呆，眠差，二便尚可。舌苔白，舌质淡并有瘀斑，脉沉无力。

诊查：皮肤苍白，皮温低，足部右足大趾瘀暗发黑，足背动脉搏动微弱。口服格列喹酮降糖，空腹血糖10.6 mmol/L，餐后2小时血糖12.7 mmol/L，尿糖（＋），蛋白（＋）。既往体健。

临床诊断：糖尿病足。

辨证：气虚寒凝，瘀血阻滞。

治法：益气活血，温经通络。

处方：当归15 g，川芎12 g，桃仁15 g，红花15 g，鸡血藤30 g，水蛭15 g，牛膝10 g，桂枝15 g，附子10 g（先煎），黄芪45 g，鹿角胶12 g，益母草30 g，蝉蜕12 g。共12剂，水煎服，每日1剂，早晚温服。继服西药降糖。

二诊：2009 年 3 月 25 日。患者乏力、足麻减轻，双足仍凉。

处方：前方附子改为 15 g 继服。

三诊：2009 年 4 月 6 日。上方继服 10 剂，症状均见减轻，足背动脉搏动渐复。

四诊：2009 年 8 月 15 日。上方继服 60 余剂，历时两月余，上述症状消失，足背动脉基本恢复正常，血糖平稳，尿糖、尿蛋白均消失。

按语：袁老重视中西医结合，认为糖尿病足是糖尿病并发症之一，治疗当首先根除病因，严格控制血糖。因西药降糖迅速，疗效确切，故主张用西药控制血糖，同时辨证服用中药以缓解足部症状。故在本案中要求患者在口服中药的时候继服西药降糖。袁老认为糖尿病足以"虚""瘀"为主要病机，因此在辨证论治时始终不忘补虚和化瘀，同时，他认为糖尿病的治疗应在疾病明确的前提下分型论治。患者足部冷痛以及皮温偏低，可明确辨证为寒性疾病，因此在补虚祛瘀的基础上加以温通，即用袁老自拟经验方温经通脉汤为主进行加减：当归 15 g，川芎 12 g，桃仁 15 g，红花 15 g，鸡血藤 30 g，水蛭 15 g，牛膝 10 g，桂枝 15 g，附子 6～15 g，黄芪 45 g，鹿角胶 12 g。当归、鸡血藤、川芎、桃仁、红花，补血活血，水蛭专注活血化瘀，牛膝既可逐瘀通经、补肝肾又可引药下行，使药力至足，正如"药无牛膝不过膝"所言。桂枝温通经脉，附子、鹿角胶温阳，"血得温则行"，黄芪益气，气行则血行，共奏温经通脉止痛之意。在本案中又加入益母草和蝉蜕两味药物，这是袁老在治疗糖尿病时常用的药对，张锡纯在《医学衷中参西录》谓蝉蜕"善利小便"，袁老受其启迪，结合临床实践，体会到蝉蜕既能开宣肺气，又善通调水道；益母草味辛、苦、性微寒，善活血祛瘀、调经、消水、清热解毒，近年药理研究显示其有增强免疫力、消蛋白尿、降血黏等作用。该患者有蛋白尿，提示肾脏病变，袁教授在治疗糖尿病合并肾病时，每以蝉蜕、益母草为主药（15～30 g）配入辨证方药中，具有良好的利尿退肿和消除蛋白尿的作用。前后共服药 60 余剂，患者基本痊愈。

四、赵进喜治疗糖尿病足医案一则

患者，女，72 岁。

初诊：1997 年 3 月 26 日。

主诉：糖尿病 10 余年，足坏疽 3 月余。

病史：患者曾长期服用西药降糖药，发生足坏疽后，开始注射胰岛素，血糖控制尚可。西医诊断为糖尿病足，内科治疗2个月，无显效，遂求中医诊治。

现症见：左足坏疽，五趾俱受其累，局部黑烂，骨露于外，流水，味臭，皮肤溃烂已至足背，伴有肢体麻木，夜间疼痛甚，影响睡眠，大便数日一行，痛苦异常。诊见肌肤甲错，双手爪甲枯萎，舌质暗红，苔腻略黄，脉象沉细而滑。

临床诊断：糖尿病足。

辨证：气阴两虚，络脉血瘀，热毒壅滞。

治法：益气活血通络，清热散结解毒。

处方：黄芪30 g，桃仁12 g，红花9 g，赤芍25 g，白芍25 g，川牛膝15 g，牛膝15 g，玄参25 g，木瓜15 g，丹参15 g，鬼箭羽15 g，仙灵脾10 g，桂枝6 g，金银花25 g，黄连6 g，当归30 g，甘草9 g，活络散（水蛭、地龙等）15 g（冲服）。共30剂，水煎服，每日1剂，早晚温服。配合中药散剂（珍珠粉、五倍子粉等）外用。

二诊：1997年4月26日。服药30剂，肢体疼痛减轻，足背疮面缩小，大便1日1次。

处方：原方加蒲公英15 g，再进30剂。

三诊：1997年5月26日。肢体疼痛明显减轻，能正常睡眠，足背疮面基本愈合，精神状态良好。

处方：继续守方，再进30剂。

四诊：1997年6月28日。服药30剂后，足坏疽基本控制，精神体力均佳，五趾中中趾自然脱落，其他四趾完全愈合。随访3年，病情持续稳定，足坏疽未再复发。

按语：赵进喜老师认为消渴病与热邪关系密切，此热包括火热、痰热、湿热、郁热、热毒等诸多种。在治疗上，因热易伤津耗气，故在清热之时，不忘益气养阴，同时，火热不显时，注意顾护脾胃，活血化瘀之法贯穿消渴病治疗始终；用药上，既辨证施治，选择合适药物，也与时俱进，运用一些药理研究具有明确降糖作用的药物，如穿山龙、鬼箭羽等，从而达到治愈疾病的目的。

赵进喜老师认为将糖尿病足分为湿性坏疽、干性坏疽、混合性坏疽，这是符合临床实际的一种分类方法。糖尿病足的治疗目标，在于提高糖尿病患者的生存质量，控制糖尿病足的发展，降低截肢率，并使其从高级向低级逆转。在治疗上可用中医内治法结合外治法治疗。他认为糖尿病足患者可分为四个证型，即气虚血瘀、阴虚血瘀热毒内蕴、气阴两虚热毒瘀滞、阴阳俱虚热毒瘀滞。气虚血瘀者可用黄芪桂枝五物汤、补阳还五汤等方加减治疗，阴虚血瘀热毒内蕴者可用增液汤、四妙勇安汤等加减治疗，气阴两虚热毒瘀滞者可用顾步汤、五神汤等加减治疗，阴阳俱虚热毒瘀滞者可用地黄饮子、二仙汤、四妙勇安汤等加减治疗。本案中，患者消渴病史 10 年，故可知其气阴两虚明显，又患者肌肤甲错，舌质暗红，热毒瘀滞无疑，故用黄芪、桃仁、红花、赤芍、白芍、丹参、当归补气活血，川牛膝、牛膝逐瘀通经，滋补肝肾，配合活络散增加化瘀的力量，金银花、玄参、甘草、当归、黄连以四妙勇安汤之意，清热解毒止痛，配合外治法，患者症状逐渐好转。本案患者服药共 120 余剂，可知糖尿病足的治疗非一时之功，提前和患者沟通好，取得患者的积极配合，方能取得疗效。

五、赵斌治疗糖尿病足医案一则

患者，男，46 岁。

主诉：糖尿病 2 年余，并发右足溃疡 3 个月。

病史：患者患糖尿病 2 年余，并发右足溃疡 3 个月，在县多家医院、诊所求治，皆谓不治之症，劝其转省级医院治疗，因其家中经济困难，遂慕名来我院就诊。

现症见：精神尚可，面色淡红，纳差，小便少，次数多，夜尿 10 余次，双小腿肿胀，腿部蚁行感，双手凉，右足背无名趾、小趾附近有一 4 cm × 3 cm × 2 cm 的溃疡，溃疡面较深，能看到肌腱外露，部分已有烂断现象，疮面周围湿润、嫩红，分泌物多、较稠。舌质红，苔润薄黄，脉缓。

临床诊断：糖尿病足。

辨证：气阴两虚，络脉瘀阻，蕴毒成脓。

治法：益气养阴，健脾通络，佐以化瘀。

处方：黄芪 30 g，麦冬 15 g，五味子 10 g，天花粉 20 g，山萸肉 15 g，山药 30 g，地黄 12 g，牡丹皮 10 g，知母 10 g，黄柏 10 g，金樱子 10 g，桑螵蛸 10 g，三七粉 10 g（另冲），独活 10 g，益母草 10 g，黑蚁 10 g，桑枝 10 g，五加皮 10 g。每日 1 剂，凉水浸煎，煎 3 次，一次 200～250 mL，分三次温服。

外洗方：黄柏10 g，苍术10 g，薏苡仁30 g，川牛膝6 g，三七10 g，蒲公英30 g，紫花地丁30 g，地榆20 g，海螵蛸20 g，贝母20 g，煅白矾10 g（另包），冰片5 g（另包），白及10 g，黄芪20 g，天麻10 g。将上药加水3000 mL，浸没药半小时后煎成约2500 mL。煅白矾、冰片拌入药液内趁热熏洗患足，待药液温度适中后，将患足置入药液中浸泡，直到药液冷却为止。每日3~4次，熏洗后用干净纱布块敷盖患处。

二诊：服上方4剂后，患者小便次数明显减少，夜尿一次或无，双小腿肿胀较前有所加重，患足溃疡边缘已结痂，略红，分泌物明显减少，舌淡红，苔湿润，脉缓。

处方：上方减五味子、山萸肉、金樱子，加薏苡仁30 g，豆蔻10 g，大腹皮15 g，鸡内金30 g。外洗方不变，再予4剂。

三诊：药毕，复诊见精神好，胃口开，双小腿已无肿胀，溃疡面已收口，见红色新鲜肉芽组织生长，分泌物很少，舌淡红，苔白，脉缓。继续治疗4剂。

按语：赵教授强调在糖尿病足的治疗中，要重视此病是糖尿病的并发症之一，要抓住糖尿病的病因病机这个本，不要只见局部溃疡这个标，动则清热解毒、活血化瘀，不重视局部与整体之间的联系，往往疗效不佳，甚则损伤脾胃，加重病情，不要忘记糖尿病是以气阴两虚为本，燥热、瘀血、痰湿为标，强调此病是以五脏虚弱为本，病变的脏腑主要在肺、脾、胃、肾，而以脾、肾为关键，在具体辨证时，要精确到脏腑，抓住脾、肾这两个关键。同时强调在糖尿病足的治疗中一定要重视外治法，赵教授在外用药处方中注重局部辨证，以四妙丸加入清热解毒、活血化瘀之药，以达清热除湿、舒筋通络、去腐生新的效果，如此配合内服药，则标本兼治。在中药选择上，赵教授坚持在以中医中药为主治疗疑难杂症的同时，亦不反对现代科技对中医中药的研究，现代药理研究具有降糖作用的中药，如人参、山药、山萸肉、牡丹皮、黄芪、麦冬、玄参、麦芽、苍术、知母等，在治疗的时候，可参考使用，但是辨证论治用药的大法不能丢，否则就是彻头彻尾的中药西药化了。

本案中，患者消渴日久，气阴两伤，故以玉液汤加减，益气养阴，加入五味子，与麦冬同用有生脉饮之意，同时用知柏地黄丸滋阴清热，金樱子、桑螵蛸缩尿，治疗夜尿次数频，三七活血化瘀，桑枝等药疏通经络，配合外治法。二诊中，患者夜尿次数明显减少，故减去收敛之药，加大健脾利湿的力量，经治疗，患者症状逐渐好转。在煎服法中，要求患者每服药日三服，与常规药物服用方法不同，值得注意。

（谢洋峰）

参 考 文 献

［1］朱敏婷，李彦伦. 从《内经》探究糖尿病足的病因病机［J］.新中医，2013，45（3）：184－185.

［2］高艳，孙燕燕，杨柳，等. 糖尿病足的发病机制与西医治疗进展［J］.实用糖尿病杂志，2020，16（4）：143，49.

［3］秦前刚. 中西医结合治疗糖尿病足坏疽68例［J］.中国中西医结合外科杂志，2011，17（1）：112－113.

［4］李亚廷. 中医辨证治疗糖尿病足病57例体会［J］.医学信息（中旬刊），2011，24（9）：4535－4536.

［5］魏汉林，马建伟，支艳，等. 中西医结合治疗糖尿病性足坏疽［J］.湖北中医药大学学报，2011，13（1）：63－64.

［6］李晓莉，王民山. 糖尿病足的中西医结合治疗［J］.中国实用乡村医生杂志，2006，13（4）：49－50.

［7］陈春君，苏永雄，林宝举，等. 糖尿病足的临床治疗进展［J］.当代医学，2020，26（31）：193－194.

［8］邱文慧，郭诗韵，冼建春. 邓铁涛教授临证用药经验介绍［J］.四川中医，2017，35（7）：1－3.

［9］贾晓林，蔡文就，刘晨峰，等. 邓铁涛教授论治糖尿病足经验［J］.广州中医药大学学报，2005，22（3）：228－230.

［10］唐静雯，许保华. 国医大师唐祖宣［M］.北京：中国医药科技出版社，2019：3，9.

［11］薛俊茹，何录文，孙晖，等. 四妙勇安汤药理作用及作用机制研究进展［J］.中医药信息，2020，37（5）：113－118.

［12］史同霞，王学华. 金匮肾气丸的药理研究及临床应用进展［J］.中央民族大学学报（自然科学版），2019，28（2）：68－71.

［13］张重钢，韩新峰，张健锋. 河南省名中医学术经验荟萃［M］.西安：世界图书出版西安有限公司，2017：818－822.

［14］刘建平. 袁占盈辨治糖尿病足经验［J］.中国中医基础医学杂志，2010，16（3）：236，253.

［15］赵璐，孙俊波．名老中医袁占盈教授治疗糖尿病常用药对经验［J］．光明中医，2016，31（24）：3565－3566.

［16］金建宁，赵进喜．赵进喜治疗糖尿病经验［J］．中医杂志，2013，54（6）：526－528.

［17］赵进喜．糖尿病足的综合治疗及其实践［J］．浙江中西医结合杂志，2009，19（2）：67－69.

［18］赵进喜．糖尿病足的综合治疗及其实践（续）［J］．浙江中西医结合杂志，2009，19（3）：133－135.

［19］赵晓晖，赵斌．赵斌主任医师运用中医综合疗法辨治糖尿病足经验举隅［J］．中医临床研究，2011，3（9）：79－80.

第十章 国医名师诊治
糖尿病其他病症

第一节　糖尿病合并血脂异常

一、谢晶日治疗糖尿病合并高脂血症医案一则

患者，女，60岁。

初诊：2006年4月22日。

主诉：发现血糖升高并血脂升高5年。

病史：糖尿病合并高脂血症病史5年，现时口干口渴欲饮，易饥而食后脘胀，大便干，面色萎黄，肌肤甲错，头晕头沉，舌质暗红，少许黄腻苔，脉弦滑。血糖15.1 mmol/L，尿糖（+++），三酰甘油3.74 mmol/L。

西医诊断：糖尿病合并高脂血症。

中医诊断：消渴病。

辨证：肝郁脾虚证。

治法：健脾疏肝，益气养阴。

处方：柴胡15 g，黄芩15 g，黄连15 g，西洋参15 g，黄芪20 g，沙参20 g，佛手20 g，砂仁15 g，山药15 g，茯苓20 g，白术15 g，厚朴15 g，槟榔15 g，甘草10 g。每日1剂，分2次加水煎服，连服7剂。

二诊：2006年5月2日。口渴欲饮已平，食后腹胀亦减，唯头晕头沉，肌肤甲错，脉象弦滑，此乃燥热伤津基本缓解，肝脾仍虚，"久病及肾，久病必瘀"，再拟健脾益气补肾，佐以活血化瘀以渐杜其根。

处方：柴胡15 g，黄芩15 g，黄连15 g，黄芪20 g，沙参20 g，佛手20 g，砂仁15 g，山药15 g，山萸肉15 g，炒杜仲25 g，茯苓20 g，白术

15 g，甘草 10 g，陈皮 15 g，莱菔子 10 g，川芎 15 g，当归 15 g，天花粉 25 g。

是方随证加减，连服 30 剂，诸症悉除，复查血糖、尿糖、血脂均属正常。

按语：糖尿病属中医学"消渴"范畴，中医历来认为阴津亏损、燥热偏胜为其主要病机。其病因多与素体阴虚、劳欲过度、饮食不节、情志失调等有关。病变主要部位在肺、脾、肾，故有上、中、下三消之称。在治疗上，大多结合"三消"之辨证，施以滋阴降火、益气生津等常法。《素问》"奇病论"曰："夫五味入口，藏于胃，脾为之行其精气，津液在脾，故令人口甘也。此肥美之所发也。此人必数食甘美而多肥，肥者令人内热，甘者令人中满，故其气上溢，转为消渴。"长期过食肥甘厚腻之品导致脾的运化转输功能受损，体内的水谷精微化生为湿浊之气，不能排出体外，日久郁热，导致消渴病的发生。张锡纯在《医学衷中参西录》中指出："消渴一证……皆起于中焦而极于上下。"由此得知是脾脏的功能失调导致了肺、胃、肾 3 个脏腑的病变，消渴病的发生是脾脏病变的结果，故谢教授认为本病之病机与脾胃功能失调关系最为密切。因脾主运化，输布精微，升清降浊，开窍于口，体内精微物质代谢紊乱所产生的病理性产物为内生之邪。血糖乃饮食之所化，高血糖、高血脂与脾失健运、肝失疏泄、甘浊内滞有关。甘味既可生湿又能助湿，湿邪既可作为新的致病因素而困遏脾胃，又可化热伤津，进而累及五脏，致精血阴阳俱衰，变生多种兼证，以致迁延难愈。立法遣药应着重健运脾土，疏肝降浊，斡旋中焦。脾胃强健，纳运健旺，疏泄如常，斡旋得利，诸症自消。《医宗己任》"消症"指出："消之为病，一源于心火炽炎……然其病之始，皆由不节嗜欲，不慎喜怒。五志过极皆可化火，情志不舒又郁遏气机，导致肝失调达，郁而化火，灼伤津液。"同时有研究表明，消渴病患者大多发病前有抑郁、焦虑、烦躁等不良情绪，并且在疾病治疗过程中，情志的变化、不良情绪的刺激同样会导致血糖的波动，由此可见肝气郁结、气郁化火亦可导致消渴病的发生和发展。

二、林兰教授辨治糖尿病合并血脂异常医案一则

患者，男，61 岁。

初诊：2010 年 11 月 16 日。

主诉：间断乏力、口干 2 年半。

病史：糖尿病并高脂血症病史 2 年半，现感倦怠乏力，口干多饮，纳差，尿频，手足麻木、偶有下肢酸痛，舌暗红、苔白腻，脉弦细。理化检查示空腹血糖 8.2 mmol/L，餐后血糖 11.8 mmol/L；总胆固醇 6.24 mmol/L，三酰甘油 3.81 mmol/L；高密度脂蛋白 1.24 mmol/L，低密度脂蛋白 4.01 mmol/L，极低密度脂蛋白 1.73 mmol/L。

西医诊断：2 型糖尿病、高脂血症。

中医诊断：消渴病。

辨证：气阴两虚，脾虚湿盛，痰瘀内阻。

治法：益气养阴，活血化瘀，燥湿和中。

方药：生脉散和桃红四物汤加减。

处方：太子参 15 g，麦冬 10 g，五味子 10 g，桃仁 10 g，红花 10 g，当归 15 g，川芎 10 g，生地 15 g，熟地 15 g，牛膝 12 g，桂枝 10 g，姜黄 15 g，皂角 10 g，丹参 15 g，砂仁 6 g，檀香 6 g，生黄芪 15 g，半夏 9 g，枳实 10 g，茯苓 15 g。每日 1 剂，分 2 次加水煎服，连服 14 剂。

二诊：2 周后复诊，乏力、口干多饮减轻，下肢酸痛好转，仍然手足麻木，舌暗红、苔白，脉弦细；平时血糖控制尚满意，予原方去半夏、枳实、茯苓，加山萸肉 12 g，土鳖虫 6 g，继续治疗。间断性服用 4 周，无明显不适，舌暗红、苔白，脉弦细。嘱继续巩固疗效，守上方服药。

按语：《黄帝内经》中有论述糖尿病合并血脂异常的病因。《素问》"奇病论"曰："……脾瘅……此肥美之所发也，此人必数食甘美而多肥液，肥者令人内热，甘者令人中满，故其气上溢转为消渴。"林兰教授认为糖尿病合并血脂异常形成的外因是嗜食肥甘、年老体衰、情志所伤、膏粱厚味、缺乏运动等，内因是脾肾运化输布失调、湿浊内生。痰是多种因素引起体内水与津液输布、生化失常所形成的病理产物，损伤脏腑和经络功能而导致多种疾病，故有"百病起于痰"之说。脾虚湿盛，聚湿酿痰，痰蕴化热成瘀，痰瘀交阻，血脉闭阻，《诸病源候论诸痰候》曰："诸痰者，此由血脉壅塞，饮水积聚而不散，故成痰也"。痰浊、瘀血的形成与脾、肾二脏关系十分密切，尤其是痰湿体质与高血脂的发生密切相关，可见痰湿与高血脂同出一辙，同气相召。气虚、阳虚为基本，贯穿始终，是糖尿病合并血脂异常的内在因素，为糖尿病合并血脂异常之本，故叶天士在《临证指南医案》中曰："凡论病，先论体质，形象脉象，以病乃外加于身也。夫肌肤柔柏属气虚，外似丰溢，里真大怯，盖阳虚之体，惟多痰多湿。"这阐明了肥胖体质的实质内涵为本虚标实。该患者久病体虚，脾胃运化失调，阴津化生乏源。脾气亏虚，故见倦怠乏力、纳差；津液输布失常故见口干多饮、尿频；肾阴亏虚亦可见口干、乏力，故首诊以生脉散益气养阴；脾肾运化输布失常、湿浊内生，化热成瘀，痰瘀交阻故见手足麻木、疼痛，遂以桃红四物汤活血化瘀。同时加用生黄芪益气健脾，砂仁化湿温脾，半夏、茯苓健脾化湿，桂枝、姜黄温经通络、活血化瘀，皂角、丹参活血通络，檀香理气，枳实化痰，全方共奏益气养阴、活血化瘀、燥湿和中之功效。患者服用 14 剂后乏力、口干多饮减轻，下肢酸痛好转，仍然手足麻木，舌暗红、苔白，脉弦细；平时血糖控制尚满意，此时痰湿缓解，仍有瘀象，故在原方上去半夏、枳实、茯苓，手足麻木加用土鳖虫破血逐瘀、通经活络，肢体酸痛、乏力加用山萸肉补益肝肾继续治疗。

三、朱沈诊治糖尿病合并高脂血症医案一则

患者，男，40 岁。

初诊：1999 年 7 月。

主诉：发现血糖升高、血脂升高数年。

病史：患者世居热带，嗜烟酒，喜冷饮，面色黧黑晦暗，体形胖壅，望而知为湿痰内滞之体。自述患糖尿病已数年，每日需饮水数十杯，小便频数，夜间尤甚，影响睡眠；且溺色黄浊，似油脂浮于其上；但饮食不减，身体愈趋肥胖，检查尿糖、血糖、血脂均高。多方治疗，效果不显。余往诊时，除见上述病情外，患者且感头眩，身困重，足软无力，口燥思饮，时有痰凝作咳。诊脉弦滑，舌苔干黄。

西医诊断：2 型糖尿病，高脂血症。

中医诊断：消渴病。

辨证：脾虚湿盛，痰瘀阻滞。

治法：化痰祛湿，活血化瘀。

方药：二术七夏汤加减。

苍术、牡丹皮、陈皮各 12 g，白术、茯苓、赤芍、黄精、泽泻各 15 g，薏苡仁、丹参各 30 g，半夏 10 g，三七 3 g（冲服）。每日 1 剂，水煎取汁 400 mL，分 2 次于早、晚服用，共 5 剂。

二诊：患者渴饮略少，溺色转淡，次数稍减。舌苔较润，脉仍细弦而滑。时咳嗽，痰凝，夜卧不安，此消渴渐退，病久阴虚脾弱，湿痰未化，续

以上方加减。继服 15 剂，诸症皆消。

按语：患者世居热带，饮食不节，体型肥壅，为痰湿内滞之体。长期过食肥甘厚腻之品导致脾的运化转输功能受损，体内的水谷精微化生为湿浊之气，不能排出体外，日久郁热，导致消渴病的发生。消渴日久，脾胃阴虚，胃火内炽，津液不升，湿热痰浊不化，痰瘀交阻，血脉闭阻。中医学认为，肥胖者多脾虚湿盛，脾虚津液失运可生湿，湿邪阻碍可导致血瘀，瘀阻血流缓慢亦可生湿。故湿瘀常常交织一起，患者常有神疲乏力、小便混浊、舌苔厚腻等湿浊表现，日久又有口唇暗红、面色晦暗、皮肤色素沉着、肢端颜色异常等血瘀征象。二术七夏汤中，苍术、白术、半夏燥湿健脾化痰；陈皮理气化痰；茯苓、泽泻、薏苡仁利水渗湿；牡丹皮、赤芍、丹参、三七活血化瘀；黄精健脾益气养阴，也可防燥湿利水之剂伤阴。全方具有化痰祛湿、活血化瘀之功，正适宜于糖尿病合并肥胖、高脂血症者。糖尿病肥胖患者多数存在胰岛素抵抗现象，也多数存在血脂异常，而这些作为代谢综合征的组成部分又可相互影响，因此，治疗糖尿病肥胖患者不仅是治疗糖尿病，更是治疗代谢异常。

（胡文孝）

参 考 文 献

［1］刘磊．谢晶日教授从肝脾论治疑难杂证经验举隅［J］.时珍国医国药，2008，19（1）：245 - 246.

［2］赵晶，娄培安，张盼，等.2 型糖尿病患者焦虑和抑郁现状及危险因素的研究［J］.中国糖尿病杂志，2014，22（7）：615 - 619.

［3］李准洙．林兰教授辨治糖尿病合并血脂异常的经验［J］.中国现代医药杂志，2011，13（5）：105 - 106.

［4］朱沈．化痰活瘀法治疗糖尿病肥胖病 37 例［J］.陕西中医，2005，26（3）：201 - 202.

第二节　糖尿病合并高尿酸血症及痛风

一、南征诊治糖尿病合并高尿酸血症及痛风医案一则

患者，女，52 岁。

初诊：2001 年 11 月 13 日。

主诉：血糖升高 5 年。

病史：患者于 1996 年 10 月在某医院确诊为 2 型糖尿病，当时测空腹血糖 8.3 mmol/L，后间断服用消渴丸、格列齐特治疗，饮食控制不严格，病情时轻时重。

现症见：口渴多饮，神疲乏力，两目干涩，视物模糊，腰膝酸软，五心烦热，盗汗，双下肢麻木、疼痛，大便干结，舌质绛、少苔，脉沉细数。

诊查：空腹血糖 12.3 mmol/L，尿糖（＋＋），果糖胺 3.4 mmol/L，血尿酸 480 μmol/L，尿素氮 14.8 mmol/L，肌酐 190 mmol/L。

临床诊断：糖尿病合并高尿酸血症。

辨证：气阴两虚兼瘀毒。

治法：益气养阴，解毒化瘀。

处方：生地黄 20 g，知母 20 g，黄连 10 g，人参 10 g，丹参 10 g，枸杞子 30 g，秦艽 10 g，土茯苓 100 g，车前子 10 g，益母草 10 g，黄芪 20 g，金银花 10 g，连翘 10 g，青蒿 10 g，地骨皮 15 g，甘草 5 g。水煎服，早晚温服。嘱患者坚持糖尿病饮食，多运动，并限制高嘌呤、高胆固醇食物的摄入。

二诊：2001 年 11 月 23 日。患者自诉服上药后，近日仍感睡眠不佳。查空腹血糖 10.2 mmol/L。

处方：上方加酸枣仁 20 g，柏子仁 20 g，夜交藤 20 g。

三诊：2001 年 12 月 17 日。患者自诉服上药后，活动后时有心悸、胸闷、气短。查空腹血糖降至 8.9 mmol/L，尿糖（－），血尿酸 394 μmol/L，尿素氮 9.5 mmol/L，肌酐 171 μmol/L。故给予银杏叶片、补心气口服液、滋心阴口服液服用。

四诊：2002 年 1 月 5 日。患者首方加稀莶草 15 g，服用 6 剂后，查空腹血糖降至 6.8 mmol/L，尿糖（－），血尿酸 294 μmol/L，尿素氮 6.9 mmol/L，肌酐 104 μmol/L，诸症明显好转。

处方：生地黄 10 g，知母 10 g，玉竹 10 g，榛子花 10 g，丹参 20 g，黄芪 50 g，秦艽 10 g，车前子 10 g，金银花 20 g，益母草 10 g，黄连 10 g，人参 10 g，甘草 5 g。10 剂，压面，每次 5 g，口服，每日 3 次。并嘱其坚持饮食控制及运动，定期复查。

按语：高尿酸血症（hyperuricemia）是一种因嘌呤代谢紊乱，或因尿酸排泄减少所导致的常见代谢及营养疾病，当人体内血尿酸浓度超过 420 μmol/L 时，即可诊断为高尿酸血症，但有性别及年龄的差异（男性及绝经后女性为 >420 μmol/L，绝经前女性为 350 μmol/L）。高尿酸血症早期起病多隐匿，无任何临床症状，此时称为"无症状高尿酸血症"，此阶段如不能积极地干预治疗，病情多可发展至痛风急性发作、痛风性关节炎、痛风石、高尿酸血症肾病等病症，同时又是冠心病、高血压、2 型糖尿病等疾病的危险因素。无症状高尿酸血症因其无明显症状，仅见血液生化检查提示血尿酸升高，故而中医文献中多无明确的记载，病情进展至出现临床症状时，则与中医学"痹证""历节""白虎历节""热痹"等病证类似。南征教授认为消渴病早期以阴虚为本，燥热为标，久而气阴两虚。随着病情不断发展，肾之气阴两虚，致肾络虚，身体虚损劳伤，内生之痰瘀郁热胶结化毒，毒、痰、瘀互结，瘀滞于肾络，诸症丛生。痰、瘀、湿、热胶阻络脉，是毒邪产生的病理基础。元阴元阳受损，五脏六腑失其温煦、滋养，脏腑失衡，脏腑气机失畅是毒邪形成的关键。糖尿病合并高尿酸血症主以"毒损肾络"为病机，南征教授认为本案为消渴日久，痰浊、瘀血、湿浊滞留肾脉所致，肾脏开阖失司，分清泌浊功能失调，尿酸排出受限，致血尿酸升高。其仍不失虚实两端，虚者责之脾肾，实者责之湿、痰、热、瘀，治疗时总以健脾养胃、补肾益气为主，以治其本，酌情选择清热、利湿、化痰、活血、祛瘀之法，以治其标，标本兼顾，方可收到满意的效果。南征教授创立降尿酸 1 号方：党参 20 g，茯苓 25 g，薏苡仁 25 g，山药 20 g，泽泻 15 g，枸杞子 20 g，土茯苓 50 g，猫爪草 15 g，车前子 15 g，地龙 9 g，炙甘草 10 g。本案方以降尿酸 1 号方加减，配伍黄连、知母等降血糖药物。以生地黄、知母、黄连为主药，滋阴润燥，清热泻火；配以解毒除湿之土茯苓、秦艽、车前子，使虚得补，邪得泻；又以丹参活血养血；人参、枸杞子平补肝、脾、肾；以甘草调和诸药。诸药合用，共奏益气养阴、化瘀解毒之功效。

二、丁学屏诊治糖尿病合并高尿酸血症及痛风医案一则

患者，男，56岁。

初诊：2007年4月13日。

主诉：口干多饮10余年，发热3天伴左膝关节红肿疼痛。

病史：本次发病因3天前外出劳累，出现发热37.2℃，伴左膝关节肿痛，并见口干多饮、咽痛、咳嗽，咳痰色白量少，左侧肢麻，纳可，寐安，二便调。糖尿病病史10年余，既往有高血压、高尿酸血症、痛风病史。

现症见：发热37.2℃，伴左膝关节肿痛，并见口干多饮、咽痛、咳嗽，咳痰色白量少，左侧肢麻，纳可，寐安，二便调。舌质红，苔黄腻，脉弦。

西医诊断：糖尿病合并痛风急性发作，肺炎，高血压。

辨证：痰热蕴结，气壅血涩。

治法：清热通络，祛风除湿。

处方：桂枝9g，石膏24g（先煎），知母9g，羚羊角粉0.6g（分吞），土茯苓30g，川萆薢12g，忍冬藤30g，川怀牛膝（各）9g，王不留行9g，牡丹皮9g，赤芍9g，蚕沙12g（包煎），苍术12g，薏苡仁30g，泽泻30g，百合15g，虎杖30g，地龙9g，海桐皮12g。3剂，水煎服，每日1剂，早晚温服。

二诊：2007年4月16日。发热已退，无咽痛，无咳嗽、咳痰，左膝关节疼痛好转，肢麻好转，纳可，寐安，二便调，舌质红，苔黄腻，脉弦濡。证属湿热未除，继拟清热通络、祛风除湿。上方续服7剂。预后：上方服后，患者体温平，足部红肿疼痛基本缓解。

按语：丁学屏教授认为早期糖尿病病因多端，辨治应重标本，常分四型：阴虚热盛，治以滋阴清热；湿热内蕴，治以清利湿热；气阴两虚，治以益气养阴；阴阳两虚，治以滋阴补阳固肾。后期以气阴两虚为主，痰浊、瘀血、湿热蕴结，变生诸症。糖尿病患者常易合并痛风，痛风是因嘌呤代谢紊乱、血尿酸升高而致的代谢性疾病。临床以高尿酸血症、急性关节炎反复发作、痛风石沉积、痛风性肾病、痛风性尿结石等为表现，属中医"痹证""痛风""白虎历节"范畴。痛风之名最早起源于我国，在元·朱丹溪《格致余论》中列"痛风"专篇，正式提出"痛风"的病名，以后对其病因病机的认识不断充实完善。《张氏医通》指出："痛风一证，《灵枢》谓之贼

风,《素问》谓之痹,《金匮》名曰历节。"患者平素过食肥甘,损伤脾胃功能,脾失散精归肺之用,发为消渴。脾失健运,升清降浊失司,湿热浊毒内生,外感风寒湿诸邪,流注关节经络之间,致气血凝滞、湿热痰浊痹阻经络,不通则痛。痛风可归入中医痹证中的热痹,但如果痛风反复发作迁延,则又可视为顽痹,多发生于老年人、肥胖者、糖尿病伴高血压及高脂血症、肥胖的代谢综合征患者,高蛋白、高脂肪膳食易引起痛风,酒精亦能诱导高尿酸血症。急性发病者治拟清热通络、祛风除湿,宗白虎加桂枝汤立法。白虎加桂枝汤最早见于《金匮要略》,主治"温疟""骨节疼烦"。方中石膏辛寒,清气分之伏热;佐入辛甘温轻扬之桂枝,引导凉药以通营卫;桂枝入血通脉,不论寒痹、热痹均有良效。寒痹,桂枝配乌头;热痹,桂枝配石膏;知母专理阳明独盛之热,具有清热通络之功;羚羊角粉有清热解毒、息风止痉的功效。临床常以白虎加桂枝汤加羚羊角一法,治疗急性痛风性关节炎,往往一剂知,两剂已。关节红肿者,常用土茯苓、川萆薢、忍冬藤等清热通络除湿,丹皮、赤芍、牛膝、王不留行凉血通络化瘀;肿胀剧烈,加地龙、海桐皮。晚蚕沙祛风除湿,可治风湿痹痛,又能和胃化浊燥湿。现代药理研究表明,土茯苓、川萆薢、虎杖、百合等分清泄浊之品,有降低血尿酸作用。

(林湘东)

参 考 文 献

[1] 陆再英,钟南山. 内科学 [M].7 版. 北京:人民卫生出版社,2011:830－832.

[2] 张娴娴. 孙维峰教授诊治无症状高尿酸血症经验拾萃 [J]. 贵阳中医学院学报,2010,32（1）:11－12.

[3] 张睿,史耀勋. 南征教授治疗无症状高尿酸血症经验介绍 [J]. 临床医药文献电子杂志,2017,4（39）:7595.

[4] 上海市中医文献馆. 跟名医做临床:内科难病（二）[M]. 北京:中国中医药出版社,2009.

第三节 糖尿病合并非酒精性脂肪肝

一、仝小林诊治糖尿病合并非酒精性脂肪肝医案二则

案 1：患者，女，30 岁。

初诊：2013 年 10 月 21 日。

主诉：2 型糖尿病合并脂肪肝 10 年。

病史：2 型糖尿病合并脂肪肝 10 年。平素口服胰岛素和二甲双胍，血糖控制不理想。

现症见：口干口渴，易饥多食，双眼易发结膜炎，偶有失眠，自汗，大便排出不畅，2～3 日一行，大便黏臭，伴腹胀，夜尿 2～3 次，无泡沫，月经正常。舌暗红，苔微黄腻，舌底络脉瘀滞，脉滑略数。

诊查：血压 170/110 mmHg。糖化血红蛋白 7.2%，空腹血糖 15 mmol/L，谷丙转氨酶 46 U/L，谷草转氨酶 28.6 U/L，尿素氮 2.6 mmol/L，肌酐 42 μmol/L，胆固醇 6.61 mmol/L，三酰甘油 3.24 mmol/L，高密度脂蛋白 1.21 mmol/L，低密度脂蛋白 4.25 mmol/L，游离脂肪酸 0.91 mmol/L。B 超示中重度脂肪肝。

临床诊断：糖尿病合并脂肪肝。

辨证：湿热内蕴，浊瘀内阻。

治法：清热利湿，降浊化瘀。

处方：茵陈 30 g（先煎 1 小时），虎杖 15 g，赤芍 30 g，红曲 12 g，川黄连 15 g，知母 45 g，天花粉 45 g，鸡血藤 30 g，生大黄 6 g，生姜 3 片。

二诊：以上方为基本方，加减服用 3 个月，复查糖化血红蛋白 6.3%，谷丙转氨酶 44 U/L，胆固醇 5.13 mmol/L，三酰甘油 2.38 mmol/L，高密度脂蛋白 1.13 mmol/L，低密度脂蛋白 3.24 mmol/L。B 超示中度脂肪肝。上方加减继服半年，血脂转为正常。

按语：脂肪肝是代谢综合征在肝脏方面的表现，在糖尿病患者群中达 70%～80%，2 型糖尿病合并肥胖者的发病率几乎达到 100%。《素问》"奇病论"载："有病口甘者，病名为何？何以得之？岐伯曰：此五气之溢也，

名曰脾瘅。夫五味入口，藏于胃，脾为之行其精气，津液在脾，故令人口甘也。此肥美之所发也。此人必数食甘美而多肥也。肥者令人内热，甘者令人中满，故其气上逆，转为消渴。"文中指出过食肥甘厚味导致脾胃亏虚，气机升降无度，运化失司，脾土壅塞，而生中满内热，脾土壅塞以致血糖、血脂、血尿酸等代谢物质不能有序地输布应用，积聚在脉管之中，久而成浊，瘀塞脉道，最终形成代谢综合征的各种表现，其在肝脏表现为脂肪肝。脾土壅塞，肝胃郁热，故见口干口渴，易饥多食，大便排出不畅、黏臭。湿热夹瘀，故见舌暗红，苔微黄腻，舌底络脉瘀滞，脉滑略数。肝属木，脾胃属土，木达而土旺。脾的升清与胃的降浊，中焦气机斡旋有赖肝的疏泄之功。"土壅"与"木郁"互为因果。肝气条达则既能助脾运化，水谷精微得而转为清阳之气，上归于肺，泽溉周身；又能助胃受纳腐熟，使水谷下达小肠。且现代医学认为 2 型糖尿病和脂肪肝以胰岛素抵抗为共同基础，故仝小林教授治疗 2 型糖尿病合并脂肪肝时，多从"土壅木郁"入手，以调肝为突破口，充分结合中西医，方用大柴胡汤和茵陈蒿汤治疗。方中茵陈、虎杖，清热解毒利湿；仝小林教授常在此基础上配以红曲为利胆退黄降脂的经验对药，能改善酒精性肝炎、脂肪肝及脂肪性肝炎的胆汁瘀滞症状。川黄连、知母、天花粉苦寒直折胃肠之热，是"苦酸制甜"的常用降糖对药；赤芍清热凉血，为治疗肝经瘀热要药；鸡血藤活血通络，配合赤芍行血中之滞，是仝小林教授在治疗糖尿病中所倡之"全程治络"的临证活用。红曲为降脂之特效药，少佐生姜以防苦寒伤胃。本案血糖控制不理想，加强了降糖力度。研究证实大剂量黄芩与黄连配伍时，能拮抗黄连的降糖效应，故去黄芩，加知母、天花粉，加强了降糖力度。

案 2：患者，男，28 岁。

初诊：2015 年 6 月 12 日。

主诉：发现血糖升高 10 个月。

病史：10 个月前体检发现血糖升高，糖化血红蛋白 10%，诊断为 2 型糖尿病，先后使用二甲双胍等药物及胰岛素注射控制血糖，血糖控制不佳。目前降糖方案：二甲双胍 0.5 g，3 次/日；吡格列酮 1 mg，1 次/日；艾塞那肽注射液早、午各 5 μg；重组甘精胰岛素注射液睡前 12 μg。

现症见：左眼视物不清，多汗，易上火，唇周痤疮。纳眠可，大便溏，一日 2 行，小便偏黄，少量泡沫，夜尿 1 次。舌红，苔黄腻，脉沉弦滑、偏数。

诊查：BMI 28.5 kg/m^2。

临床诊断：代谢综合征，糖尿病合并脂肪肝。

辨证：湿热中阻，气虚络瘀。

治法：辛开苦降，通腑化浊，兼以益气养阴，固表敛汗。

处方：半夏9 g，黄连15 g，知母30 g，赤芍30 g，茵陈30 g，红曲3 g，生大黄6 g，三七粉3 g，西洋参6 g，生姜15 g，大枣9 g。水煎服，1剂/日。

二诊：2015年7月14日。服用上方1个月，诸症明显变化。血压130/100 mmHg。糖化血红蛋白6.8%，空腹血糖5.16 mmol/L，腹部B超示中度脂肪肝。眼底检查示左眼黄斑区缺血。现用药同前。

处方：上方加鬼箭羽15 g，虎杖15 g，生地黄30 g，水煎服，1剂/日。嘱停用重组甘精胰岛素注射液。

三诊：2015年8月11日。易上火症状缓解，唇周痤疮消失，仍多汗，BMI降为27.7 kg/m^2。糖化血红蛋白5.8%。现用药物：二甲双胍0.5 g，2次/日；吡格列酮1 mg，1次/日；艾塞那肽注射液早、午各5 μg。

处方：上方加决明子30 g，生大黄加至9 g，水煎服，1剂/日。嘱停用吡格列酮。

四诊：2015年9月29日。BMI 27.1 kg/m^2。血压120/80 mmHg，糖化血红蛋白5.4%，空腹血糖8.5 mmol/L。现用药物：二甲双胍0.5 g，2次/日；艾塞那肽注射液早、午各5 μg。

处方：上方加山茱萸9 g，枸杞子9 g，黄芪15 g，水煎服，1剂/日。

五诊：2015年10月27日。出汗明显好转。血压120/80 mmHg，糖化血红蛋白5.4%，空腹血糖8.02 mmol/L，B超显示脂肪肝消失。现用药物：二甲双胍0.5 g，2次/日，艾塞那肽注射液10 μg，1次/日。

按语：代谢综合征（metabolic syndrome，MS）是在遗传、环境等因素的共同作用下，以腹型肥胖、高血糖、高血压、血脂异常为主要特征，以胰岛素抵抗为共同病理基础，以多种代谢性疾病合并出现为临床特点的一组临床综合征。脂肪肝是代谢综合征在肝脏方面的表现。仝小林教授将代谢综合征纳入"脾瘅"范畴，"脾瘅"源自《黄帝内经》。在《素问》"奇病论"中明确阐述了其病因为嗜食肥甘厚味，病机为中满内热，其气上溢。过食肥甘厚味是"脾瘅"的始动因素，然肥者腻，甘者滞，故嗜食肥甘、食量过大可使得胃纳太过，脾运不及。谷食停滞中焦，气机升降受阻，久而酿为膏脂浊邪。膏脂本为人体正常生命活动所必需,如《灵枢》"五癃津液别"写道:"五谷之津液,和合而为膏者,内渗于骨空,补益脑髓而下流阴股。"但是当饮食营养过剩,膏脂则不能被充分运化输布而堆积为膏脂浊邪,其可阻滞气机,留滞脏腑,日久可化毒而伤阴、伤津。膏脂浊邪聚于腹部,可形成腹型肥胖;堆积于脏腑,可形成脂肪肝等。《灵枢》"决气"云:"中焦受气取汁,变化而赤,是为血。"当膏浊蕴滞中焦,其所生之血亦浊而不清。血中之浊称之为"血浊",代谢综合征范畴当中的高血糖、高脂血、高尿酸皆可纳入"血浊"范畴,仝小林教授称其为"糖浊""脂浊""尿酸浊"。仝小林教授认为"脾瘅"的发展过程经历了肥胖→脾瘅→络脉并发症3个阶段,脾瘅可以单独发生,亦可与肥胖及络脉并发症相兼发生。其将整个过程概括为"郁、热、虚、损"4个态别。其中肥胖阶段以"郁"态为主,脾瘅阶段以"郁、热"态为主,络脉并发症阶段以"虚损"态为主,并以"诸糖脂酸,上溢中满,皆属于浊"对代谢综合征的病机做了高度概括。治疗上提出"态靶因果"理论,对代谢综合征分阶段,辨态势,以"调态"为先,同时"打靶",把握核心病机,肥、糖、脂、压、酸同步调理,从理、法、方、药、量多个角度阐发了中医体系下的代谢综合征。本案中医诊断为脾瘅,西医诊断为代谢综合征、2型糖尿病、重度脂肪肝。其兼有肥胖及络脉并发症。患者以"郁、热"态为主,同时又有一定程度的"虚损"。在治疗时,从肝脾启动,辛开苦降,通腑化浊,兼以益气养阴,固表敛汗。方用生大黄、黄连泻心汤为主,半夏化痰浊,散痞结,黄连、知母折胃肠之热,苦酸制甜,赤芍、茵陈、神曲、生大黄为仝小林教授治疗脂肪肝的常用药对,清热化湿,解毒降浊。三七粉活血化瘀通经,西洋参益气养阴,生姜、大枣调和脾胃;二诊加鬼箭羽、虎杖、生地黄清热利湿解毒化瘀,改善脂肪肝;三诊生大黄加量,加强其清热泄浊通腑之功,决明子清肝明目;四诊加山茱萸、枸杞子、黄芪养阴益气,顾护根本。则湿热去,气阴存,膏脂消。

(林湘东)

参 考 文 献

[1] TARGHER G, MARRA F, MARCHESINI G. Increased risk of cardiovascular disease in non-alcoholic fatty liver disease: causal effect or epiphenomenon [J]. Diabetologia,

2008, 51 (11): 1947 – 1953.

［2］庞淑珍, 吴爱华, 蔡中起. 非酒精性脂肪肝病研究进展［J］. 临床肝胆病杂志, 2008, 24 (1): 70 – 72.

［3］何莉莎, 顾成娟, 崔亚珊, 等. 仝小林教授从"土壅木郁"辨治代谢综合征经验［J］. 世界中医药, 2015, 10 (12): 1914 – 1917.

［4］RAWLINS M D. Spontaneous reporting of adverse drug reactions. I: the data［J］. Br J Clin Pharmacol, 1988 (26): 1 – 5.

［5］中华医学会糖尿病学分会. 中国 2 型糖尿病防治指南 (2013 版)［J］. 中华糖尿病杂志, 2014, 22 (8): 447 – 498.

［6］仝小林, 姬航宇, 李敏, 等. 脾瘅新论［J］. 中华中医药杂志, 2009, 24 (8): 988 – 991.

［7］杨映映, 李青伟, 高泽正, 等. 诸糖脂酸上溢中满皆属于浊: 仝小林从浊论治代谢综合征［J］. 吉林中医药, 2018, 38 (3): 274 – 278.

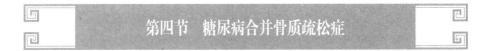

第四节　糖尿病合并骨质疏松症

吉海旺诊治糖尿病合并骨质疏松症医案二则

案 1: 患者, 女, 61 岁。

初诊: 2012 年 11 月 1 日。

主诉: 腰膝酸软 10 年余, 腰背疼痛 1 年, 加重 1 周。

病史: 患者自觉腰膝酸软 10 年余, 1 年前不慎跌倒后出现腰背疼痛, 就诊于当地医院, 确诊为"腰椎压缩性骨折、骨质疏松", 给予卧板床休息, 口服钙剂、维生素 D 等治疗, 症状时轻时重。近期因劳累自觉症状加重, 卧床休息不能缓解, 腰背不能俯仰, 转侧不利, 神疲乏力, 形体瘦削, 口干咽干, 食纳欠佳, 心烦失眠, 手足心热, 大便偏干, 2~3 日 1 行。

既往史: "2 型糖尿病"史 15 年, 现口服瑞格列奈 2 mg, 二甲双胍 500 mg, 3 次/日, 平素未控制饮食。

诊查: 第 1 腰椎棘突压痛明显, 叩击痛 (+), 腰背活动受限, 四肢活动无异常。舌暗红、苔薄白, 脉沉细。辅助检查示随机血糖 16.1 mmol/L, 糖化血红蛋白 8.5%; X 线片示骨质疏松, 第 1 腰椎陈旧性压缩性骨折。

西医诊断：糖尿病性骨质疏松症，腰椎陈旧性压缩性骨折。

中医诊断：骨痿。

证候：气阴两亏，肾虚血瘀。

治法：益气养阴，补肾活血。

方名：糖骨方加味。

处方：黄芪 20 g，骨碎补 15 g，麦冬 15 g，怀牛膝 15 g，焦杜仲 15 g，川芎 10 g，炒山药 15 g，煅牡蛎 20 g（先煎），独活 10 g，知母 15 g，狗脊 15 g。服 14 剂，每日 1 剂，水煎服。嘱患者控制饮食，监测血糖，注意休息。

二诊：2012 年 11 月 15 日。用药后腰背疼痛减轻，大便调，神疲乏力、心烦失眠缓解，仍有腰膝酸软、手足心热，舌暗红、苔薄白，脉沉细。上方加山萸肉 15 g。服 14 剂，每日 1 剂，水煎服。

三诊：2012 年 11 月 29 日。患者腰背疼痛消失，腰膝酸软大减，腰背活动好转，口干、手足心热减轻，眠安。舌暗红、苔薄白，脉细。上方麦冬、知母各 10 g。服 14 剂，每日 1 剂，水煎服。

按语：在中医文献中并无"糖尿病性骨质疏松症"这个病名，就其临床表现而言，吉海旺教授认为，该病归属于中医风湿病之"骨痹"和"骨痿"范畴，与《黄帝内经》中有关"骨痿"的记载更为相似。《素问》"痿论"中"肾气热，则腰脊不举，骨枯而髓减，发为骨痿""肾者水藏也，今水不胜火，则骨枯而髓虚，故足不任身，发为骨痿"，其中都提及骨痿。骨痿，症见腰背酸软、难以直立、下肢痿弱无力、面色暗黑、牙齿干枯等，由大热灼伤阴液、长期过劳、肾精亏损、肾火亢盛等，使骨枯而髓减所致。骨为"五体"之一，既有一定的功能，如贮藏骨髓、支持形体、保护内脏和协调运动，同时也需要其他脏腑的濡养支持。肾藏精，精生髓，髓藏于骨中称为骨髓。骨骼的生长发育是以骨髓的充盈为基础，骨髓对骨骼具有营养支持的功能。只有肾精充足，方能充盈骨髓生化之源，骨骼得到髓的滋养，才能稳固而柔韧，不易折断；若肾精亏虚，骨失髓养，就会使骨质脆弱易折，或折后不易愈合，即为骨痿。清·唐容川在《医经精义》中有"肾藏精，精生髓，髓生骨，故骨者，肾之所合也。髓者，肾精所生，精足则髓足，髓在骨内，髓充者骨强"，通过"肾精—骨髓—骨"将肾与骨的生理病理变化联系起来。

患者以"腰膝酸软 10 年，腰背疼痛 1 年，加重 1 周"为主要临床表现，属于中医"骨痿"范畴。患者消渴日久、燥热伤阴耗气而致气阴两虚，因脏腑功能失调，瘀血内生，气血运行阻滞，出现气阴两虚，脉络瘀阻。气虚则影响水谷化生精微，精血生化不足，日久则髓枯骨痿；阴虚则生内热，损耗阴津，热灼津亏加重血瘀。久病及肾，而致肾虚。腰为肾之府，肾虚兼血瘀，故可见腰膝酸软，腰背疼痛。因肾虚髓空，故稍受外力则骨折。气虚可见神疲乏力，食纳欠佳；阴虚则生内热，可见口干咽干、心烦失眠、手足心热；燥热伤津，可见便秘。舌暗红、苔薄白、脉沉细，乃肾虚血瘀之征。气阴两亏、肾虚血瘀是糖尿病性骨质疏松症最常见的证型，消渴日久耗气伤阴，导致肾虚血瘀，出现腰膝酸软、腰背疼痛。肾虚髓空形成骨质疏松，轻微的外力作用即出现骨折。病久燥热伤阴耗气而致气阴两虚，因脏腑功能失调、瘀血内生、气血运行阻滞，出现气阴两虚、脉络瘀阻。骨中脉络瘀阻不通，生成骨痹。清·陈士铎《石室秘录》"消渴"明确指出"渴之证，虽有上中下之分，其实皆肾水不足也"，久病伤肾，肾虚骨失所养，易致骨痿。治疗以补肾活血、益气养阴为法，方用糖骨方加味。糖骨方中以黄芪和骨碎补为君药。黄芪性甘、微温，归肺、脾、肝、肾经，具有益气健脾、固表升阳、利水消肿等功效；骨碎补性苦、温，归肝、肾经，具有补益肝肾、活血、止血、续筋骨的功效，二药可入肝、脾、肾经，共奏补肾壮骨、健脾益气、养肝活血功效。臣以麦冬、焦杜仲、怀牛膝、川芎。麦冬性甘，味微苦，微寒，归心、肺、胃经，具有养阴生津、润肺清心的功效；焦杜仲性甘、温，归肝、肾经，有补肝肾、强筋骨的功效；怀牛膝性苦，味甘、酸、平，归肾、肝经，具有活血通经、补肝肾和强筋骨的功效；川芎性辛、温，归肝、胆、心包经，活血行气，祛风止痛，又可通达气血，引使诸药到达病所。此四药共为臣药，能够助君药补肾养阴、清热活血、强骨舒筋。佐以炒山药、煅牡蛎、独活、知母。此四药加强君臣药补肾健脾、益气养阴、补肾壮骨的作用。再以川芎、怀牛膝兼为使药，作为引经药，川芎可引药上行，怀牛膝可引药下行，引方中诸药到达病所，发挥药效。全方共奏益气养阴、补肾活血之功效。

案2：患者，男，55岁。

初诊：2013年3月7日。

主诉：腰背酸困乏力半年。

病史：患者半年来自觉腰背酸困，精神欠佳，四肢乏力，不能久站，无腰痛及下肢麻木放射痛，食纳尚可，二便尚调，眠一般。

既往史："2型糖尿病"病史8年，未予重视，现使用诺和灵30R早

20 U、晚 16 U 餐前 30 分钟皮下注射；二甲双胍 500 mg，3 次/日，口服。

诊查：脊柱活动度可，无压痛及叩击痛，双侧直腿抬高试验、"4"字试验（－）。舌暗红，舌体胖边有齿痕，苔薄白，脉细。糖化血红蛋白 7.9%。腰椎 X 线片示骨纹理稀疏。骨密度测定示骨质疏松。

西医诊断：糖尿病性骨质疏松症。

中医诊断：骨痿。

证候：气阴两亏，肾虚血瘀。

治则：益气养阴，补肾活血。

方名：糖骨方加味。

处方：黄芪 20 g，骨碎补 15 g，麦冬 10 g，怀牛膝 15 g，焦杜仲 15 g，川芎 10 g，炒山药 20 g，煅牡蛎 20 g（先煎），独活 10 g，知母 10 g，炒白术 15 g，茯苓 15 g。服 14 剂，每日 1 剂，水煎服。嘱其积极控制血糖，定期监测血糖。

二诊：2013 年 3 月 21 日。自诉精神好转，乏力消失，腰背酸困减轻，舌暗红，苔薄白，脉细。上方去茯苓，加川续断 12 g，山萸肉 15 g，鸡血藤 15 g。服 14 剂，每日 1 剂，水煎服。2 周后随访，症状消失，未用其他药物，嘱其平时增加豆制品、乳制品摄入，多日照，适当活动。

按语：《丹溪心法》谓："热伏于下，肾虚受之，腿膝枯细，骨节酸疼，精走髓空，引水自救。"肾主骨，消渴病"热伏于下，肾虚受之"，肾虚可致骨痿，故吉海旺教授提出治疗糖尿病性骨质疏松症时应以补肾为主，这与《黄帝内经》"骨痿者补肾以治之"的大法相一致，也是治病必求于本的原则体现。根据"肾主骨"的中医理论，肾虚血瘀是骨痿发病的关键，故治疗时宜虚瘀同治，以补肾活血为法，若肾精充足，则筋骨坚硬有力；肾精亏虚，则骨骼失养，骨骼脆弱无力，发为骨痿。本案患者气虚较显著，故吉教授认为当加强健脾补气。气血津液是脏腑正常生理功能的产物，是具有营养作用的精微物质，对骨有滋养濡润的功能。气血津液与五脏六腑有着密切的关系，一旦脏腑发生病理变化失去正常的生理功能，就会导致气血津液出现病变，影响气血津液的生成、运行和功效，不能发挥正常的营养作用，使骨失所养，阻碍骨的新陈代谢和生长发育，随病程发展则髓枯筋痿。《灵枢》"本脏"曰："脾脆则善病消瘅易伤。"骨的营养也依赖于脾胃运化的水谷精微。脾主肉，脾气虚弱，运化失常，气血不足、津液不布，肌肉消瘦，倦怠乏力，肢体痿弱不用，而致骨痿。肝主筋，肝肾同源，肝虚阴血不足，筋失所养，肢体屈伸不利，肾精亏损，髓枯筋燥，痿废不起，而发骨痿。该患者因消渴未积极治疗，致使阴虚内热、耗气伤阴，出现气阴两亏、肾虚血瘀，而见腰背酸困、肢体乏力，不能耐劳。舌暗红，脉细为肾虚血瘀之征，舌体胖边有齿痕为气虚之征。一诊时在糖骨方基础上加用炒白术、茯苓，也体现吉教授对糖尿病性骨质疏松症治疗"以补肾为主，兼顾肝脾"的观点。二诊时患者症状减轻，加用川续断、山萸肉、鸡血藤，以增强补肾活血之效，促使疾病早日痊愈。

（胡文孝）

参 考 文 献

[1] 汪德芬.吉海旺教授学术经验总结及辨治糖尿病性骨质疏松症临床研究［D］.北京：中国中医科学院，2016.

[2] 张杰文，谢政权，林靖，等.季兵从肾虚血瘀论治糖尿病骨质疏松经验［J］.湖南中医杂志，2018，34（5）：41－42.

第五节 糖尿病合并皮肤损伤

一、仝小林诊治糖尿病性皮肤病医案一则

患者，男，53 岁。

初诊：2019 年 5 月 22 日。

主诉：发现血糖升高 3 年余，头晕、心慌 1 个月。

病史：3 年余前因视物模糊于社区医院就诊，查空腹血糖 14 mmol/L，餐后未测，诊断"2 型糖尿病"，予"二甲双胍片 1 片，每日 1 次，格列齐特缓释片 1 片，每日 1 次"降糖，血糖未监测，偶有心慌、汗出。1 个月前无明显诱因出现阵发性头晕、心慌，怕热，汗出，未诊治，上症反复发作。既往有高血压 10 年余，无食物、药物过敏史，无烟酒史。

现症见：神志清，精神一般，时有乏力，阵发性头晕、心慌、汗出，怕热，时有眼前发黑，无晕厥，时有手胀、手酸，双腿发胀，时有气短，后背

部皮肤瘙痒 8 年，周身皮肤瘙痒 4 年，夜间重，影响睡眠，纳可，眠欠佳，大便正常，尿急，尿中时有泡沫。舌胖，色暗，苔黄腻，脉沉细数。

诊查：身高 173 cm，体重 86.5 kg，BMI 28.90 kg/m^2，血压 110/64 mmHg，心率 94 次/分。空腹血糖 8.86 mmol/L，糖化血红蛋白 7.80%，尿微量白蛋白 250.6 mg/L，尿蛋白/尿肌酐 130.86 μg/mg，尿酸 497 μmol/L。

临床诊断：2 型糖尿病性皮肤病。

辨证：气虚血瘀，风湿热蕴结。

治法：益气活血，祛风止痒。

处方：炙黄芪 45 g，党参 20 g，茯苓 30 g，炒苍术 15 g，黄连 15 g，丹参 30 g，酒萸肉 20 g，泽泻 20 g，怀牛膝 15 g，地肤子 15 g，白鲜皮 30 g，苦参 12 g，蝉蜕 10 g，合欢皮 15 g。共 7 剂，水煎服，早晚温服。

二诊：2019 年 5 月 29 日。患者诉乏力、头晕减轻，偶有心慌、无眼前发黑，后背部、周身皮肤瘙痒减轻，背部、双小腿处皮疹消退，时有手胀、手酸，双腿发胀减轻，肢体麻木减轻，时有气短、胸闷，口干减轻，纳可，眠欠佳，大便干，尿急，尿中时有泡沫。

处方：上方加珍珠母 30 g，瓜蒌 15 g，熟地黄 20 g，金樱子 15 g。再进 7 剂。

三诊：2019 年 6 月 5 日。患者周身皮肤瘙痒明显减轻，背部、双小腿处皮疹消失，乏力、头晕、气短、胸闷、手胀、手酸、双腿发胀、肢体麻木明显减轻，纳可，眠一般，大便可，尿急、尿中泡沫减轻。

按语：糖尿病合并皮肤瘙痒是糖尿病的常见并发症之一，仝小林教授认为糖尿病的发展过程历经"郁—热—虚—损"四个阶段，在郁的阶段，有饮食不节、过食肥甘损伤脾胃所致"食郁"为先导的六郁，脾主运化水湿，脾气亏虚，湿浊内生，湿阻气滞，日久郁而化热；或素体脾虚胃郁；或以"肝郁"为主，肝主疏泄，肝气不舒，胃气壅滞，肝胃气滞，久而化热；木旺克土，健运失司，脾虚失运，湿浊内生，久蕴化热。如上，诸郁日久皆可化热。到了热的阶段，热毒炽盛可见疔疮、痈、疽或皮肤瘙痒，此阶段的皮肤瘙痒，概因在郁的阶段脾气已虚，湿邪内蕴，同时诸郁化热，热毒炽盛，湿热互结，此时或热盛生风，或热邪伤阴、阴虚生风，或外感风邪，内外邪气相搏；风湿热郁于皮肤，内不得疏泄，外不得透达，发为本病。其治法应以清热利湿、活血、祛风为主。患者体形肥胖，血糖、血压、尿酸均升高，属于代谢综合征，虽确诊糖尿病 3 年余，但血糖升高应远早于确诊时间，发病与饮食不节、过食肥甘、损伤脾胃有关。脾气虚，运化失常，湿浊内生，脾不升清，故见头晕，气虚则见气短、乏力；湿阻气滞，日久化热，复感风邪，风湿热蕴结于皮肤，兼热邪伤阴，阴虚风动，内外风合邪，故皮肤瘙痒；脾主肌肉四肢，脾虚水停故见手胀、双腿发胀；脾虚日久，肾气亦虚，气化失司，故尿急；气虚无力推动，血行不畅，兼久病入络，肾络受损，失于固摄，故见尿中泡沫。就诊时舌胖，色暗，苔黄腻，综合舌脉证，考虑该患者属于"湿热态"，辨证为气虚血瘀、风湿热蕴结。因此处方在治病求本、健脾益气的基础上，加入地肤子15 g，白鲜皮30 g，苦参12 g等清热利湿、解毒祛风之品以治标，蝉蜕又有疏风清热之功，上方标本兼治，服药后效果明显，守上方，加金樱子、熟地黄滋肾填精，珍珠母安神，瓜蒌宽胸散结。二诊后诸症减轻。

二、魏子孝诊治糖尿病性皮肤病医案二则

案1：患者，男，54岁。

初诊：2010年3月24日。

主诉：血糖升高10余年，全身皮肤瘙痒2个月。

病史：10年余前因口干、多饮于社区医院就诊，查空腹血糖升高（具体不详），诊断"2型糖尿病"，目前使用胰岛素控制血糖，血糖控制情况一般。2个月前无明显诱因出现全身皮肤瘙痒，双足麻木明显，未诊治，上症反复。既往体健，无食物、药物过敏史，无烟酒史。

现症见：神志清，精神一般，全身皮肤干燥脱屑，多处搔抓痕，有血痂，双足麻木，有套袜感，纳寐可，二便调。舌胖、边有齿痕，略黯淡红，苔薄白，脉弦略数。

诊查：身高170 cm，体重84 kg，BMI 29 kg/m^2，血压115/63 mmHg，心率79次/分。双足浅感觉袜套样减退。

临床诊断：2型糖尿病性皮肤病。

辨证：气虚血瘀，风湿热蕴结。

治法：益气养血祛风。

处方：生黄芪30 g，白芍30 g，丹皮12 g，桃仁10 g，红花10 g，地龙12 g，桑枝15 g，白蒺藜12 g，白鲜皮12 g，防风10 g，徐长卿20 g。共7剂，水煎服，每日1剂。

二诊：2010年3月31日，患者瘙痒之症有所缓解，但局部皮肤仍有干

燥、脱屑，嘱原方再进 7 剂。

按语：糖尿病周围神经病变伴见瘙痒症者，在治疗时须兼顾控制血糖、营养神经等治疗，往往瘙痒症状也可得到一定程度缓解。中医理论认为，皮肤、毛发皆属体表，与肺卫相合，若其病，治当以祛风为则。在治疗瘙痒时，注意辨清有无热象，注意养血祛风。本案患者消渴病久，存在周围神经病变等并发症，湿、热之象不甚明显，故治疗时选用药性平和之品黄芪桂枝五物汤加减。方中生黄芪益气实卫，白芍养血柔肝，且不滋腻，不影响气血运行，故均重用之。将原方桂枝易桑枝以通经络，合生黄芪、白芍补气养血通络；另配以丹皮、桃红、地龙活血、通经络，白蒺藜、白鲜皮、防风、徐长卿等药物祛风止痒。另外，白芍味酸，有仿过敏煎（防风、银柴胡、乌梅、五味子）之意；地龙经现代药理研究发现有抗过敏作用，故参以用之。

案 2：患者，男，64 岁。

初诊：2009 年 9 月 10 日。

主诉：血糖升高 8 年，全身皮肤瘙痒 1 周。

病史：患者于 8 年前因体重减轻 5 kg 在当地医院就诊，诊断"2 型糖尿病"，目前服用格列吡嗪片、阿卡波糖控制血糖，未规律监测血糖，近 1 周来感全身皮肤瘙痒，抓痕红色，有渗出。既往有高血压 5 年余，口服施慧达 1 片，每日 1 次。现血压控制可，无食物、药物过敏史，无烟酒史。

现症见：神志清，精神一般，周身皮肤瘙痒明显，抓痕红色，有渗出，纳食、饮水一般，二便调。舌红，苔黄腻，脉弦。

诊查：身高 172 cm，体重 70 kg，BMI 23.66 kg/m²，血压 122/65 mmHg，心率 75 次/分。尿蛋白（-）。

临床诊断：2 型糖尿病性皮肤病。

辨证：血热风燥，湿热蕴结。

治法：清热化湿，凉血祛风。

处方：苍术 12 g，黄柏 10 g，川牛膝 12 g，薏苡仁 30 g，生石膏 30 g（先煎），升麻 12 g，大青叶 15 g，紫草 12 g，丹皮 12 g，赤芍 15 g，白蒺藜 12 g，白鲜皮 15 g，荆芥 10 g，苦参 10 g。共 7 剂，水煎服，每日 1 剂。

二诊：2009 年 9 月 17 日，患者诉身痒有所减轻，近查空腹血糖 6.8 mmol/L，餐后血糖 10.9 mmol/L，舌红，苔黄腻，脉滑。继予前法，原方去川牛膝、荆芥，加龙胆草 10 g，全蝎 6 g，乌梢蛇 15 g。

三诊：2009 年 9 月 24 日。患者仍身痒，但程度较前明显好转，另有不得眠。余无特殊。舌红，苔黄腻，脉沉。上方去薏苡仁，加白芍15 g，徐长卿20 g，夜交藤15 g。继服7剂以善后。

按语：四妙散出于《丹溪心法》，方中苍术、黄柏、川牛膝、薏苡仁可清热化湿，擅治湿热下注之证；犀角地黄汤源于陈延之所撰《小品方》之芍药地黄汤，后见于北宋林亿校勘本《备急千金要方》，专为热入营血而设。魏师在治疗血热生风之证时常以生石膏、升麻、大青叶代犀角以清热凉血，此为其一特色；配以紫草、丹皮、赤芍凉血活血、和营泄热、凉血散瘀，配以白蒺藜、白鲜皮、荆芥祛风止痒，苦参渗湿止痒，全方共奏清热化湿、凉血息风止痒之效。患者再诊时痒症减轻，说明药已中的，去川牛膝、荆芥，加用龙胆草清热化湿，全蝎、乌梢蛇搜风止痒，兼以抗过敏。三诊时，诸症好转，唯有睡眠障碍，故调整处方，再去化湿之薏苡仁，加白芍以养血和血，徐长卿以祛风止痒，夜交藤以养心安神。全方立法直中病机，照顾全面，故能获效。

（邹译娴）

参 考 文 献

[1] 仝小林，刘文科，王佳，等．糖尿病郁热虚损不同阶段辨治要点及实践应用［J］．吉林中医药，2012，32（5）：442－444．

[2] 郭会霞，王涵．苦参、白鲜皮、地肤子治疗糖尿病合并皮肤瘙痒经验：仝小林三味小方撷萃［J］．吉林中医药，2020，40（9）：1128－1130．

[3] 周明眉，褚寰萍，杨红舟，等．地龙酸性部位对小鼠过敏性哮喘模型的抗炎和抗过敏作用［J］．中国中药杂志，2008，33（19）：2249－2252．

[4] 玉山江．魏子孝教授辨治糖尿病经验浅述［J］．实用中医内科杂志，2009，23（4）：8－9．

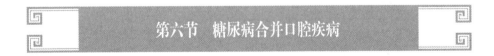

第六节　糖尿病合并口腔疾病

一、赵泉霖教授治疗消渴合并灼口综合征医案一则

患者，女，52岁。

初诊：2016 年 3 月 18 日。

主诉：口干、多饮、多食 2 年，舌痛、齿龈疼痛 4 个月。

病史：患者于 2014 年 4 月查体发现血糖升高，平素服用二甲双胍片，0.5 g/次，3 次/日，未系统正规治疗。2015 年 12 月无明显诱因始发舌痛，呈针刺、烧灼样，进食酸辛等刺激性食物及饮用热水后痛甚，伴齿龈疼痛，自服大量"黄连上清丸"仍不能止，苦于饮食，故前来就诊。

现症见：舌体干涩，口中臭秽难闻，可见舌体正中有裂纹一条，深约 2 mm，宽约 1 mm，裂纹处无舌苔覆盖，舌体两侧有齿痕，舌红，苔薄黄，脉弦细。患者诉舌两侧及舌中裂纹处疼痛明显，多食易饥，尤易口渴，喜饮冷水，饮水后渴不得解，腰酸乏力，小腿酸胀，活动后尤甚，足冷，足大趾麻木、潮热、盗汗，眠可，小便调，大便偶干，日 1 行。平素喜思虑，急躁易怒。

诊查：空腹血糖 6.5 mmol/L，餐后 2 小时血糖 7.0 mmol/L。

西医诊断：2 型糖尿病，灼口综合征。

中医诊断：消渴舌痛病。

辨证：阴虚火旺。

治法：养阴清热，益气生津。

处方：降糖饮加减。生黄芪 30 g，生地 30 g，丹参 30 g，葛根 15 g，元参 15 g，黄连 12 g，栀子 10 g，桑枝 30 g，石斛 30 g，五味子 15 g，泽泻 15 g，玉竹 15 g，天花粉 30 g，山药 30 g，牡丹皮 15 g，茯苓 30 g，知母 10 g，黄柏 10 g。每日 1 剂，水煎 200 mL，分早晚温服。嘱其清淡饮食，两周后复诊。

二诊：2016 年 4 月 1 日，患者舌体干涩灼痛已较前减轻，嘱其张口，口中臭秽已消，舌中裂纹及齿痕未消，乏力减轻，未见盗汗，偶有潮热，足部仍怕冷。大便每日 2~3 次，成形，无腹痛。

处方：初诊处方加肉桂 3 g。

三诊：2016 年 4 月 15 日，患者口中干涩，舌体疼痛明显减轻，查看其舌苔，齿痕已消，舌中仍有裂纹，足部回温，无腰酸乏力，纳眠可，二便调。

处方：守二诊处方继服 14 剂。嘱勿过食辛辣，按时服用二甲双胍，保持心情调畅。

按语：本病为灼口综合征，中医又名为舌痛症，见于《中医临证备要》，是舌的主观感觉异常，即舌有灼痛，或辣痛，或麻痛，或涩痛，或局部发热等感觉的现象。《临证验舌法》指出："舌者心之苗也，五脏六腑之大主，其气通于此也。"心开窍于舌，胃、咽喉上接于舌，脾脉夹舌本，心脉系于舌根，脾络系于舌旁，肝肾之络脉，亦上系于舌本。舌与人体心、脾、肝、肾等脏腑密切相关，上述脏腑的阴阳盛衰可影响舌内气血津液的运行。赵泉霖教授认为，该患者血糖升高、口干、多饮、多食为消渴病典型症状；腰酸乏力，小腿酸胀，活动后尤甚，足冷，足大趾麻木，气虚无以推动血液运行，以致血瘀；舌体干涩，口中臭秽，胃阴不足，胃火亢盛；潮热、盗汗，舌痛较甚，舌红、苔薄黄，脉弦细，四诊合参，乃一派阴虚火热之象；究其根本，乃消渴病阴虚火旺、煎熬津液所致。辨证为燥热为标，阴虚为本，本虚标实之证。患者曾自行服用黄连上清丸仍不能止，因其清热而不养阴，阴液失于滋养，虚热难退。正如王冰所言"诸寒之而热者取之阴"，治当养阴清热、益气生津，方选降糖饮加减。方中生黄芪益气固表，补肾填精；生地为补肾益阴、养肝益血之上品，山药健脾补肺，固肾涩小便，三者为治疗消渴之主药。虚火煎熬，瘀血则生，丹参、葛根共奏活血通脉之效；患者胃火亢盛，口舌干燥少津，辅以石斛、玉竹、天花粉、山药等滋阴益胃健脾之品；患者舌痛，故加用黄连、栀子以清泻心火，桑枝舒筋活络，知母、黄柏清泻虚火。肉桂将上越之火引导回到命门之中，引火归元。诸药合用可奏滋阴清热之功，则虚火得降，舌痛得消。赵泉霖教授指出，辨证论治是中医认识和治疗疾病的基本原则，中医治病的法则不是着眼于病的异同，而是着眼于病机的区别。根据中医"异病同治"理论，本方可为更多疾病的治疗提供临床参考依据。

二、施红教授诊治糖尿病性口腔疾病医案一则

患者，女，60岁。

初诊：2013年10月3日。

主诉：血糖升高20年，反复发作口舌生疮、口臭5年，加重3天。

病史：患者于20年前无明显诱因出现口干、口渴、多饮、多尿症状，于当地医院诊断为2型糖尿病，遂予以二甲双胍缓释片控制血糖。平素血糖控制不详。5年前开始出现口疮、口臭等症状并反复发作，曾服复合维生素片、阿莫西林胶囊等抗生素未显效，服用清热药起初可暂时缓解，后无效。本次于3天前再发，故前来求诊。

现症见：左侧颊黏膜及舌尖各有一处形态不规则的黄白色溃烂面，周围黏膜略红肿，伴乏力，纳差，心烦口干，便稍干结，舌体稍胖，舌质暗红，苔黄稍腻，脉滑偏数。

诊查：空腹血糖 8.9 mmol/L，餐后 2 小时血糖 13.0 mmol/L，糖化血红蛋白 10.1%。

西医诊断：2 型糖尿病，口腔溃疡。

中医诊断：消渴病合并口疮。

辨证：脾虚湿热，热重于湿，伤及阴血。

治法：补气健脾，清热解毒，滋阴活血。

处方：石斛合剂合四妙勇安汤、二妙丸加味。石斛 30 g，太子参 15 g，五味子 15 g，葛根 15 g，黄芪 30 g，玄参 15 g，当归 10 g，丹参 30 g，栀子 10 g，黄芩 10 g，黄连 10 g，郁金 15 g，苍术 15 g，黄柏 10 g。水煎服，每日 1 剂，服 6 剂。嘱患者继续规律服用二甲双胍缓释片控制血糖。

二诊：2013 年 10 月 10 日。患者左侧颊黏膜溃疡面较前明显减小，溃疡面颜色变浅，乏力减轻，但仍感口干、口渴，纳差，大便不爽，舌体稍胖，舌质暗红，舌苔变薄。

处方：初诊处方加佩兰 6 g。

三诊：2013 年 10 月 17 日。患者溃疡已基本消失，口臭已消，口干口渴较前明显缓解，无乏力，饮食、睡眠可，二便调。舌体稍胖，舌淡红，苔薄白，脉滑。随访，患者口腔溃疡再无复发。

按语：施红教授认为，口疮的形成多与脾、肾二脏相关，《丹溪心法》"口齿"曰："口疮，服凉药不愈者，因中焦土虚，且不能食，相火冲上无制。"口疮是脾气虚弱、下焦虚火上炎而致。在诊治消渴合并口疮时，勿忘消渴本虚的特性，治疗时以补益为主，重视补益脾、肾二脏，同时泄实。施红教授将糖尿病口疮划分为以下三种证型：一者脾气亏虚，湿热中阻；二者肾阴亏虚，虚火上炎；三者瘀血阻络，湿热壅结。该患者消渴病日久，虚火煎灼，阴津损耗，反应至下焦可见大便干结，反应至上焦可见口唇干涩，心烦神扰。消渴日久，脾胃亦受损，脾气虚弱，患者可见乏力；脾胃运化腐熟之功失职，湿热内生，患者可见纳差，舌苔黄腻，脉滑数。因此，在治疗上不可单单予清热解毒的苦寒之品，其效甚微，患者其本在于脾气虚弱、湿热内生，应当重视补益脾气，在扶正的基础上再加以清热解毒。此外，消渴基本病机乃阴虚燥热，滋阴活血之品亦不可少。施红教授选用其发明专利石斛合剂合四妙勇安汤、二妙丸加味。石斛合剂为甘温补益之剂，方中以石斛为君，滋阴生津，配伍了太子参、五味子、黄芪等补气健脾之品，再合以丹参、玄参、当归活血行血；加四妙勇安汤效能清热解毒兼活血，二妙散中黄柏、苍术长于清热燥湿。诸药合用，既能去除热毒之邪，又能固守脾肾之本，祛邪不伤正，标本兼治。

三、沈桂祥治疗消渴伴复发性口疮致咽后壁巨大溃疡验案一则

患者，女，67 岁。

初诊：2012 年 9 月 7 日。

主诉：血糖升高伴反复发作口舌生疮 10 年，加重 1 个月。

病史：患者于 10 年前诊断为 2 型糖尿病，平素服药控制（具体药物不详）。10 年间唇内黏膜溃疡反复发作。1 个月前，唇内黏膜溃疡复发，静滴抗生素不愈，2012 年 8 月 23 日就诊于上海某医院黏膜科。查下唇内黏膜溃疡为 0.8 cm×0.8 cm 大小，上唇内黏膜溃疡为 0.2 cm×0.2 cm 大小，2 枚，界清。诊断为复发性口疮。带药：甘草锌颗粒（10 粒/盒，5 g/粒）×3 盒，复方皮质散（3 g/包）×2 包，外用溃疡散 0.5 g×4 支；并行口腔黏膜病系统治疗及"口腔黏膜病特殊治疗术"，未见好转，经介绍来诊。

现症见：口唇内上、下黏膜溃疡未愈，咽峡部左侧后方有一巨大黏膜溃疡，大小为 0.8 cm×1.2 cm，"红、黄、凹、痛"悉俱，进食、饮水痛不堪言，赖输液营养支持及抗菌消炎。素有便秘，常服黄连上清丸等药通便，今停药，饮食减少，大便复秘。口中干苦，无明显多尿。有慢性胃炎病史，脘胀疼痛。苔黄，舌红少津，脉弦。血压 138/78 mmHg。

既往史：有高血压、冠心病病史，服药控制。2 年前轻度脑梗死，此后血压基本平稳，偶见心绞痛。

西医诊断：2 型糖尿病，口腔溃疡，高血压，冠心病。

中医诊断：消渴病合并口疮。

辨证：阴虚火旺证，虚实夹杂。

治法：养阴清热，益气生津。

处方：干姜黄连黄芩人参汤合白虎汤加减。黄连 15 g，黄芩 20 g，淡干姜 6 g，西洋参 6 g（另炖兑服），制半夏 15 g，生石膏 30 g（先煎），知母 12 g，生地黄 30 g，天花粉 30 g，生大黄 4 g，青黛 15 g（包），紫草 15 g，北细辛 4 g，连翘 30 g，金银花 20 g，鸡血藤 30 g，炙甘草 6 g。7 剂。

二诊：2012 年 9 月 14 日。初诊药后 1 周，唇内溃疡缩小收敛，咽颊部

左侧溃疡显著缩小；咽喉疼痛未减，右甚，见咽颊部右侧后方新生0.8 cm×1.5 cm 大小溃疡 1 枚。溃疡凹陷，有黄色伪膜覆盖，周围红肿浸润，疼痛异常，莫可名状，进食终痛尤殊。眠差。如此巨大口腔溃疡实属罕见，且连续患于咽峡要冲，痛何以堪。脘胀除，无疼痛不适，大便两日一行。昨日餐后 2 小时血糖 11.8 mmol/L，血压 138/78 mmHg。舌红，苔黄，脉弦。咽喉乃肺胃之要冲，血糖异常未控，郁热伏毒蕴发未挫使然。

处方：原方加减，击鼓再进。黄连 30 g，黄芩 30 g，淡干姜 6 g，西洋参 6 g（另炖兑服），天花粉 30 g，生石膏 50 g（先煎），知母 20 g，生地 30 g，青黛 15 g（包），紫草 20 g，连翘 30 g，金银花 20 g，鸡血藤 30 g，升麻 20 g，赤芍 15 g，生大黄 4 g，炙甘草 6 g。15 剂。

三诊：2012 年 9 月 29 日。前诊服药半个月，咽颊部溃疡缩小 1/2，唇内溃疡缩小未愈，疼痛减轻。口不渴，胃脘无不适。大便日一行，质软。苔薄，舌红稍淡，津还，脉弦。热毒伏毒势挫，溃疡缩减，祛邪务尽。

处方：黄连 30 g，黄芩 30 g，淡干姜 6 g，西洋参 6 g（另炖兑服），天花粉 30 g，生石膏 50 g（先煎），知母 30 g，生地黄 30 g，青黛 20 g（包），紫草 20 g，连翘 30 g，金银花 20 g，七叶一枝花 20 g，鸡血藤 30 g，升麻 20 g，赤芍 15 g，生大黄 4 g，炙甘草 6 g。另大蜈蚣（颗粒）3 g，每日 3 次，冲服。上方 10 剂。

四诊：2012 年 10 月 8 日。唇内溃疡愈合，咽颊部溃疡表浅收敛，四周浸润充血几近消退，吞咽疼痛轻微能耐。血糖尚高。口不渴。舌淡红，苔薄，脉小弦。

处方：前方黄连加量续进。黄连 35 g，黄芩 30 g，淡干姜 6 g，西洋参 6 g（另炖兑服），天花粉 30 g，生石膏 30 g（先煎），知母 30 g，生地黄 30 g，青黛 20 g（包），紫草 20 g，连翘 30 g，金银花 20 g，七叶一枝花 20 g，鸡血藤 30 g，升麻 20 g，赤芍 15 g，生大黄 4 g，炙甘草 6 g。另大蜈蚣（颗粒）3 g，每日 3 次，冲服。

五诊：2012 年 10 月 27 日。血糖趋常，咽峡部右侧后方巨大溃疡痊愈。原方稍事调整，以资巩固，半个月后停药。半年后随访未见复发。

按语：消渴多以阴虚燥热为基本病机，《诸病源候论》"消渴候"中论述："其病变多发痈疽。"沈桂祥教授认为，本病患者糖尿病、高血压数十年，病久易入络，致血脉瘀滞，影响气血的运行，且阴虚内热，耗伤津液，亦使血行不畅而致血脉瘀滞。瘀久化热成毒，从而引起口唇溃疡的形成。

《三消论》中如是阐述其治疗原则："补肾水阴寒之虚，而泻心火阳热之实，除肠胃燥热之甚，济一身津液之衰，使道路散而不结，津液生而不枯，气血利而不涩，则病日已矣。"故治病应求于本，以滋补肾阴为要点，肾阴得养，虚火乃去。当治以养阴清热、益气生津，故选用干姜黄连黄芩人参汤合白虎汤加减。黄连、黄芩清中上二焦之热，淡干姜辛热护胃，以消黄连、黄芩苦寒之性；制半夏辛温消痞降逆；西洋参补气养阴、清火生津；天花粉清热泻火，养阴生津，可对症消渴的阴虚燥热，亦可消肿排脓，用于痈肿疮疡；生大黄、生地黄泄热通便；知母上清肺热，中能凉胃，下泻肾火，亦清血分热毒以治口疮；紫草凉血活血，活血解毒，透疹消斑，与青黛共达消散疮疡之效；配以金银花、连翘，清肺胃、血分热毒伏邪，甘草调和诸药。诸药配伍，共成养阴清热、益气生津之剂。二诊患者又新生溃疡，热毒蕴结尤甚，于是去半夏，黄连、黄芩加量，增强清热解毒之效；生石膏、知母加量，清肺胃郁热，加升麻意在增强其透疹解毒之力，加赤芍凉血解毒、散瘀通络。三诊溃疡之势有所减轻，知母加量，加强其清热泻火、滋阴润燥之力；加七叶一枝花、蜈蚣清热解毒。按此辨证施治，方可取得良效。

（谭　梅）

参 考 文 献

［1］董又滋，赵泉霖. 赵泉霖辨治2型糖尿病合并灼口综合征验案1则［J］. 江西中医药，2017，48（4）：44－45.

［2］陈雪花. 施红教授辨治糖尿病性口腔疾病经验［J］. 亚太传统医药，2015，11（17）：75－76.

［3］沈桂祥. 沈桂祥临证经验实录［M］. 北京：中国中医药出版社，2016：161－162.

第七节　糖尿病合并胆结石/胆道感染

一、韩乐兵治疗消渴合并胆胀医案一则

患者，男，52岁。

初诊：1997 年 9 月。

主诉：口苦咽干、多饮多尿 3 个月。

现症见：脘痞纳呆，胸闷午后尤甚，视物昏蒙，视力锐减；头昏，四肢乏力，下肢尤重。舌质暗红，苔薄黄，舌根苔黄厚腻，脉沉细弦。

诊查：空腹血糖 9.0 mmol/L，尿糖（＋＋）。早餐后 2 小时血糖 10.7 mmol/L。B 超检查提示慢性胆囊炎。

西医诊断：2 型糖尿病。

中医诊断：消渴病合并胆胀。

辨证：肝郁胆热，湿热蕴结。

治法：疏肝利胆，清化湿热。

处方：柴胡 10 g，枳壳 10 g，赤芍 12 g，生甘草 8 g，广木香 10 g，黄芩 10 g，黄连 6 g，鸡内金 10 g，郁金 10 g，炒谷芽 30 g，炒麦芽 30 g，厚朴 10 g，川楝子 10 g。文火取汁 200 mL，每日 1 剂，日服 3 次。

二诊：5 天后，口渴咽干明显减轻，口苦纳呆亦有缓解。

三诊：服药 10 剂后，复查空腹血糖 6.3 mmol/L，尿糖阴性。效不更方。

四诊：上方再进 5 剂，复查早餐后 2 小时血糖 8.8 mmol/L，尿糖阴性。舌暗红，苔薄黄，脉细缓。治则不变，与上方略有出入，治疗 30 天，诸症悉平。检查空腹血糖 5.1 mmol/L，早餐后 2 小时血糖 5.7 mmol/L，尿糖阴性。此后停服中药 1 个月，其间 5 次复查空腹血糖及餐后血糖、尿糖均在正常范围，病无所苦。嘱其继续控制饮食，忌食肥甘，适当加强运动锻炼，保持情绪稳定，劳逸结合，定期检查血糖、尿糖，防患未然。随访 4 年，血糖无异。

按语：《四圣心源》指出："消渴者，足厥阴之病也。厥阴风木与少阳相火，相为表里。风木之性，专欲疏泄，土湿脾陷，乙木遏抑，疏泄不遂，而强欲疏泄，则相火失其蛰藏。手少阳三焦以相火主令，足少阳胆从相火化气。手少阳陷于膀胱，故下病淋癃；足少阳逆于胸膈，故上病消渴。缘风火合邪，津血耗伤，是以燥渴也。"肝与胆合，肝失疏泄，少阳相火妄动失藏，导致木郁土壅。肝郁胆热，失其疏泄，气机郁滞，津液不行，停于中焦。久之则气郁化火，湿热相火蕴结中焦，耗气伤津，故而口苦咽干。肝开窍于木，遂视物昏蒙。脾为太阴湿土，喜燥恶湿，湿热蕴结，脾阳不升，浊阴不降，故脘痞纳呆。治疗上当疏肝利胆、益气养阴并重，从肝胆辨治消渴病。予以大柴胡汤加减，大柴胡汤出自《金匮要略》，乃是治疗少阳与阳明合病之代表方，柴胡疏解少阳之邪，以黄芩、黄连清热燥湿、泻火解毒，鸡内金、炒谷芽、炒麦芽消食健脾，郁金、芍药活血止痛，枳壳、厚朴、川楝子、木香行气，甘草调和诸药。诸药合用从肝胆论治，既可治疗消渴，亦可同治胆胀。

二、熊继柏国医大师治疗消渴合并黑疸医案一则

患者，男，64 岁。

初诊：2000 年 11 月 8 日。

主诉：面黄、腹胀半年，加重 1 月余。

病史：患者既往有糖尿病病史，于 2000 年 4 月 25 日出现黄疸、腹胀，在省级某医院住院治疗 156 天，诊断为"2 型糖尿病""慢性胆囊炎合并胆囊多发性结石""胆汁瘀积性肝硬化"。由于病情不断发展变化，肝功能损伤严重（血清谷丙转氨酶 253.8 U/L），B 超发现脾静脉增宽，黄疸逐渐加深，并出现严重黑疸，于是出院转请中医治疗。

现症见：患者整个面色黧黑，黑色甚黯，状如烟煤，人望之莫不感到惊愕。目黄，身黄，尿黄，兼见齿衄、鼻衄，伴心烦善饥，两胁及少腹胀痛，大便溏泻，足胫微肿，精神十分疲乏，口苦，舌苔黄滑腻，舌质紫黯，脉细数。

中医诊断：消渴合并黑疸。

辨证：湿热夹瘀阻。

治法：清湿热，祛瘀阻。

处方：栀子柏皮汤合茵陈四苓散加味。茵陈 30 g，茯苓 15 g，猪苓 10 g，泽泻 10 g，炒白术 10 g，栀子炭 10 g，黄柏 10 g，丹皮 15 g，赤芍 10 g，茜草炭 15 g，白茅根 15 g，田七粉 15 g（另包冲服）。7 剂，水煎服。

二诊：2000 年 11 月 15 日。目黄、身黄略见减轻，腹胀、足肿明显减轻，鼻衄已止。但黑疸未减，齿衄仍作，两胁下仍胀痛，心烦，口苦，大便溏，舌紫、苔黄腻，脉仍细数。药已取效，拟原方再进 7 剂。

三诊：2000 年 11 月 22 日。目黄、身黄明显减轻，面色黯黑略见转淡，但眼圈四周及鼻两旁黑色仍显深暗，足肿全消，齿衄间作，小便仍黄，两胁下尚有隐痛。舌苔转薄，黄白相间，舌质尚紫，脉仍细数。治法不变，再拟前方加减。

处方：茵陈 20 g，茯苓 15 g，猪苓 10 g，泽泻 10 g，炒白术 10 g，黄柏 10 g，栀仁 10 g，丹皮 10 g，桃仁 10 g，赤芍 10 g，茜草炭 15 g，藕节 10 g，炒鳖甲 20 g，田七粉 15 g（另包冲服）。10 剂，水煎服。

四诊：2000 年 12 月 2 日。面部黑疸明显消退，唯两目眶部黯黑较显，目睛微黄，身黄已明显消退，齿衄已止，胁痛腹胀亦止。大便微溏，小便仍黄，食纳较差。舌苔转薄黄白腻，脉转缓象。诸症悉减，效不更方，拟原方再进 10 剂。

五诊：2000 年 12 月 12 日。黑疸明显消退，目眶部黑色明显转淡，目黄、身黄基本消退，但觉脘痞食少，精神疲乏，小便尚黄，口中转淡。舌苔薄白腻，脉细缓。此热虽去而湿未尽，改拟化湿祛瘀法，选三仁汤加减善后。

处方：茵陈 20 g，薏苡仁 20 g，杏仁 10 g，白蔻仁 6 g，厚朴 10 g，通草 6 g，滑石 15 g，法夏 10 g，丹皮 10 g，赤芍 10 g，栀仁 6 g，田七片 15 g。10 剂，水煎服。

按语：消渴以阴虚为本，燥热为标，日久则可生他变。该患者乃燥热日久则耗气伤阴，脾失健运，内蕴湿热，影响肝的疏泄和胆的中清、通降功能而发病。《诸病源候论》云："夫黄疸、酒疸、女劳疸，久久多变为黑疸。"《张氏医通》则云："黄疸证中，惟黑疸最剧。"此证因黄疸久治不愈而转为黑疸，且黑色甚重。然其脉、舌、症均呈湿热阻遏之候。故治法始终以清湿热为主，兼以祛瘀凉血，此乃治黑疸之临证一得。故此病应遵循"急则治其标，缓则治其本"的原则，当治其急，在治疗上强调肝胆功能的恢复，即"以通为用，补中有疏"；而黄疸患者中，湿热的主次尤应分清，其中除湿之法是利小便。清热之法是通大便。该患者大便溏、足肿，舌苔黄滑腻，以湿为主，故不用茵陈蒿汤而改用栀子柏皮汤合茵陈四苓散。方中重用茵陈蒿清热利湿退黄，为治黄疸主药；黄柏清热燥湿，能加强退黄之效；栀子清热利湿，通利三焦，引湿热自小便而出为辅；白术、茯苓健脾化湿；猪苓、泽泻清热利湿；丹皮、赤芍、茜草炭凉血止血，辅以白茅根除瘀血、利小便；再予三七以增强祛散瘀毒之功。以上诸药合用兼具清热、利湿、退黄、祛瘀、止血之效，故湿热得行，瘀热得下，则黄疸自消。

（谭　梅）

参 考 文 献

[1] 韩乐兵,陶毅. 糖尿病从肝胆论治初探 [J]. 辽宁中医杂志,2003,30 (8): 611 - 612.

[2] 熊继柏. 疑难病证验案 [J]. 湖南中医药大学学报,2007,27 (3): 67.

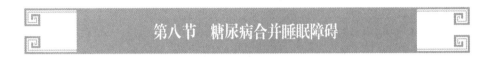

第八节　糖尿病合并睡眠障碍

一、王文友治疗消渴合并不寐医案一则

患者,女,52 岁。

初诊: 2013 年 11 月 22 日。

主诉: 血糖升高 13 年,加重伴入睡困难 1 个月。

病史: 患者于 13 年前诊断为糖尿病,饮食控制,加口服盐酸二甲双胍 0.5 g/次,每日 2 次,阿卡波糖 50 mg/次,每日 3 次治疗。空腹血糖控制在 6.5 ~ 7.2 mmol/L,餐后血糖控制在 9.0 ~ 10.5 mmol/L。近 1 个月来入睡困难,多梦,伴心烦易怒,盗汗,手足心热,口干渴,大便偏干。舌质红,苔薄黄,脉细数。

治法: 养阴清热,宁心安神。

处方: 生地 30 g,麦冬 10 g,五味子 10 g,葛根 10 g,黄连 6 g,黄芩 10 g,白芍 10 g,知母 10 g,茯神 12 g,酸枣仁 30 g,生龙骨 30 g (先煎),生牡蛎 30 g (先煎)。14 剂,水煎服,每日 1 剂,中午及每晚睡前 1 小时服用。并嘱患者增加活动,舒畅情志。

二诊: 患者诉空腹血糖控制在 6.0 ~ 6.8 mmol/L,睡眠有所好转,入睡时间由原 2 小时缩短为 1.5 小时,同时心烦、口干渴、盗汗等症状明显减轻,急躁易怒症状消失,情绪趋于平和。舌质红,苔薄白,脉细。原方去生龙骨、生牡蛎,继服 30 剂。嘱其坚持治疗,按时用药,控制饮食,坚持运动,监测血糖。随访 3 个月,血糖控制良好,睡眠质量较前好,白天精力充足,无心烦盗汗。

按语: 消渴病合并不寐,是临床常见症状,因消渴病日久,耗伤阴精,阴虚火旺，上扰心神，则见失眠多梦、烦躁、盗汗等一系列症状，兼有肝阳上亢致急躁易怒现象。根据刘河间《三消论》提出的治则："补肾水阴寒之虚，而泻心火阳热之实，除肠胃燥热之甚，济人身津液之衰，使道路散而不结，津液生而不枯，气血利而不涩，则病日已。"故以消渴方、酸枣仁汤、黄连阿胶汤化裁为方。方中生地滋阴，以治其本，同时兼有清热作用，故重用至 30 g；麦冬养心阴，清心热，并具有除烦安神之功；茯神理心气，宁心安神；黄芩泻火以清心；白芍养血益阴以清生火之本；葛根具有清热、降火功效；知母清热降火而不伤阴，对治疗阴虚发热有较好效果；黄连清火热、降燥；方中重用酸枣仁 30 g，用以养心阴，治疗心失濡养之虚烦不寐；黄连善治心中烦热不得眠，酸枣仁善治虚烦神怯不得眠，二药同用，尤适于心烦不安、失眠多梦；生龙骨、生牡蛎镇静安神。诸药合用，具有养阴清热、宁心安神功效，临床治疗消渴合并不寐疗效较好。同时还能平稳血糖，改善糖尿病患者心烦、乏力、口干、潮热、汗出等症状。对于不寐患者，服药时间以"日午夜卧服"为宜，即中午及夜卧前 1 小时服用，以便药力发挥时正好入眠，使安神助眠的药效最大化。

二、于世家教授治疗消渴合并不寐医案一则

患者，男，66 岁。

初诊：2011 年 5 月 24 日。

主诉：失眠 10 个月，加重半个月。

病史：10 个月前患者出现失眠，自述近半个月失眠加重，表现为入睡困难，入睡后顷刻即醒，醒后无法再次入睡，每晚睡眠时间不足半小时，伴心烦易怒、头晕健忘、四肢末端麻木不仁。舌暗红，苔薄黄，脉弦细。患者有糖尿病病史 6 年，曾口服多种降糖药控制血糖。1 年前，因血糖控制不佳，开始应用胰岛素治疗，目前血糖控制尚可。

中医诊断：消渴合并不寐。

辨证：阴虚内热兼血瘀。

治法：滋阴除烦，重镇安神，活血化瘀。

处方：黄精 50 g，五味子 30 g，酸枣仁 30 g，夜交藤 30 g，钩藤 30 g，天麻 30 g，丹参 20 g，珍珠母 100 g，栀子 15 g，丹皮 20 g，赤芍 25 g，川芎 25 g，鸡血藤 30 g，桃仁 20 g，红花 25 g。每日 1 剂，水煎服。

二诊：服药 2 周后，患者睡眠较前略有改善，每日睡眠时间增至 2～3

小时，头晕症状基本缓解，心烦易怒症状改善，仍有四肢末端麻木感。在上方基础上去丹皮、栀子，将珍珠母减至 50 g。续服 14 剂，患者睡眠进一步改善，每日睡眠时间可达 4～5 小时，四肢末端麻木感较前略减轻。原方续服 1 个月，失眠症状基本消失。随访 2 个月，未见复发。

按语：消渴日久，耗气伤阴，阴津亏虚，虚火上炎，扰乱心神，心神不宁，可见不寐、心烦易怒。阴津亏虚，脉道滞涩，血行不畅，日久瘀血阻滞脉络，脑髓筋脉肌肉失于濡养，可见头晕健忘、四肢末端麻木不仁。消渴不寐虽病因繁多，但究其病理变化，总属阳盛阴衰、阴阳失交。正如《医效秘传·不得眠》所言："夜以阴为主，阴气盛则目闭而安卧，若阴虚为阳所胜，则终夜烦扰而不得眠也。"阴虚于内不能纳阳，或阳盛于外不得入阴，阴阳失于交互，则发不寐。于世家教授认为消渴病机总属阴津亏虚、燥热偏盛。阴津为化生血液的主要成分，亦可化为汗液排出体外，故有"血汗同源"之说。若阴津亏损，血液化生乏源，心失濡养，心神不宁，遂发不寐。燥热偏盛，热扰心神，神志不安，亦可发不寐。于世家教授将消渴不寐之病机归为阴虚阳亢、阴不制阳，临床工作中多予滋阴潜阳、重镇安神之汤药治疗本病。常用组方用药：黄精 50 g，五味子 30 g，酸枣仁 30 g，夜交藤 30 g，钩藤 30 g，天麻 30 g，丹参 20 g，珍珠母 50～100 g。于世家教授特别强调该方在煎服时应注意以下几点：①药物煎煮前应用清水浸泡 2～3 小时，使药物浸泡充分，以便有效成分析出，然后连药带水倒入锅中再行煎煮；②珍珠母质地厚重，应打碎先煎；③汤药分 3～4 次服用；晚间服药需于睡前 0.5～1 小时温服，以期药效发挥时入眠。方中酸枣仁性平、味酸、甘，入心、肝二经，能养心血、益肝阴，为心肝阴血亏虚、心神失养导致失眠多梦之要药，且其味酸而收敛，具有敛阴生津止渴之功。五味子性温，味酸、甘，酸能生津，具有生津止渴之功，为治疗阴虚内热消渴之良药；其归心、肾经，可补益心肾、宁心安神，善治阴血亏虚、心神失养，或心肾不交之失眠多梦。丹参味苦，性微寒，入心经，既可清热凉血，又可除烦安神，活血同时又能养血，用于治虚烦不寐。上述三药配伍，用治阴虚血少、神志不安之不寐。钩藤、天麻、珍珠母三味均入肝经，为平抑肝阳、息风定惊之佳品。黄精性平，味甘，归脾、肺、肾经，既可滋补肺脾肾三脏之阴，治内热消渴，又可补益脾气，以免滋腻过度，有碍脾胃运化之功。夜交藤性平味甘，归心、肝二经，可养血安神，为治疗阴虚血少失眠之要药。上述七味药，共奏滋阴潜阳、重镇安神之功效。在此治疗基础上，于世家教授强调，消渴不寐患者临床表现除不寐主证外，往往存在其他兼证，潜方用药时必须辨证加减，灵活化裁。若伴见情绪激动、烦躁易怒、头晕目赤、耳鸣口苦、舌红苔黄、脉弦数，可去原方中黄精、五味子、酸枣仁，加龙胆、栀子、黄芩、泽泻、车前子以清肝泻火、清利湿热，取龙胆泻肝汤清热利湿之意。若伴见神疲乏力、头晕健忘、食少便溏、舌质淡、苔薄、脉沉细无力，可去原方中天麻、钩藤、珍珠母，加党参、白术、茯神、当归、远志以补益心脾，取归脾汤之意。若伴见五心烦热、潮热盗汗、心悸多梦、口燥咽干、舌红少苔、脉细数，可在原方基础上加山药、熟地黄、山茱萸滋阴补肾。若伴头晕头痛、四肢麻凉疼痛、面色晦暗、舌紫黯或有瘀斑、脉涩，可去原方中天麻、钩藤，加赤芍、红花、川芎、桃仁、鸡血藤、苏木、延胡索以增强活血化瘀止痛之功效，取血府逐瘀汤之意。若伴见脘腹胀满、大便秘结不通，可在原方基础上加火麻仁、肉苁蓉、槟榔、莱菔子、枳壳以通便行气除胀。若伴四末不温、夜尿频多、畏寒喜暖，可去原方中天麻、钩藤，加淫羊藿、菟丝子、巴戟天以温补肾阳，加女贞子、枸杞子以滋补肾阴，寓阴中求阳之意。

三、朴春丽教授治疗消渴合并不寐医案一则

患者，女，50 岁。

初诊：2018 年 12 月 13 日。

主诉：血糖升高 6 年余，睡眠不佳 3 年。

病史：糖尿病病史 6 年余，失眠病史 3 年；现应用甘舒霖 30R 早 24 U、晚 18 U 皮下注射降血糖，糖化血红蛋白 8.5%，空腹血糖 10.5 mmol/L；近 1 个月因情绪波动，出现入睡困难，寐中易醒，醒后难以入睡，服用右佐匹克隆治疗效果不明显。

现症见：口干渴、多饮，寐差、多梦，咽干、神疲乏力、心烦易怒，小便可，大便 2 日一行，质干。舌质暗，苔白腻，脉弦细涩；BMI 24.3 kg/m²。

西医诊断：糖尿病，失眠。

中医诊断：消渴不寐。

辨证：心肾不交，浊瘀阻络。

治法：交通心肾，解毒通络。

处方：消渴安神方加减，黄连 20 g，知母 15 g，百合 30 g，肉桂 3 g，

酸枣仁 30 g，五味子 15 g，川芎 15 g，丹参 20 g，桃仁 10 g，红花 10 g，夏枯草 20 g。上方 7 剂，水煎取汁 300 mL，2 次分服。

二诊：患者诉口干渴好转，多梦、咽干、心烦易怒改善，夜间续睡 3～4 小时，消化不良，查空腹血糖 7.9 mmol/L。上方加白术 12 g，茯苓 15 g，干姜 6 g；服法同前。

三诊：诸症明显好转，空腹血糖 7.5 mmol/L，夜间续睡 5～6 个小时，舌质暗，边无瘀点，苔薄白，脉弦细。守方服用，服法同上。

按语：朴春丽教授认为消渴日久，气血耗伤，脏腑虚损，则功能失司，水液、气机等代谢失常，致气滞、痰浊、血瘀等病理产物结聚于络脉，导致络脉失于正常的气血濡养，络脉受损，而不寐的发生系络脉受损、心肾不交而致，因此认为治疗消渴合并不寐以交通心肾、解毒通络为主。以此自拟"消渴安神方"辨证治疗本病，"消渴安神方"由酸枣仁、黄连、知母、百合、肉桂、五味子、川芎、丹参、夏枯草组成。本案患者消渴病史 6 年，反复睡眠不佳 3 年，现因情绪波动大再次出现失眠，气机郁而化火，上扰心神，阴津受灼，肾水亏于下，心火亢于上，故出现口干渴、多饮、咽干、多梦、心烦易怒、大便干结；久病耗伤气阴，故神疲乏力；久病多瘀，阻塞络脉，故舌质暗，脉弦细涩，四诊合参，辨证为心肾不交、浊瘀阻络证。方予消渴安神方加减交通心肾、解毒通络。方中黄连、肉桂乃为"交泰丸"，交济水火，取黄连苦寒，入心经，降心火，不使其炎上；取肉桂辛热，入肾经，不使其润下，寒热并用，水火既济。方中大剂量酸枣仁养血除烦，宁心安神。知母养肾水，泻肾火。五味子、百合养阴安神。川芎为血中气药，养血活血，佐以丹参、桃仁、红花，使络脉瘀滞得通。夏枯草引阳入阴而助入眠。全方合用，共奏交通心肾助眠、化瘀通络安神之功。二诊时患者诸症缓解，出现消化不良，恐黄连等药寒凉之性太过，于原方中加入白术、茯苓、干姜健脾回阳。三诊时诸症明显好转，效不更方，原方继投。

（谭　梅）

参 考 文 献

[1] 王文友. 王文友行医 60 年临床经验集［M］. 北京：中国中医药出版社，2017：107-108.

[2] 郑曙琴，高天舒，王丽. 益气活血治消渴：辽沈糖尿病三杰经验集［M］. 北京：中

国中医药出版社，2019：148 - 149.

[3] 杭俊升，王美玲，邵蒙苏，等．朴春丽教授治疗糖尿病合并失眠临床经验浅析
[J]．中西医结合心血管病电子杂志，2019，7（32）：10.

第九节　糖尿病合并骨关节病变

一、李斯炽治疗消渴合并痹证医案一则

患者，男，42 岁。

初诊：1966 年 1 月 26 日。

主诉：夜尿频多伴肩关节疼痛 2 个月。

病史：患者于 2 个月前无明显诱因出现夜尿频多，无尿急、尿痛、尿失禁，伴肩关节疼痛，活动时疼痛加重，当时未引起重视，未予系统诊治，现上症持续，为求诊治就诊我院。

现症见：夜尿频多，无尿急、尿痛、尿失禁，伴肩关节疼痛，活动时疼痛加重，纳食馨，夜寐不安，大便正常。脉象柔和，至数稍缓；舌苔淡白而滑。

诊查：尿糖阳性。

临床诊断：消渴合并痹证。

辨证：湿伤脾阳，肾气不充。

治法：除湿运脾，温阳强肾。

处方：南藿香 9 g，茯苓 9 g，白术 9 g，桂枝 6 g，法半夏 9 g，巴戟天 9 g，陈皮 9 g，厚朴 9 g，苍术 12 g，甘草 3 g，桑寄生 12 g。上方 3 剂，水煎服，每日 1 剂，早晚温服。

二诊：1966 年 1 月 29 日。服上方后，自觉症状有所减轻，但由于感冒引起咳嗽，脉象不浮，舌上白苔。肺经稍有寒邪。于初诊方中加入解表药。

处方：紫苏梗 9 g，杏仁 9 g，防风 9 g，桂枝 6 g，白芍 12 g，厚朴 9 g，茯苓 9 g，炒陈皮 9 g，法半夏 9 g，生姜 6 g，甘草 3 g。4 剂，水煎服，每日 1 剂，早晚温服。

三诊：1966 年 2 月 7 日。感冒已解，小便含糖量已不显著，但夜来小

便尚多，自觉身体较弱，脉象至数迟缓，舌质嫩红。再宜培补气血，温扶肾阳以巩固之。

处方：党参12 g，茯神9 g，白术9 g，炒枣仁9 g，熟地黄12 g，桂枝6 g，白芍9 g，补骨脂9 g，益智仁9 g，法半夏9 g，陈皮9 g，炙甘草3 g。6剂，水煎服，每日1剂，早晚温服。

按语：消渴病名由来已久，早在《素问》"奇病论"中已有记载："有病口甘者，病名为何？何以得之？岐伯曰：此五气之溢也，名为脾瘅。夫五味入口，藏于胃，脾为之行其精气，津液在脾，故口甘也。此肥美之所发也，此人必数食甘美而多肥也，肥者令人内热，甘者令人中满，故其气上溢，转为消渴，治之以兰，除陈气也。"所谓脾瘅，应是消渴病的前期，其病机是嗜食肥甘，脾失健运，聚湿成痰，蕴而化热，湿热困脾，运化失司，水谷精微不化，脾不散精，精不化气，气机失调，陈气相阻；又湿热内蕴，灼伤阴津，耗气伤阴，故见口干。而湿邪本为阴邪，易伤阳气，损伤脾阳，则可见阳虚湿困表现。本例患者脉缓、舌淡而滑，为阳虚湿滞之象；脾主四肢，湿困脾阳，则关节重滞而痛；肾阳不充，则夜多小便。故用桂枝、生姜以温阳，用茯苓、白术、苍术以除湿，用南藿香、法半夏、陈皮、厚朴以运脾，用桑寄生、巴戟天、补骨脂、益智仁以强肾。二诊时，因受寒感冒，故加紫苏梗、防风、杏仁以解之。三诊时，脾湿渐除，身体衰弱之象较显，故加党参、茯神、炒枣仁、熟地黄、白芍以补之。

二、张磊教授治疗消渴合并痹证医案一则

患者，女，68岁。

初诊：2013年7月。

主诉：血糖升高15年，双腿膝以下凉痛、麻木3年余。

病史：患者于15年前因体检发现血糖升高，具体测值不详，诊断为"2型糖尿病"，平素规律服用降糖药，具体药物及服用剂量不详，自诉血糖控制不佳，空腹血糖波动在8～10 mmol/L，餐后血糖未监测。3年多前无明显诱因出现双腿膝以下凉痛、有针刺感，发麻，发冷，寒冬腊月时必须用暖宝宝、穿棉衣保暖，曾就诊于当地医院，完善双下肢动静脉彩超提示血管通畅。平时经常接受中医药治疗，如针灸、按摩等，但双腿膝以下凉痛、发麻等症未见明显缓解。今患者为求进一步诊疗，就诊于我院。既往有高血压6年，降压药物及血压控制情况不详；血脂高；患白内障3年，视物模糊，眼干，目眵多。

现症见：双腿膝以下凉痛、有针刺感，发麻，发冷，寒冬腊月时必须用暖宝宝、穿棉衣保暖，视物模糊，眼干，目眵多，纳眠可，二便调。舌淡胖，苔黄厚，脉细弦。

诊查：血压 140/80 mmHg。

临床诊断：消渴合并痹。

辨证：脾虚生湿、肝热挟瘀。

治法：健脾利湿，清肝泄热。

处方：白扁豆 12 g，生薏苡仁 30 g，茯苓 10 g，黄芩 10 g，连翘 10 g，牡丹皮 10 g，卫矛 30 g，川牛膝 15 g，生石决明 30 g（先煎），泽泻 10 g。上方 10 剂，水煎服，每日 1 剂，早晚分服。

二诊：服上方 30 剂，凉、麻较前有好转，现双膝以下仍觉凉、痛，膝踝部最明显，觉上半身怕热，多汗，可顺脸往下流，下半身恶寒甚，不出汗，纳眠可，二便调。舌质红，苔黄略厚腻，脉细弦。

处方：当归 10 g，生地黄 15 g，桃仁 10 g，红花 10 g，赤芍 15 g，柴胡 3 g，川芎 3 g，桔梗 3 g，炒枳实 3 g，怀牛膝 15 g，通草 6 g，桑叶 10 g，丝瓜络 15 g，竹茹 15 g，生甘草 3 g。10 剂，水煎服，每日 1 剂，早晚分服。

三诊：服上方 60 剂后（与加味归芍地黄汤交替服用），症状较前明显减轻，后停药。现症见：左侧脚踝部觉有凉风向内吹感，上半身出汗多，较前已明显减轻，但仍有下半身怕冷，纳眠佳，二便调。舌质红，苔白略厚腻，脉细。治以养肾清肝、化瘀通络。

处方：生地黄 15 g，山萸肉 10 g，生山药 15 g，泽泻 10 g，牡丹皮 10 g，茯苓 10 g，怀牛膝 15 g，生石决明 30 g（先煎），通草 6 g，桑叶 10 g，竹茹 10 g，丝瓜络 10 g，栀子 10 g，赤芍 15 g。10 剂，水煎服，每日 1 剂，早晚分服。

按语：消渴病日久肝肾亏损，阴损及阳，肢体筋脉失于温煦濡养，则会出现肢体疼痛、麻木、不温等症状。观本例患者症状，双膝下凉痛、怕冷，似为阳虚卫外不固，然患病 3 年，温阳祛风散寒、活血化瘀之药及温针、艾灸必不少用，诸症不减，当为脾湿、肝热挟瘀，然治病有先后缓急，且前用活血化瘀药效不显，故当先健脾祛湿、清肝泄热，且叶天士《温热论》云："通阳不在温，而在利小便。"方以白扁豆、生薏苡仁、茯苓健脾利湿，黄芩、连翘、牡丹皮清肝明目，川牛膝活血通络，同时辨证与辨病相结合，加卫矛降糖降血脂，生石决明平肝潜阳以降压，药服 30 剂，诸症减轻，继以活血化瘀与补肝肾之法间用，以血府逐瘀汤加减与加味归芍地黄汤交替使用，药服 60 余剂，诸症明显缓解，予六味地黄汤加味，养肾清肝、化瘀通络，其中竹茹、桑叶、丝瓜络，取自王孟英经验"三物皆养血清热而息内风"，既疏肝养肝以调气血，又活血通络以止痹痛，在临床中广泛应用。

三、沈桂祥治疗消渴合并多发性骨折医案一则

患者，男，65 岁。

初诊：2012 年 11 月 12 日。

主诉：外伤致多发性骨折术后，伴易饥多餐 3 个月。

病史：患者于 2012 年 8 月 13 日不慎从高处坠落，当时即出现晕厥，立即送往市某医院进行抢救，入院诊断：①失血性休克；②骨盆骨折；③右侧多发性肋骨骨折；④右肺挫伤；⑤头部外伤；⑥腰椎体压缩性骨折；⑦多发性软组织挫裂伤。急行胸腔闭合式引流、剖胸探查、气管切开术。2012 年 8 月 31 日至 2012 年 9 月 11 日，转重症监护室，诊断考虑：①右侧血气胸术后；②右侧肋骨骨折内固定术后；③膈肌破裂修补术后；④肝破裂修补术后；⑤骨盆骨折修补术后；⑥第 1 腰椎椎体压缩性骨折；⑦肺栓塞。2012 年 9 月 11 日至 2012 年 10 月 14 日，转胸外科，诊断考虑：①胸外伤术后；②双侧多发性肋骨骨折；③肺部感染；④右侧胸腔积液；⑤骨盆骨折。经治疗后病情好转出院，肝肾功能、血糖、血脂、血尿酸等检验未见明显异常。住院期间，医生、护士叮嘱其多吃荤腥鱼肉、新鲜蔬菜水果，增加蛋白质、维生素，以利创伤修复。初食欲旺盛，进食超常，未引起重视。回家后，白天、夜间各进餐 5 次，稍迟则饥不能耐、恶心干呕，能食善饥，进食则烦热多汗，溅溅然汗出湿衣，为求系统诊治，今患者特来就诊。

现症见：口渴，身热，多汗，易饥能食，日夜各进 5 餐，每餐 2.5 ~ 3 两，得食则舒，刻不容缓。稍饥则干呕恶心，难耐。老伴及女儿昼夜陪护进餐，不胜其苦。二便调。眠少，尚能入睡。否认有糖尿病病史，体型正常，无明显消瘦。今日已是农历九月二十九日，立冬过后第 6 天。受北方冷空气影响，白天最高气温 16 ℃，晚上最低气温 4 ℃左右，为立冬后第一个寒潮，颇有寒意。患者仍穿着暑天薄型内衣，薄被覆盖半身，犹兀自汗出，进食尤加，口渴能饮。苔黄，舌红少津，脉大弦数。

临床诊断：消渴合并多发性骨折。

辨证：肺胃阴虚，燥热内生。

治法：滋养肺胃，清热润燥。

处方：黄连30 g，黄芩30 g，制半夏20 g，干姜6 g，生石膏30 g（先煎），知母20 g，生地黄15 g，西洋参6 g（另炖兑服），大麦冬20 g，五味子10 g，生栀子15 g，炙甘草6 g。每日1剂，水煎服，早晚温服。

二诊：2012年11月30日。身热易饥索食、呕恶、口渴、多汗稍减，日间5餐，晚间3餐。夜间睡眠差。因伤痛卧床，行动不便，未能检测血糖。舌红苔少，脉大弦数。辨证无误，病情略有转机。前方知母、石膏、西洋参加量，清泻胃火，养阴生津，更加酸枣仁、生龙骨、牡蛎宁心安神。

处方：黄连30 g，黄芩30 g，制半夏20 g，干姜6 g，知母40 g，生石膏60 g（先煎），生地黄15 g，西洋参10 g（另炖兑服），大麦冬20 g，五味子10 g，生栀子15 g，酸枣仁30 g（打），生龙骨、牡蛎各30 g（先煎），炙甘草6 g。每日1剂，水煎服，早晚温服。

三诊：2012年12月11日。查餐后2小时血糖8.9 mmol/L。燥热易饥索食、呕恶、口渴诸症显减。服药后5天，白天仍须进餐4~5次，只是正餐后的加餐量已减少；每晚子夜12点至12点半进食1次，约2两。最低气温0 ℃左右，内衣、被褥均稍加厚（不用暖空调）。白天能在宽敞大厅步行3~4圈，无汗，可坐起晒太阳，无明显饥饿感，恶心、呕吐已止。唯口舌痛，心烦眠差，此热邪伤津以致阴虚火旺、虚火扰心使然。大便日一行，汗减少，尿略增。舌红苔少。脉弦大略数。病情虽减，未入坦途，虚火炎上，恐多反复，勿为一城一池之得而轻忽也。《伤寒论》"辨少阴病脉证并治"云："少阴……心中烦。不得卧，黄连阿胶汤主之。"

处方：前方加阿胶12 g（烊冲），鸡子黄2枚（两次分冲），白芍10 g，黄连加至50 g，以折心胃之火。每日1剂，水煎服，早晚温服。

四诊：2013年1月3日。易饥索食、呕恶、口渴诸症均去。无燥热汗出，寐安泰。口舌痛痊愈。自2012年12月22日起，夜间已无须加餐进食，或略有饥饿感，进食1块饼干便安。白天进食3餐，每餐2两许。下午3点半后素有吃点心习惯，如豆腐花之类，无主食，今点心与病前同。大便日一行，成形，口不渴，无多尿，无燥热汗出。血压142/90 mmHg。自测血糖：空腹5.6 mmol/L，餐后2小时8.2 mmol/L。舌苔偏少，舌淡红，津回，脉滑大。消渴之症悉平。以前方加减为巩固善后之计。

处方：黄连50 g，黄芩30 g，干姜5 g，生地黄15 g，西洋参10 g（另炖兑服），知母 40 g，生石膏 60 g（先煎），大麦冬 20 g，五味子 10 g，乌梅 10 g，淮山药 30 g，生龙骨、牡蛎各 30 g（先煎），土鳖虫 10 g，三七粉 5 g，炙甘草 6 g。加减调服 2 个月，黄连最大量增至 60 g，自测血糖正常，病情未见反复，痊愈，停药观察。

2013 年 9 月 20 日回访。经查空腹血糖、餐后 2 小时血糖、糖化血红蛋白均无异常；多食、消谷善饥、烦热多汗、口渴能饮、多尿诸症痊愈后未见复作。

按语：消渴病的典型临床特征为多饮、多食、多尿、身体消瘦的"三多一少"症状。对于消渴病位的认识，《证治准绳》阐述为"渴而多饮为上消（经谓膈消），消谷善饥为中消（经谓消中），渴而便数有膏为下消（经谓肾消）"。消渴一病的发生，与肺、脾、肾三脏相关。阴虚燥热是其主要病机，常由素体阴虚，饮食不节，复因情志失调，劳欲过度所致。本案患者为阴虚火旺体质，由外伤致多发性骨折、多脏器损伤等引发本病。饮食不节既是发病的结果，也是加重的原因，互为因果，且不排除胰腺隐匿性创伤性损伤及精神情志因素影响的可能。初诊重用黄连、黄芩清泄直折中、上二焦火郁胃热，以治消谷善饥；生石膏、知母清泄肺胃之热，除烦解渴，亦以止汗，合黄连、黄芩清中、上焦火热以治消渴；西洋参补气养阴生津；半夏、干姜、甘草合黄连、黄芩，辛开苦降、和胃降逆以止呕恶，干姜、甘草辛甘合用，甘温和胃以制苦寒；生地黄、大麦冬补肺胃之阴，合五味子养阴宁心敛汗；炙甘草益气和中。二诊生石膏、知母倍量，清肺胃之热，除烦清热护阴以治消渴；加酸枣仁、生龙骨、生牡蛎养心重镇安神、敛汗。三诊黄连加量至 50 g，以清胃热心火，兼治口舌痛；取"黄连阿胶汤"清心火，滋肾阴，治心肾不交之心烦不寐。成无己在《注解伤寒论》中提到："阳有余以苦除之，黄芩、黄连之苦以除热；阴不足以甘补之，阿胶、鸡子黄之甘以补血；酸，收也，泄也，芍药之酸，以收阴气而泄邪热。"水火既济，寐安神宁，于消渴之痊愈巩固，当有神益。四诊"壮火"消弭，消渴得愈，去制半夏、阿胶、鸡子黄、白芍、枣仁诸药，加乌梅生津收敛，山药补脾肾、益气养阴；加土鳖虫、三七粉活血化瘀、通络疗伤。"壮火食气，气食少火"，消渴病血糖异常，纯中药干预治疗，以苦酸制甜、清热益气养阴等法，多能取得满意疗效。

（曾碧文）

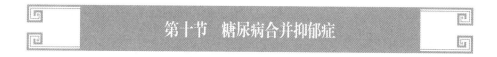

参 考 文 献

［1］ 李斯炽．李斯炽：医案 206 例［M］．北京：中国中医药出版社，2016：81．

［2］ 张磊．国医大师张磊：疑难病治验辑录［M］．郑州：河南科学技术出版社，2018：222．

［3］ 沈桂祥．沈桂祥临证经验实录［M］．北京：中国中医药出版社，2016：150－153．

第十节　糖尿病合并抑郁症

一、张玉琴教授治疗消渴合并郁证医案一则

患者，女，59 岁。

初诊：2017 年 6 月 2 日。

主诉：口干、多饮 10 年，情绪低落 1 个月。

病史：患者于 10 年前无明显诱因出现口干、口渴、多饮、多尿症状，于当地医院诊断为 2 型糖尿病，曾应用多种降糖药物治疗，3 年前开始应用门冬胰岛素 30 注射液（诺和锐 30），每日 2 次，早 14 U、晚 10 U，餐前皮下注射治疗，血糖控制不稳定，时高时低。半年前出现手足麻木、视物模糊症状，就诊于医院，诊断为糖尿病周围神经病变、糖尿病视网膜病变（Ⅲ期），自觉精神及经济压力增大，糖尿病并发症已出现，生活无望，就诊前 1 个月出现情绪低落，口渴乏力症状加重，偶遇胸闷心慌，胁肋胀痛，胃胀，善太息，时时悲伤欲哭，出现幻觉，视物模糊，手足麻木刺痛，纳差，夜寐差，多梦，二便可，舌暗红、少苔，有瘀斑、瘀点，脉弦。

诊查：空腹血糖 11.0 mmol/L，餐后 2 小时血糖 14.0 mmol/L，糖化血红蛋白 10%。

西医诊断：2 型糖尿病伴糖尿病周围神经病变，糖尿病视网膜病变（Ⅲ期）。

中医诊断：消渴郁证。

辨证：肝郁气滞，气阴两虚兼瘀。

治法：疏肝解郁，益气养阴，活血化瘀。

处方：柴胡 12 g，陈皮 10 g，白芍 30 g，川芎 12 g，枳壳 15 g，香附 10 g，甘草 6 g，黄芪 30 g，天花粉 15 g，太子参 30 g，丹参 30 g，山药 10 g，生地 10 g，郁金 15 g，远志 10 g，茯神 12 g，鸡血藤 15 g，海风藤 15 g，炒酸枣仁 50 g。14 剂，水煎服，每日 1 剂。继续使用诺和锐 30 皮下注射控制血糖。

二诊：2017 年 6 月 20 日，患者口渴乏力、胁肋胀痛、胃胀症状好转，情绪稳定，睡眠安，但仍有胸闷心慌，手足麻木刺痛症状，患者胃气已通，仍需加强活血化瘀力度，上方去枳壳，鸡血藤、海风藤剂量调整至 25 g，加蜈蚣 1 条，上方续服 14 剂。

三诊：2017 年 7 月 5 日，患者诸症皆见好转，舌上瘀斑、瘀点明显减少，血糖控制平稳，空腹血糖 6～7 mmol/L，餐后 2 小时血糖 8～9 mmol/L，续服上方 14 剂，后电话回访，患者血糖控制平稳，症状基本消失。

按语：张玉琴教授认为肝郁气滞是导致糖尿病发生的重要因素之一，而郁证的主要病机亦为肝郁气滞，所以消渴病及郁证皆与肝有关，治疗上重视"从肝论治"，但结合消渴以阴虚为本、燥热为标的主要病机，在疾病过程中，尤易耗伤气阴，终致痰浊、瘀血等病理产物的产生，因此治疗本病，在重视疏肝理气的同时亦应兼顾益气滋阴、化痰、活血化瘀。该患者因病情加重致忧思难解，在原有气阴两虚的基础上出现肝气郁结不舒，气机不利，气滞水停，横逆犯脾，胃气不通，故口渴乏力症状较前加重、胸闷心慌、胃胀、善太息、时时悲伤欲哭，出现幻觉、纳差、夜寐差、多梦；气机郁滞，不通则痛，故胁肋胀痛；气机不利，无法正常推动血液在脉管内运行，瘀血形成，瘀血不去，新血不生，手足及双目失养，故出现手足麻木刺痛、视物模糊。结合舌暗红、少苔，有瘀斑、瘀点，脉弦，辨证为肝郁气滞，气阴两虚兼瘀证。治疗上喜用柴胡疏肝散（陈皮、柴胡、川芎、香附、枳壳、芍药、炙甘草）合自拟滋益方（黄芪、黄精、丹参、天花粉、茯苓、陈皮、山药、山萸肉、生地）为基础方来治疗本病。柴胡疏肝散疏肝解郁、理气止痛；自拟滋益方是张玉琴教授根据多年临床经验总结而来，方中黄芪、丹参、白术益气健脾；生地滋肾填精；黄精补益脾阴而固精；山萸萸甘酸敛阴，天花粉甘苦微寒以生津止渴，三药相伍共达益气养阴、生津止渴之功；丹参活血化瘀；砂仁、陈皮理气宽中，二者同用，针对消渴病郁证患者"肝郁气滞、气阴两虚"的病机特点，共达疏肝理气、益气养阴之功；同时兼顾血瘀，方中运用丹参、鸡血藤、海风藤活血化瘀，通络止痛；患者睡眠差，再加入茯神、远志、炒酸枣仁交通心肾，安神助眠；加入郁金，既有疏肝解郁又有活血通络之功。从此案可以看出，对于消渴病的治疗，除了重视饮食控制，情志调节亦非常重要，正如张从正《儒门事亲三消论》曰："消渴一症，如不减嗜欲，或不节喜怒，病虽一时治愈，终必复作。"因此临床诊疗时应同时注重对患者的情志治疗，有利于本病的恢复及预后。

二、庞国明教授治疗消渴合并郁证医案一则

患者，女，42 岁。

初诊：2017 年 3 月 24 日。

主诉：血糖升高伴情绪低落 8 月余。

病史：8 个多月前患者确诊为糖尿病，患者自确诊糖尿病以来，情绪低落，对糖尿病及其并发症充满恐惧，紧张时手颤抖，就诊时提及糖尿病则害怕、哭泣。血糖控制欠佳，空腹血糖控制在 12 ~ 14 mmol/L。自述自从发现糖尿病开始，严格控制饮食，三餐不吃主食。3 个月以来，严重失眠，入睡困难，多梦易醒。每日口服多塞平 25 mg，3 次/日，效果较差。大便干稀不调，舌质淡暗，苔黄腻，脉弦虚数。

中医诊断：消渴合并郁证。

辨证：肝郁脾虚，郁热内阻。

治法：疏肝健脾，清热解郁，宁心安神。

处方：丹皮 20 g，当归 10 g，薄荷 10 g，栀子 10 g，柴胡 30 g，赤芍 30 g，白芍 30 g，茯苓 30 g，白术 10 g，夜交藤 50 g，百合 30 g，炒枳壳 10 g，生甘草 3 g。6 剂，水煎服 400 mL，2 次/日，早晚温服。同时配合专科专病降糖中成药：糖尿康片，10 片/次，3 次/日，口服；黄连降糖片 5 片/次，3 次/日，口服；并嘱其控制饮食，舒畅情志，增强降糖信心。

二诊：2017 年 4 月 1 日。患者服药后，睡眠较前改善，二便调，舌质淡暗，苔薄黄；脉弦虚数。近日自测空腹血糖 6.5 ~ 10.4 mmol/L，餐后 2 小时血糖 7.2 ~ 13.4 mmol/L。

处方：守上方继服，同时继用中成药。

三诊：2017 年 5 月 1 日。患者服药后，近日自测空腹血糖 6.4 ~ 7.0 mmol/L，餐后 2 小时血糖 8 ~ 9.1 mmol/L。患者自述因近日血糖控制较好，空腹及餐后血糖双双达标，因此近日睡眠较前明显改善，二便调，舌质淡暗，苔薄白，脉弦稍数。

处方：停用汤药，继用中成药，以巩固疗效。近半年随访，患者情志调畅，空腹血糖 6.2~7.0 mmol/L，餐后 2 小时血糖 8.0~9.5 mmol/L，血糖控制良好，且患者糖化血红蛋白由 12.10%（2017 年 3 月 24 日）下降至 5.4%（2017 年 6 月 27 日），降糖效果确切。

按语：消渴和郁证同属气血津液病证，二者共病的病理基础为气、血、津、液运行失常，输布失度，从而导致发病。庞国明教授认为消渴与郁证在病机上具有共同联系，而其中肝是二者联系的重要纽带。治疗消渴合并郁证，庞国明教授常常将其分为：肝郁血虚型、瘀血阻络型、痰热瘀结型、心脾两虚型、肝肾阴虚型、脾肾气虚型 6 型。肝性喜条达而恶抑郁，该患者确诊为糖尿病后整日感到恐惧、担忧，致使肝木不能条达，思虑过度，脾气受损，且《金匮要略》认为"见肝之病，知肝传脾"，以致肝郁脾虚，故大便干稀不调；郁气难解，郁而化火，郁火扰动心神，心神不安，则致失眠、多梦易醒；舌质淡暗，苔黄腻，脉弦虚数，四诊合参，辨证为肝郁脾虚、郁热内阻证。治疗上方用丹栀逍遥散疏肝健脾，养血清热；因血瘀贯穿消渴病全过程，加用赤芍 30 g，以增散瘀清热之效；加用炒枳壳增强理气行滞之力；加用夜交藤宁心安神助眠；消渴以阴虚为本，加用百合养阴，且同时具有清心安神之效。诸药合用，共奏疏肝健脾、清热解郁、宁心安神之功，故情志佳、心神安、血糖降，诸症向愈。

三、沈桂祥治疗消渴合并郁证、汗出医案一则

患者，男，75 岁。

初诊：2011 年 6 月 23 日。

主诉：汗出淋漓 20 余天。

病史：因发热服西药后汗出淋漓，此后漏汗不止，畏寒肢冷尤加，洗浴后见鸡皮疙瘩，无发热。纳差，焦虑不寐，乏力肢软，脘胀，恶心，或渴，渴则能饮。小便不畅，大便秘结，无便意，间日服番泻叶通便。因抑郁症入住市某精神病医院治疗已 1 年；有浅表性胃炎、2 型糖尿病病史。检测空腹血糖 6.2 mmol/L，餐后 2 小时血糖 10 mmol/L 以上。服降糖西药后，曾出现 2 次低血糖，遂停药。

现症见：素体畏寒，精神萎靡，啬啬恶寒，淅淅恶风，汗出肢冷，恶心，口渴能饮。苔厚黄干腻，舌淡，脉浮虚数。

中医诊断：消渴郁证合并汗证。

辨证：阴津亏虚，卫阳虚弱。

治法：扶阳和营，敛汗摄津。

处方：熟附片 30 g（先煎），川桂枝 15 g，白芍 15 g，生姜 3 片，大枣 5 枚，生龙骨、牡蛎各 30 g（先煎），制半夏 30 g，黄连 20 g，黄芩 20 g，柴胡 15 g，生大黄 6 g（后下），厚朴 15 g，枳实 12 g，生地黄 20 g，砂仁 5 g（打，后下），酸枣仁 50 g（打），夜交藤 30 g，炙甘草 6 g。上方 7 剂，水煎服。

二诊：2011 年 7 月 11 日。服药 7 剂，漏汗止，畏寒肢冷显减，鸡皮疙瘩消失。双下肢乏力重坠如铅减不足言。眠进步，纳少香，脘痞恶心已去，口渴仍著，尿多稍畅，大便间日一行，须用开塞露导便。近周测空腹血糖 6.3 mmol/L，餐后 2 小时血糖 11.2 mmol/L。苔微黄，底白糙，脉滑略数。阳气复，营卫和，漏汗止，津液摄；脘痞开，恶心去，便秘虽通但尚需开塞露助之，胃气虚也；口渴尿多，消渴夙恙，非朝夕之功。

处方：熟附片 30 g（先煎），川桂枝 15 g，白芍 15 g，生姜 3 片，知母 30 g，柴胡 15 g，生大黄 10 g（后下），制半夏 30 g，黄连 30 g，黄芩 30 g，厚朴 15 g，枳实 12 g，白术 30 g，生地黄 30 g，酸枣仁 50 g（打），夜交藤 30 g，生龙骨、牡蛎各 30 g（先煎），五味子 10 g，炙甘草 6 g。

三诊：2011 年 8 月 6 日。漏汗、畏寒肢冷、浴后见鸡皮疙瘩已愈。纳差神疲、肢软乏力、双下肢沉重如铅、眠差诸症亦趋复常，渴饮、多尿不畅改善，血糖趋降。苔薄，脉滑略数微弦。前方损益再进，血糖检测亦基本正常。后因忧郁焦虑两次入住市某精神病医院，停服中药后血糖偏高，阳虚畏寒漏汗病情亦有反复，均如法调治而愈。

按语：风寒外袭，过汗伤阳，卫表虚弱，故表虚漏汗；消渴日久，本就阴津亏虚，复因过汗则阴液更伤，气随津耗，故渴饮、乏力、小便不畅、大便结；脘胀恶心，苔厚黄干腻，当属热痞。自当扶阳和营、敛汗摄津，方用桂枝加附子汤合大黄黄连泻心汤、大柴胡汤辛开苦降、解郁通腑、清热降糖。本案符合《伤寒论》"辨太阳病脉证并治"中"太阳病，发汗，遂漏不止，其人恶风，小便难，四肢微急，难以屈伸者，桂枝加附子汤主之"经旨，故方予"桂枝加附子汤"，畏寒肢冷迅速得愈。取桂枝汤调和营卫，制附片温经复阳、固表止汗，加生龙骨、牡蛎敛汗、重镇安神。仲景《伤寒论》中有"心下痞，按之濡，其脉关上浮者，大黄黄连泻心汤主之"，方用"三黄泻心汤"泄热消痞而治"热痞"，加制半夏、生姜，辛开苦降，和胃止呕恶，合五味子苦酸制甜，佐生姜护胃，无苦寒伤胃之虑。患者平素焦虑不寐，用"大柴胡汤"疏泄肝胆郁热，合酸枣仁、夜交藤、生龙骨、牡蛎解郁安神除烦，兼清泄胃肠实热，通腑降气，兼承气之功，助降糖之力。加厚朴、生地黄、砂仁，意在下气宽中，增液通腑，理气开胃醒脾。二诊睡眠进步，胃纳进增，血糖有升高迹象，遂去大枣、砂仁；生地黄加量，另加知母 30 g，生白术 30 g，意在养阴液，清郁热，补脾气；黄连、黄芩各加量至30 g，意在降糖。三诊时漏汗、畏寒、肢冷虽愈，血糖趋降，然焦虑、忧郁之症不去，恐多反复，《临证指南医案》"三消"谓："心境愁郁，内火自燃，乃消渴大病。"除坚持服药调治之外，宜怡情悦志，了却是非名利之心，恬淡虚无，方得康泰。

四、孙光荣教授治疗糖尿病合并抑郁验案一则

患者，女，55 岁。

初诊：2013 年 3 月 11 日。

病史：患者 2 型糖尿病病史 10 年，初始予以口服降糖药物治疗，控制欠佳后改为诺和锐 30R（早 20 U、晚 18 U 餐前皮下注射），未规律监测血糖。近半年来，患者精神抑郁，胸胁作胀，善思多虑不解，时有胸闷心悸，失眠健忘，面色萎黄，神疲倦怠，多汗，不思饮食，善太息，大便不调。舌淡苔薄白，脉弦细。辅助检查：糖化血红蛋白 8.9%，随机血糖 11.3 mmol/L，肝肾功能及血脂均正常。心电图未见明显异常。汉密尔顿抑郁量表评分为10 分，提示轻度抑郁。

西医诊断：糖尿病合并抑郁状态。

中医诊断：消渴病，郁病。

辨证：肝气郁结、心脾两虚证型。

治则：疏肝理气，健脾宁心开郁。

方用：自拟养心开郁汤。

组成：太子参 10 g，生黄芪 15 g，丹参 10 g，茯神 15 g，酸枣仁 15 g，珍珠母 15 g，远志 10 g，石菖蒲 10 g，郁金 10 g，生甘草 6 g。上方 10 剂，水煎服，日 1 剂，水煎 400 mL，分 2 次早晚饭后温服。辅以心理疏导，配以八段锦运动疗法。

二诊：2013 年 3 月 20 日。患者诉心绪较前稳定，食欲稍好转，夜间休息改善，仍有胸胁作胀、食后腹胀，大便不成形。监测空腹血糖在 6.0 ～

8.0 mmol/L，餐后 2 小时血糖在 10 mmol/L 左右。上方加柴胡 12 g，陈皮 15 g，砂仁 10 g。共 10 剂。

三诊：2013 年 3 月 29 日。患者诉各项症状较前明显改善，饮食增，大便可。原方再进 15 剂。后随访患者情绪稳定，血糖控制可，生活质量显著提升。

按语：糖尿病合并抑郁症是糖尿病常见的心理障碍，其发病机制复杂不明，与血糖控制不佳有一定关系。随着生物—心理—社会医学模式的转变，临床医生对糖尿病合并抑郁症的认识也在逐渐深入，不再将抑郁看作一种单纯的情绪反应，而是抑郁与糖尿病共病。重视糖尿病合并抑郁症的中医干预治疗，让患者重新树立起生活信念，促进躯体功能恢复，从而提高患者的日常生活能力十分重要。孙光荣教授认为此病属于中医学的"郁病"范畴，与心肝二脏关系密切，乃气血失和所致。由于"心主血""心主神明""肝藏血""肝主疏泄"，心之气血不足，不能荣养脏腑，或肝失疏泄，可导致心脉失养、肝气郁滞，久则化火，而成"郁病"，其治疗上以益气养血、宁心安神、疏肝开郁，使气机调达通畅，气血调和。孙光荣教授根据"心主神明""肝主疏泄"理论创制了"养心开郁汤"，用于治疗各种原因导致的抑郁症患者。此方中太子参、生黄芪、丹参益气活血；茯神、酸枣仁、珍珠母清心安神；远志、石菖蒲、郁金开郁散结；生甘草调和诸药，共奏养心开郁之功。

2 型糖尿病合并抑郁患者较非抑郁患者存在更为明显的肝郁气滞、瘀血内阻的特点，运动疗法能明显改善糖尿病患者的焦虑及抑郁情绪，提高生活质量，并有助于患者控制血糖。指导糖尿病合并抑郁患者练习一种具备疏肝解郁、活血化瘀效果的运动项目十分必要，导引术中的八段锦是传统医学中的瑰宝，可用于养性延寿，也可用于治病防病。八段锦不失为糖尿病合并抑郁患者的理想运动项目。八段锦具有平秘阴阳、调节脏腑、调和气血、疏通经络、培养真气、增强气化、养生益智、祛病延年的功效，现代研究手段也表明八段锦具有调节呼吸、循环、神经、免疫、心理的功能。

（曾碧文）

参 考 文 献

[1] 王瑶，张玉琴.张玉琴教授治疗消渴病郁证经验总结［J］.中国当代医药，2019，

26 (10)：185 - 187.

[2] 贾林梦，庞国明．庞国明教授运用纯中药治疗消渴合并郁证的经验初探 [J]．世界中西医结合杂志，2018，13 (9)：1237 - 1239，1266.

[3] 沈桂祥．沈桂祥临证经验实录 [M]．北京：中国中医药出版社，2016：158 - 159.

[4] 曹柏龙，苗桂珍，杜启明，等．养心开郁汤联合八段锦运动疗法治疗糖尿病合并抑郁 [J]．吉林中医药，2015，35 (10)：1009 - 1012.